现代医学影像
诊断与鉴别

陈威 等 主编

江西科学技术出版社
江西·南昌

图书在版编目（CIP）数据

现代医学影像诊断与鉴别 / 陈威等主编 .— 南昌：
江西科学技术出版社，2020.11（2024.1 重印）
ISBN 978-7-5390-7584-6

Ⅰ. ①现… Ⅱ. ①陈… Ⅲ. ①影像诊断 Ⅳ.
① R445

中国版本图书馆 CIP 数据核字 (2020) 第 203962 号

选题序号：ZK2020057

责任编辑：宋　涛

现代医学影像诊断与鉴别

XIANDAI YIXUE YINGXIANG ZHENDUAN YU JIANBIE　　陈威 等　主编

出版发行　江西科学技术出版社
社　　址　南昌市蓼洲街 2 号附 1 号
　　　　　邮编：330009　电话：（0791）86623491　86639342（传真）
经　　销　全国新华书店
印　　刷　三河市华东印刷有限公司
开　　本　880mm × 1230mm　1/16
字　　数　311 千字
印　　张　10.5
版　　次　2020 年 11 月第 1 版　2024年1月第1版第2次印刷
书　　号　ISBN 978-7-5390-7584-6
定　　价　88.00 元

编 委 会

主　编　陈　威　陈晓辉　雷正贤　李小山
赵文瑞　裴　琴　刘　影　岳胜南

副主编　徐春玲　郝　璐　李新华　武晓芳　王金英
张妙贤　夏露花　卢晓雪　杨世彤　常顺利

编　委（按姓氏笔画排序）

王金英　新疆医科大学第一附属医院
卢晓雪　郑州市第七人民医院
史东星　河南中医药大学第一附属医院
邢　予　中国人民解放军联勤保障部队第九八九医院
刘　影　河南省中医院（河南中医药大学第二附属医院）
李小山　潍坊市第二人民医院
李兆勇　东莞东华医院
李新华　新乡市中心医院
杨世彤　河南中医药大学第一附属医院
张妙贤　中国人民解放军联勤保障部队第九八九医院
陈　威　邢台市人民医院
陈　涛　江西省中西医结合医院
陈晓辉　惠州市第三人民医院（广州医科大学附属惠州医院）
武晓芳　襄阳市中医医院（襄阳市中医药研究所）
罗　珊　河南省洛阳正骨医院（河南省骨科医院）
岳胜南　郑州人民医院
赵文瑞　锡林郭勒盟中心医院
郝　璐　新疆医学大学第二附属医院
夏露花　新疆医科大学第三临床医学院（附属肿瘤医院）
徐春玲　连云港市第一人民医院
常顺利　襄阳市中医医院（襄阳市中医药研究所）
雷正贤　香港大学深圳医院
裴　琴　三峡大学第一临床医学院 宜昌市中心人民医院

前　言

近年来，随着医学科学技术的飞速发展，新理论、新技术、新方法不断在医学影像领域得到广泛推广与应用，医学影像诊断已经成为现代医疗中不可或缺的、最重要的诊断方法。医学影像学在医学诊断领域虽是一门新兴的学科，但对疾病的诊断提供了很大的科学和直观的依据，可以更好地配合临床的症状、化验等方面，为最终准确诊断病情起到不可替代的作用。

医学影像检查技术包含多种影像设备，每一种影像设备又有许多检查方法，其技术含量高，掌握难度较大。因此，我们组织多位经验丰富的专家及临床工作者特编写此书，以供相关医护人员参考借鉴。

本书包含了普通X线成像技术、超声诊断技术、CT成像技术、MRI成像技术、心脏与大血管超声诊断、骨关节、四肢及脊柱疾病CT诊断、胸部疾病CT诊断、颅脑疾病MR诊断、临床疾病介入放射治疗，以及核医学成像在各系统中的应用。本书选材新颖，内容简明，图文并茂，易于掌握，查阅方便，实用性强。

本书在编写过程中参考了许多相关书籍及文献资料，但由于编校水平有限，书中难免有疏漏及不足之处，恳请广大读者批评指正，以更好的总结经验，共同进步。

编　者

2020年11月

目 录

第一章

普通 X 线成像技术

第一节　普通 X 线成像基础

本节主要叙述 X 线成像的基本理论，分别介绍了 X 线的产生及其特性，X 线与物质的相互作用，X 线影像的形成及其影响。

一、X 线产生及其特性

（一）X 线的发现

1895 年 11 月 8 日，德国物理学家伦琴（Rontgen）在研究阴极射线管气体放电时，发现附近涂有柏氰化钡的纸板上能发出肉眼可见的荧光，并且将手置于阴极射线管与祐氰化钡板之间，在纸板上显示出手的轮廓及骨骼影像。伦琴推断这是一种特殊的射线，由于当时不清楚这种射线的性质，便借用数学上代表未知数的符号“X”来代替，称之为 X 射线（X-ray），后人又称之为伦琴射线。

（二）X 线产生的条件

在 X 线管中，高速运动的电子撞击到阳极（anode）靶物质金属原子内部，经过与靶原子的多次碰撞，能量逐渐损失，其能量损失分为碰撞损失（collision loss）和辐射损失（radiation loss）。高速运动的电子与原子的外层电子相互作用而损失能量统称为碰撞损失，损失的能量全部转化为热能。当高速运动的电子与原子核或内层电子作用而损失能量统称为辐射损失，其损失的能量大部分以 X 射线的形式辐射出去。

X 线是在真空条件下，高速运动的电子撞击到金属原子内部，使原子核外层轨道电子发生跃迁而放射的一种能。X 线的产生必须具备以下条件：①电子源；②在真空条件下，高电压产生的强电场和高速运动的电子流；③适当的障碍物（靶面）来接受高速运动电子所带的能量，使高速电子所带的动能部分转变为 X 线能。

若靶面物质原子序数较低，其内层电子结合能小，高速电子撞击原子内层电子所产生的 X 线能量小、波长较长；原子序数较高的元素如钨，其原子内层电子结合能大，当高速电子撞击时，便产生波长短、能量大的 X 线。现在用于 X 线诊断与治疗的 X 线管的靶面绝大多数是由原子序数较高的钨制成的。有些具有特殊用途（软组织摄影）的 X 线管靶面是由原子序数较低的金属（如钼）制成的，它能产生波长较长的 X 射线，称之软射线。

（三）X 线的本质

X 线属于电磁辐射的一种，和其他光线一样，具有微粒和波动二象性。X 线的波长范围为 6×10^{-11} ~ 5×10^{-6}cm，医学诊断用的 X 线管电压通常在 40 ~ 150 kV，相应的 X 线波长为 8×10^{-10} ~ 3.1×10^{-9} cm。

1. 微粒性

经 X 线照射后，荧光屏及增感屏上的某些化学物质（如铂氰化钡、钨酸钙、碘化铯等）的原子外层轨道电子发生跃迁现象而产生荧光，也使气体或某些物质会发生电离。X 线光子与某些金属原子中的轨道电子碰撞，该原子轨道上的电子得到足够能量而脱出，物质会失去负电荷而产生光电效应。光子理论把 X 线看作是由一个个的微粒一光子组成，而这些光子具有一定的能量（$E = hv$）和动质量（$m = \frac{hv}{c^2}$）这些现象说明了 X 线具有微粒性。

2. 波动性

X 线是一种波长很短的电磁波，实验证实了 X 线具有波的干涉和衍射等现象。X 线是一种横波，以波动的方式传播，在真空中的传播速度与光速相同（$c = 3\times10^{10}$ cm/s）。X 线的波长用 λ 表示，频率用 v 表示，c 代表其传播速度，三者的关系为：

$$c = \lambda v \text{ 或 } \lambda = \frac{c}{v}\ v = \frac{c}{\lambda}$$

3. X 线的二象性及其统一

X 线在与物质相互作用时表现了微粒性，每个光子具有一定的能量、动量和质量，能产生光电效应，能激发荧光物质发出荧光等现象。X 线又和其他光线一样，在传播的过程中表现了波动性，具有频率和波长，并有干涉、衍射、反射和折射等现象。这些都充分说明了 X 线不仅具有微粒性和波动性，且微粒性和波动性并存。量子力学把 X 线（光波）看作是概率波，即光子在空间里存在的概率，它把光的微粒性和波动性统一起来，X 线既呈现微粒性又呈现波动性。干涉、衍射等表现了波动性，而光电效应等则表现为微粒性。

（四）X 线的质与量

X 线球管靶面发出的 X 线，在各个方向上的强度分布是不均匀的，它的分布与靶物质的种类、厚度、靶面倾斜角度等均有一定的关系。所谓 X 线强度（X- ray intensity），是指在单位时间内垂直于 X 线传播方向的单位面积上所通过的光子数目和能量的总和。X 线管长轴方向上的 X 线强度分布是非对称性的，近阳极端的 X 线强度小，近阴极端的 X 线强度大；X 线管短轴方向上的 X 线强度分布是基本对称的。

在实际应用中，常用质和量来表示 X 线强度。X 线的质（线质），一般用于表示 X 线硬度（X- ray hardness），即穿透物质的能力，它代表光子的能量。X 线的质仅与光子能量有关，能量越大，X 线的波长越短，穿透力越强，X 线的质越硬；反之，X 线的硬度就小。X 线管发出的是波长不等的连续 X 线谱，很难用一个数值来表示。由于 X 线的光子能量是由管电压决定的，一般用管电压（kV）数值间接表示 X 线的质，也可用半价层来表示 X 线质。半价层（half value layer，HVL）是指入射的 X 线强度减弱为原来的一半时某均匀吸收体的厚度，半价层越厚，表示 X 线质越硬。

X 线的量是 X 线束中的光子数目，在实际工作中，常用 X 线管的管电流与照射时间的乘积毫安秒（mAs）来表示 X 线的量。管电流越大，代表 X 线管中被加速的电子数目越多，电子撞击阳极靶面产生的 X 线量越多，则 X 线强度越大。X 线照射时间是指球管产生 X 线的时间。显然，X 线的量与管电流及照射时间成正比。

（五）X 线效应

X 射线是一种电磁波，除具有电磁波的共同属性外，还具有以下的性质：

1. 物理效应

（1）穿透作用（penetration action）：穿透作用是指 X 线穿过物质时不被吸收的本领，其穿透性不仅与 X 线的能量有关，还与被穿透物质的本身结构和原子性质有关。光子能量越大，产生 X 线波长越短，对物质的穿透作用越强。物质的原子序数高、密度大，吸收 X 线量多，X 线穿透力相对较弱；物质原子序数低、密度小，吸收 X 线量少，X 线穿透力相对较强。

X 线对人体各组织穿透性的差异是 X 线医学成像的基础。

（2）荧光作用（fluorescence action）：某些荧光物质，如碘化铯、钨酸钙、铀氰化钡及某些稀土元素等，受到 X 线照射时，物质原子发生电离或被激发处于受激状态。当被激发的原子恢复到基态时，电子的能级跃迁辐射出可见光和紫外线光谱，即荧光具有这种特性的物质叫荧光物质，这种物质间的作用称荧光作用。透视用的荧光屏，摄影中用的增感屏，影像增强器的输入屏以及平板探测器的碘化铯等物质都是利用这种特性制成的。

（3）电离作用（ionization action）：物质受到 X 线照射，原子核外电子脱离原子轨道，这种作用称为电离作用。虽然 X 线本身不带电，但具有足够能量的 X 线光子撞击物质原子中的轨道电子，使电子脱离原子而产生第一次电离；脱离原子的电子获得较大能量后又与其他原子碰撞，产生二次电离。这种由电离作用产生带电荷的正、负离子，在固体和液体中很快又复合，在气体中可由正负电极吸引此种离子形成电离电流。收集气体中的电离电荷，测定它的强弱，便可知道 X 线的量，X 线剂量测量仪便是根据这种原理制成的。电离作用是 X 线损伤和治疗的基础。

2. 化学效应

（1）感光作用（sensitization action）：由于电离作用，X 线照射到胶片，使胶片上的卤化银发生光化学反应，出现银颗粒的沉淀，称为 X 线的感光作用。由于 X 线穿透人体后的强度分布不同，使卤化银的感光度发生差异，经显影后产生一定的黑化度，显示出人体不同密度的影像。如 X 线摄影和工业探伤等。

（2）着色作用（pigmentation action）：某些物质，如 CR 的成像板、增感屏、铅玻璃、水晶等，经 X 线长时间照射后，其结晶体脱水渐渐改变颜色，发生脱水、着色，称为着色作用（脱水作用）。

3. 生物效应

生物细胞特别是增殖性细胞经一定量的 X 线照射后，可以产生抑制、损伤甚至坏死，即为 X 线的生物效应（biological effect）。不同的组织细胞对 X 线的敏感性不同，会出现不同的反应。放射治疗就是利用 X 线的生物效应治疗病变，对此，放射线工作者及受检者应该注意 X 线的防护。

（六）X 线产生的效率及其影响

X 线产生的效率是指发生的 X 线能量占全部电子撞击阳极靶面总能量的百分率。电子撞击阳极靶面的全部能量中，碰撞损失的能量最后将全部转化为热能，仅有辐射损失能量的极小部分（约 0.2%）转变为 X 线能。产生 X 线的效率（η）通常可用公式计算：

$$\eta = K \cdot Z \cdot kV$$

式中 K 为常数 10^{-9}，Z 为阳极靶面物质的原子序数，kV 为管电压。产生 X 线的效率与靶面物质的原子序数及管电压成正比。大部分低能量的电子在撞击阳极靶面时，只增加了原子热运动，产生大量的热能要通过阳极散出。若焦点的温度过高，阳极会损坏或熔化，这是 X 线管不能长时间连续使用的根本原因，也是用熔点较高的钨作阳极靶面的原因之一。

X 线管阳极靶面允许产热（或能承受热量）的最大负荷量，称为 X 线管的容量，它是球管的重要参数之一。影响 X 线产生效率的因素很多，主要有管电压、阳极靶面物质、管电流等。

1. 管电压的影响

高速电子撞击阳极靶物质的最大能量，取决于管电压的峰值。若改变管电压，即改变了光子的最大能量，必然改变整个 X 线谱的形式。（图 1-1）是管电流不变时，管电压对连续 X 线谱的影响。随着管电压的升高，曲线所对应的强度峰值和最短波长的位置均向短波方向（高能端）移动，X 线强度相应地增强，产生 X 线的效率越高。

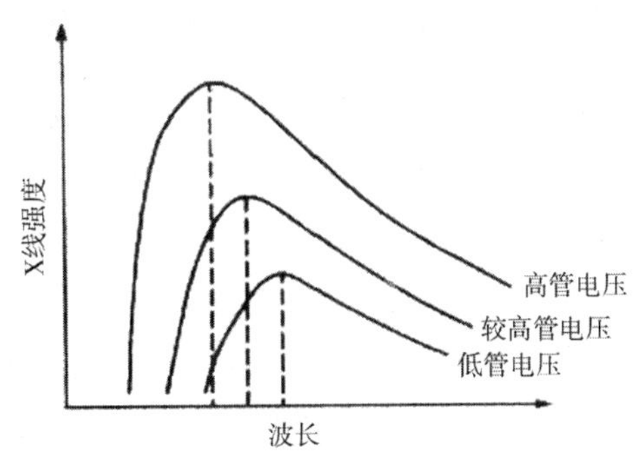

图 1-1　管电压对 X 线谱的影响

2. 阳极靶面物质的影响

连续放射是由高速运动的电子与所撞击的靶原子核相互作用所产生的，其能量与靶物质的原子序数成正比。在其他条件不变时，靶物质的原子序数越高，产生的X线强度越大。标识放射由X线管阳极靶物质的原子结构特性所决定，靶物质的原子序数越高，轨道电子结合能越大，产生标识放射的能量也越大。（图1-2）是其他条件相同时，原子序数较高的钨和原子序数较低的锡产生的X线谱。可以看出，两条曲线的两个端点重合，最大强度都对应于相同的光子能量处，但钨产生X线谱的强度峰值高于锡产生的强度峰值，说明钨产生X线强度比锡大，可见原子序数越高，产生X线的效率越高。

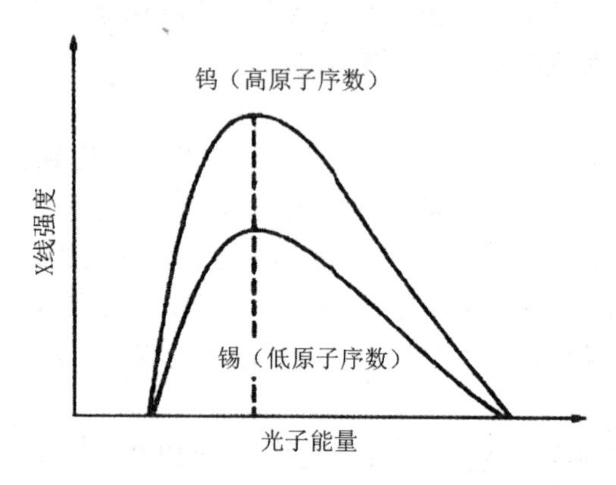

图1-2　原子序数对X线谱的影响

3. 管电流的影响

当管电压固定时，管电流越大，撞击阳极靶面的电子数目越多，产生的X线强度越大。（图1-3）是管电压不变时，管电流对X线谱的影响。不同管电流的两条曲线的最短波长一样，但高管电流曲线的强度峰值比低管电流曲线的强度峰值大。说明高管电流的X线强度大，产生X线的效率高。

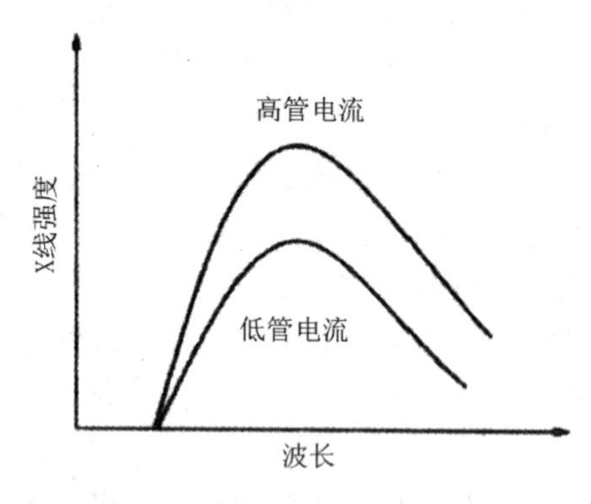

图1-3　管电流对X线谱的影响

此外，高压波形对X线的产生也有一定的影响。尽管作用于X线管两极间管电压的整流形式都是脉冲电压，但6脉冲和12脉冲的峰值电压接近于恒定电压，比半波和全波整流峰值电压平均能量要高，X线的硬线成分相对较多，辐射强度（或输出量）大，产生X线的效率也高。

二、X线与物质的相互作用

（一）光电效应与康普顿效应

1. 光电效应

光电效应又称光电吸收，它是X线光子被原子全部吸收的作用过程。当一个能量为的光子通过物质时，它与原子的某壳层中某个轨道上一个电子发生相互作用，把全部能量传递给这个电子，而光子本身则整个被原子吸收，获得能量的电子摆脱原子的束缚而自由运动，这种电子称为光电子，这种现象称为光电效应。

光电效应的实质是物质吸收 X 线使其产生电离的过程。在此过程中产生的次级粒子有：光电子、正离子（产生光电子的原子）、新的光子（特征辐射光子）、俄歇电子。光电效应的发生概率可受以下三方面因素的影响。

（1）物质原子序数：光电效应的发生概率与物质的原子序数的 4 次方成正比，物质的原子序数越高，光电效应的发生概率就越大。对高原子序数物质由于结合能较大，不仅 K 层，其他壳层电子也较容易发生光电效应。但对低原子序数物质几乎都发生在 K 层。在满足光电效应的能量条件下，内层比外层电子发生光电效应的概率可高出 4 ~ 5 倍。

（2）入射光子能量：因为光电子的动能 $Ee = hv - E_B$，所以光电效应发生的能量条件是：入射光子的能量 hv 必须等于或大于轨道电子的结合能 E_B，否则就不会发生光电效应。光电效应的发生概率与入射线波长的 3 次方成正比，与光子能量的 3 次方成反比。

（3）原子边界限吸收：如果测出某一种物体对不同波长射线的光电质量衰减系数，就会得到质量衰减系数随入射光子能量 hv 的变化。钡剂和碘剂都是 X 线检查中常用的对比剂，其 K 特征放射都具有较高的能量（钡是 37.4 keV，碘是 33.2 keV），它们都能穿过人体组织到达图像使之产生灰雾。

人体软组织中原子的 K 结合能仅为 0.5 keV，发生光电效应时，其特征放射光子能量不会超过 0.5 keV，如此低能光子，在同一细胞内就可被吸收而变为电子运动能。骨骼中钙的 K 结合能为 4 keV，发生光电效应时其特征放射光子在发生点几毫米之内就被吸收。由此可见，在人体组织内发生的光电效应，其全部能量都将被组织吸收。

诊断放射学中的光电效应有利有弊，一是不产生散射线，减少了图像灰雾，增加人体不同组织和对比剂对射线的吸收差别，产生高对比度的 X 线图像。钼靶软组织 X 线摄影，就是利用低能射线在软组织中，因光电吸收的明显差别而产生高对比的图像。在放疗中，光电效应可增加肿瘤组织的剂量，提高其疗效。二是入射 X 线通过光电效应可全部被人体吸收，增加了受检者的 X 线剂量。

2. 康普顿效应

康普顿效应又称康普顿散射，它是射线光子能量部分吸收而产生散射线的过程。康普顿效应是入射光子与原子中的一个外层“自由”电子相互作用时发生的。康普顿效应的发生概率可受以下两个方面因素的影响。

（1）物质原子序数：康普顿效应的发生概率与物质的原子序数 Z 成正比。

（2）入射光子能量：康普顿效应发生概率与入射线波长成正比，与入射光子能量成反比。

康普顿效应是光子和“自由”电子之间的相互作用，在 K 电子结合能以上，随着入射光子能量的增加，由光电效应概率 $\propto Ⅰ/(hv)^3$ 可知，光电效应随能量很快降低，而康普顿效应变得越来越重要。

需要指出，康普顿效应中产生的散射线，是 X 线检查中最大的散射线来源。从被照射部位和其他被照物体上产生的散射线，充满检查室整个空间。这一事实应引起 X 线工作者和防护人员的重视，对此应采取相应的防护措施。

（二）X 线衰减及其影响因素

X（γ）射线在其传播过程中一般有两种衰减形式，距离所致的衰减和物质吸收的衰减。

1. 距离衰减

X 线以 X 线管焦点为中心在空间向各个方向辐射。在半径不同的各球面上射线强度与该点到球心的距离（即半径）的平方成反比，射线强度的衰减遵循平方反比法则规律。可见，如果距离增加 1 倍，射线强度将衰减为原来的 1/4。这一衰减称为距离所致的衰减，也称为扩散衰减。

人体在元素构成上与空气类似，空气的密度是 0.001 3 t/m^3，当离开焦点 100 cm 时，对 X 线的衰减仅相当于 0.13 cm 人体厚度所致的衰减。当离开焦点距离为 200 cm 时，相当于 0.26 cm 人体厚度所致的衰减。

根据这一法则，焦点到接收器的距离由 50 cm 分别变为 70 cm、100 cm、140 cm、200 cm 时，X 线强度变为原来强度的 1/2、1/4、1/8、1/16。

2. 物质吸收衰减

当射线通过物质时，由于射线光子与物质的原子、电子或原子核相互作用，致使入射方向上的射线强度产生衰减，这一衰减称为物质吸收所致的衰减。

X 线强度在物质中的衰减规律是 X 线透视、摄影、造影及各种特殊检查、X—CT 检查和放射治疗的基础和基本依据，同时也是进行屏蔽防护设计的理论根据。

从一般的胸部出来的射线平均照射量只有入射线的 1/10，从腹部前后位出来的仅为 1/100，从腹部侧位出来的仅有 1/1 000。这是 X 线与物质发生各种相互作用而造成对 X 线能量的吸收造成的。

3. 影响因素

（1）X 线能量对衰减的影响：射线除了对光电吸收和散射吸收的类型有影响外，它对 X 线的衰减也有直接影响。实验表明，透过光的百分数随射线能量的增加而增加。对低能射线，绝大部分通过光电效应而衰减；对高能射线，绝大部分通过康普顿效应而衰减。

（2）吸收物质的原子序数对衰减的影响：物质对 X 线的吸收一般是随着元素的原子序数的增高而增加。但在某一能量范围内，也出现原子序数低的物质比原子序数高的物质吸收更多的 X 线的特殊现象，如锡和铅的质量衰减系数在 X 线能 29 ~ 88 keV 时，锡的吸收系数大于铅的吸收系数，这一点很有实用价值，说明单位质量的锡比单位质量的铅能吸收更多的 X 线。由于锡比铅要轻得多，所以目前开始采用锡防护代替铅防护。

（3）物质密度对衰减的影响：物质密度的变化反映了电子数目和质量的变化，吸收物质的密度与 X 线的衰减成正比关系，如一物质的密度加倍，则它对 X 线的衰减也要加倍。

人体各组织的密度不同，对 X 线的吸收量也不等，这就形成了 X 线影像。密度大的物质对 X 线的衰减能力强，故多用密度大的物质作为屏蔽防护材料。但复合材料与单质材料比较，有的复合材料密度小而对 X 线的衰减能力强，这是因为多种元素的吸收不同而造成的结果。

（4）每克物质的电子数对衰减的影响：每克物质的电子数目叫作每克电子数，单位是 e/g。它与密度（单位 g/m^3）的乘积为物质的每立方厘米的电子数。

除氢外的所有物质的每克电子数都大致相同。一般地说，有效原子序数高的物质比有效原子序数低的物质每克电子数要少，不少物质的每克电子数基本一样，但单位体积内的电子数却相差很远。

（三）连续放射与标识放射

X 线管产生的 X 线是由连续放射和标识放射两部分组成的。

1. 连续放射

连续放射又称连续 X 线或韧致辐射（bremsstrahlung）。在 X 线管中，阴极电子撞击阳极靶面的动能，取决于加在 X 线管两极间的管电压，管电压越高，阴极电子获得的动能就越大。一部分具有足够动能且高速运动的电子与所撞击的靶原子核相互作用，将电子的全部能量（动能）转变为光子，产生波长极短的 X 线。但高速运动的电子并不一定全部直接与靶原子核相撞，有的只是受到核内正电场的作用而失去一部分能量，并且以光子形式放射出来。越接近原子核，失去的能量越多，所放射出的 X 线波长越短。其他电子因得到的动能较小，产生的 X 线波长较长。高速电子经过第一次撞击失去一部分能量，再以较低速度继续撞击，直到能量完全耗尽为止。由于单位时间内大量的、能量不等的电子同时撞击靶面，且在与靶原子相互作用中损失的能量也各不相同。所以，X 线管放射出的 X 线是一束波长不等、连续的混合射线，称之为连续放射（韧致辐射）。

光子能量可用 hv 或 hc 来表示，其中，h 为普朗克常数，c 为光速，λ 为 X 线的波长，则：

$$\frac{1}{2}mv^2 = Ve = \frac{hc}{\lambda} \text{或} \lambda = \frac{hc}{Ve}$$

上式中 m 为电子质量，v 为电子的末速度，e 为电子的电量，V 是作用于 X 线管两端的管电压峰值。通常把求 X 线管发生的最短波长公式写成：

$$\lambda min = \frac{1.24}{V} nm$$

对于每一个确定的管电压，都有一个最短波长，且数值只与管电压有关，管电压越高，波长越短。

2. 标识放射

标识放射又称标识 X 线或特征辐射（characteristic radiation），是由高速运动的电子与把原子的内层轨道电子相互作用所产生的。X 线管阴极发出的电子，以很大的动能撞击靶面时，原子内层轨道电子被击出而留下一个空位。按能量分布最低的原则，处于高能态的外壳层电子必然要向内壳层填补，产生电子跃迁现象。在跃迁过程中将其多余的能量以光子的形式放射出来，便产生 X 线，跃迁的电子能量差决定了这种 X 线的波长。不同的靶物质，其原子结构不同，发出 X 线的波长也相同。这种由靶物质所决定的 X 线称为标识放射，它与 X 线管的管电流无关。电子撞击靶物质产生标识射线所需要的足够能量是由管电压决定的，管电压与靶物质的原子序数平方成正比，原子序数越高，需要的能量越大，产生的标识 X 线波长越短。

综上所述，在 X 线管内，高速运动的电子撞击阳极靶面时，一部分电子撞击到靶物质的原子核，或受到核内正电场的作用产生连续放射；另一部分电子撞击了靶物质原子的内层电子，出现跃迁现象，产生标识放射。所产生的 X 线谱是由连续放射和标识放射叠加而成，标识射线占很小一部分，是在连续射线谱上出现的几个向上突出的尖端，随着管电压的升高，标识射线的量会增加。（图 1-4）是 X 线管阳极靶面为钨，加在两极间的管电压分别为 200 kV、150 kV、100 kV、65 kV 时，产生连续谱的 X 线强度分布图。

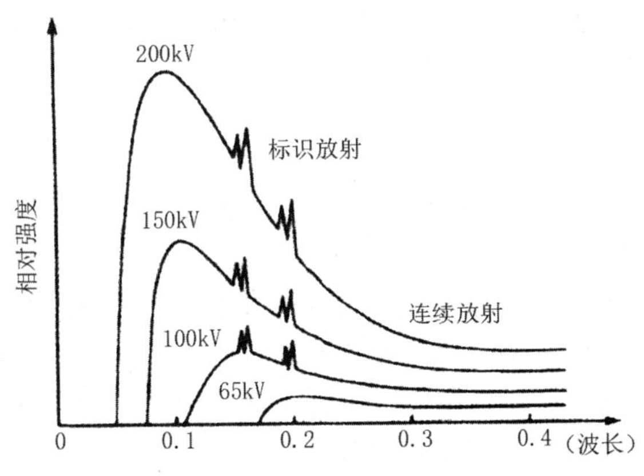

图 1-4　X 线强度曲线分布图

由曲线分布图可以看出，连续谱的 X 线强度是随波长的变化而连续变化的。每一不同数值管电压所对应的曲线，都有一个强度峰值和一个最短波长，且管电压越高，波长越短。最短波长的 X 线强度极小，随着波长的增加，其强度也增加，在未达到最短波长的 2 倍之前，X 线强度已达最大值。之后，X 线强度随波长增加而逐渐减小。

三、X 线影像的形成及其影响

（一）X 线照片影像

被照体的 X 线影像信息作用于增感屏—胶片系统，使胶片中的乳剂感光，经显影后，以光学影像的形式表现出来，将影像信息记录显示在胶片上，成为可见的光密度影像，即 X 线照片影像。

1. 光学密度与照片密度

胶片中的感光乳剂（卤化银）在光（或辐射线）作用下致黑的程度称为照片的密度（density），又称光学密度或黑化度。光学密度是由于胶片上乳剂感光后，光量子被卤化银吸收，经过化学处理，使卤化银还原，构成黑色金属银的影像。吸收光线越多，卤化银沉积越多，照片就越黑；反之，卤化银沉积越少，照片越透明。光学密度是形成 X 线影像的基础。密度可以根据透光率和阻光率来测量，入射光线强度为 I，透射光强度为 I_0，则透光率为 I_0/I，阻光率为透光率的倒数，即 I/I_0。光学密度通常以 D 表示，其值就是入射光线强度 I 与透射光强度 I_0 之比的对数：

$$D = lg\frac{I}{I_0}$$

照片上的密度（被还原卤化银的多少）可以直接用光学密度计测量，也可以用人眼的识别能力来判断。人眼对光学密度的识别范围在 0.25 ~ 2.0，它是诊断的密度范围。密度过高或过低均可影响影像质

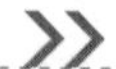

量，借助强光灯可适当提高识别高密度的能力。通常除了胶片本底灰雾外，密度在0.3 ~ 1.5的照片影像，提供的诊断信息较丰富。不同摄影部位的标准X线影像，其密度值范围不同。

2. 感光效应及其影响因素

感光效应（sensitization effect）是指X线对胶片的感光作用，即X线穿过人体被检组织后，使感光系统（屏—片系统）感光的效果。X线对胶片的感光效应（E）可用以下公式表示：

$$E=K\cdot\frac{kV^{n}\cdot I\cdot t\cdot S\cdot F\cdot Z}{R^{2}\cdot D\cdot B\cdot Z'}\cdot e^{-ud}$$

式中kV代表管电压，n是管电压的指数，I代表管电流，t代表曝光时间，S代表增感屏的增感率，F代表胶片感光度，Z代表靶物质原子序数，R代表焦—片距，D代表照射野的面积，B代表滤线栅的曝光倍数，Z'代表被照体的原子序数，e代表自然对数的底，μ代表被照体的X线吸收系数，d代表被照体的厚度，K是常数。

影响感光效应的因素很多，主要有不变因素和可变因素。不变因素有电源设备，高压发生装置，设备总过滤（包括X线管壁、窗口过滤、绝缘油等），滤线器，胶片特性，增感屏及增感屏—胶片组合等。可变因素有照射量（mAs），管电压（kV），摄影距离（SID），被照体的厚度、密度和有效原子序数，照射野面积，照片冲洗因素等。

（二）X线照片对比度

1. X线照片对比度

对比度（contrast）是构成X线影像的基础。X线穿过被照体后，由于人体组织结构差异，对X线的吸收系数不同，透过肢体的X线强度分布不均，即产生了X线对比度，形成了X线信息影像。X线对比度只有通过胶片或屏—片系统的转换才能识别，胶片对X线对比度的放大能力，称为胶片对比度。X线照片对比度是照片影像上相邻两点的密度差，也称光学对比度或物理对比度，它依存于被照体吸收X线的差异所产生的X线对比度，以及胶片对X线对比度的放大结果。光学对比度（K）用数值计算时，等于相邻两点的密度（D_1、D_2）之差。

由（图1–5）可知：

$$K = D_1 - D_2 = lg\frac{I_0}{I_1} - lg\frac{I_0}{I_2} = lg\frac{I_2}{I_1}$$

式中I_0代表入射光强度，I_1、I_2代表透过光强度。显然，照片相邻两处的光学对比度就是透过光之比的对数值。X线照片影像要有足够的对比度和丰富的层次，对比度过高或过低，会导致影像信息的丢失，影响诊断的准确性。

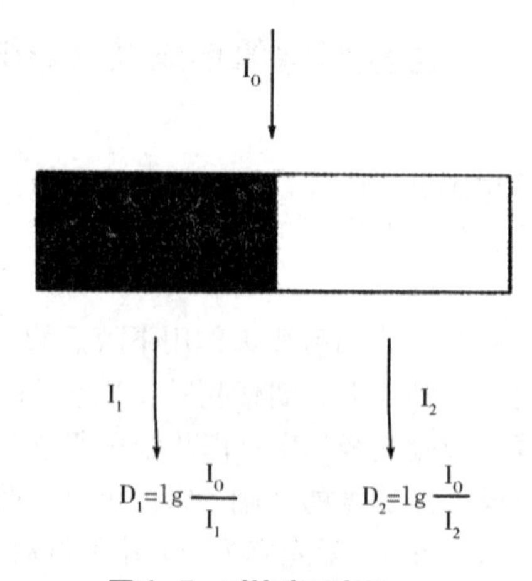

图1–5 对比度示意图

2. 影响X线照片对比度的因素

影响X线照片对比度的因素主要有被照体本身、胶片的γ值、射线因素等。

（1）被照体自身：被照体组织内的有效原子序数越高，光电吸收越多，X线对比度越高。若被照体的密度与厚度差异较大，透过肢体后的 X 线强度分布差异明显，则照片影像具有较好的对比度；反之，照片影像对比度差。

（2）胶片 γ 值：X 线对比度只有通过胶片对比度放大之后才能显示出来。一般用胶片的 γ 值（胶片对比系数）来表示胶片对 X 线对比度反应能力的大小。应用不同 γ 值的胶片摄影时，所得到的照片影像对比度不同。胶片 γ 值越高，表示对 X 线对比度的放大能力越大。一般 X 线胶片的 γ 值范围在 2.7 ~ 3.5。

（3）射线因素：X 线照片对比度的形成主要是由于被照体自身对 X 线的吸收差异，一般认为管电压控制照片对比度。低千伏摄影时，物质对 X 线的吸收以光电吸收为主，原子序数所造成的吸收差异大，X 线照片对比度高。当管电压增加时，穿透力增强，物质对 X 线的光电吸收递减，康普顿吸收递增，原子序数所造成的吸收差异减小，导致 X 线照片对比度下降。

X 线的量对照片对比度影响不大，但增加 X 线照射量，照片的影像密度值增加，使密度过低的部分对比度明显好转；反之，减少照射量，密度过高部分对比度也得到改善。

（三）X 线几何投影

X 线对物体的几何投影是 X 线摄影位置的基础，利用焦点、被照体和胶片之间的相互位置关系进行摄影，得到符合诊断要求的 X 线照片影像。

1. X 线束

高速运动的电子撞击球管阳极靶面时，由于靶面呈一倾角，从靶面发出的 X 线是以焦点为顶点的圆锥形线束。自靶面射出并垂直于窗口中心的射线称为中心线，它代表 X 线的投照方向，中心线不准确就不能获得正确的几何投影。在 X 线束中，中心线以外的射线均称为斜射线，斜射线与中心线成角，离中心越远，角度越大。某些特殊摄影位置可利用斜射线进行摄影，X 线照射面积的大小称照射野。照射野的大小对 X 线照片的密度、对比度有一定的影响，照射野过大，产生的散射线多，胶片的灰雾度增加，导致照片对比度下降。

2. 焦点、被照体和肢片三者之间的投影关系

中心线对被照体的投射方向，以及被照体与胶片的相对位置关系，决定了被照体在照片上的影像。只有中心线垂直于被照体和胶片，才能使被照体正确投影于胶片上，影像无变形失真。

（1）有效焦点的大小及射线量的分布：X 线管阳极靶面接受高速运动电子撞击的面积，称为实际焦点，简称焦点（focus）。焦点的大小是 X 线机成像性能的重要参数之一。X 线管焦点对各方向的投影均称为有效焦点，垂直于窗口方向的投影，为 X 线管标称有效焦点。

同一个 X 线管有效焦点的大小，随 X 线投射的方向而不同，X 线量的分布也是不均匀的。在 X 线管的纵轴上，近阴极端的有效焦点大，X 线量分布多；近阳极端的有效焦点小，X 线量分布少。阳极靶面倾角延长线以外部分，因靶面的吸收，其原发射线为零，此为阳极足跟现象。在 X 线管的短轴（纵轴两侧）上，有效焦点对称相等，X 线量分布也是相等的。以上称 X 线管的阳极效应。由于阳极效应的存在，摄影时应注意肢体的长轴与 X 线管的长轴平行，并将被照体密度高、厚度大的部分置于阴极端，使胶片的密度基本趋于均衡。

（2）影像放大与失真：当 X 线呈平行线束且垂直照射于被照体和胶片时，影像才不会产生放大和变形。X 线束是以焦点为顶点的锥形放射线束，被照体在胶片上的 X 线影像是放大的，放大率（M）为影像与物体的比值，它等于焦—片距与焦—肢距的比值。如（图 1–6）。

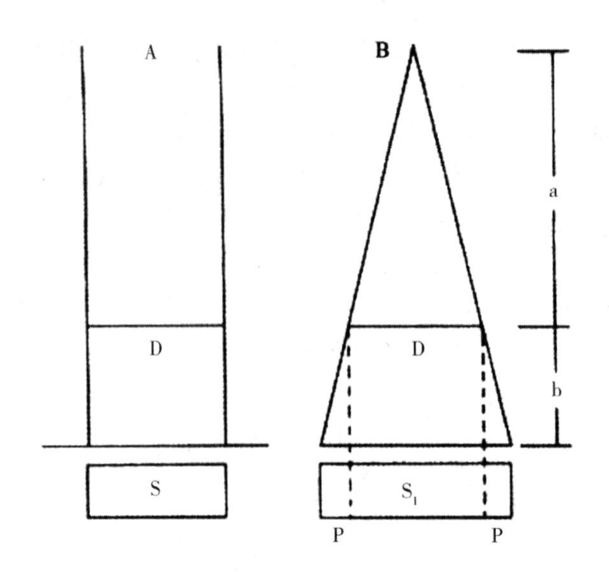

图 1–6　影像放大几何成像示意图

图中 A 代表平行射线，B 代表点光源，S 代表平行光线产生的影像，S_1 代表点光源扩散产生的影像，P 代表 S_1 较 S 放大部分，D 代表被照物体，a 代表焦—肢距，b 代表肢—片距，a+b 代表焦—片距。

$$M=\frac{S_1}{D}=\frac{a+b}{a}\,1+\frac{b}{a}$$

为减少肢体影像放大，摄影时应尽量使肢体或病灶靠近胶片，并在机器负荷允许的条件下尽量延长焦—片距。照片影像较原物体大小及形状的改变称失真（distortion），其改变程度称为失真度。X 线束中心线与被照体的中心偏离，造成影像与被照体产生差异，称歪斜失真。摄影中应将焦点置于被照体的正上方，且中心线垂直通过被照体和胶片的中心。摄影时被照体未与胶片平行，导致被照体各部分放大率不一致，称放大失真。近胶片侧放大率小，远离胶片侧放大率大，摄影时应尽量使被照体或病灶平行且靠近胶片。由于组织结构重叠，导致影像的相互重叠，很难把组织器官的病灶全部显示出来，称重叠失真。影像重叠大致有三种情况：

①大物体的密度明显高于小物体的密度，重叠后的影像中小物体不易显示，如胸片中看不到胸骨的影像。

②大物体的密度明显低于小物体的密度，重叠后的影像对比度好，小物体易于显示，如胸片肺野中的肋骨影像。

③大小物体密度较高且相等，重叠后的影像对比度差，小物体隐约可见，如膝关节正位照片中髌骨的影像。

（四）X 线照片模糊

一张优质的 X 线照片，其影像质量除了有较好的对比度，还要具有良好的清晰度。清晰度是指影像边缘的锐利程度，若出现影像边缘不锐利，则称为模糊。可用模糊度来说明清晰度，影像模糊度大，则清晰度差；反之，影像模糊度小，则清晰度好。

影像产生模糊的主要因素有：几何学模糊、运动性模糊、增感屏—胶片系统产生的模糊和散射线性模糊。

1. 几何学模糊

X 线球管靶面不是点光源，其有效焦点具有一定的几何面积。根据光学原理可知，有效焦点面积越小，产生的半影（penumbra）越小，影像越清晰；反之，有效焦点面积越大，产生的半影越大，影像就越模糊，这种模糊称几何学模糊。如（图 1–7）。

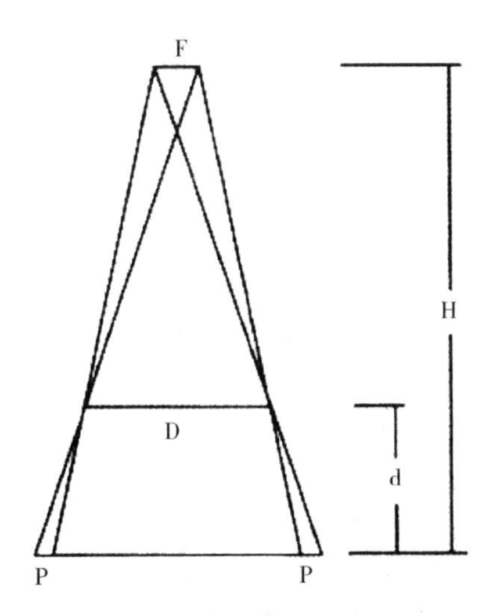

图 1-7　模糊度示意图

半影（晕影）的大小称为模糊度（P），其公式为：

$$P=F\cdot\frac{d}{H-d}$$

式中 F 代表有效焦点的大小代表肢—片距，H 代表焦—片距，H–d 代表焦—肢距。显然，模糊度与有效焦点 F 成正比，与肢—片距 d 成正比，与焦—肢距（H–d）成反比。

2. 运动性模糊

在摄影过程中，焦点、被照体、胶片三者任何一个发生移动，都能造成影像模糊，称运动性模糊。产生运动性模糊的原因很多，如机械系统固定不牢所致球管及探测器的移动，被检者的不合作，脏器的生理性运动和病理性运动等。在实际工作中，应注意焦点、被照体、胶片三者相对固定，控制和降低由运动而产生的模糊。

3. 增感屏—胶片系统产生的模糊

（1）增感屏性模糊：增感屏荧光物质颗粒的大小对模糊度的影响较大，荧光颗粒越大，发光效率越高，荧光扩散现象越严重，则产生的模糊度越大。另外，增感屏的荧光层是由多层荧光颗粒叠加而成的，层数越厚，接受 X 线照射的斜角越大，模糊度也越大。

（2）屏片接触性模糊：增感屏和胶片本身具有一定的模糊性，但两者接触不良时，还会产生影像模糊。

4. 散射线性模糊

从 X 线管发出的原发射线穿过人体后，分成两部分：一部分是带有肢体信息的有用射线；另一部分是波长较长、方向不定的散射线，它能使胶片感光，造成照片产生灰雾，降低影像的清晰度。

（五）散射线产生与消除

X 线与人体相互作用的主要形式是光电吸收和康普顿散射吸收，其中康普顿散射吸收会伴有散射线的产生，而散射线对周围其他物体也有穿透、被吸收和再次产生散射等作用。散射线量的多少与原发射线的能量、被照体的厚度、密度、原子序数以及照射面积有关。管电压越高，能量越大，产生 X 线波长越短，散射线越多；被照体越厚、密度越大、原子序数越高、受照射面积越大，产生的散射线也越多。如果散射线大量存在，就会使影像产生灰雾，影响图像质量。

为了提高影像质量，尽量减少散射线对照片的影响，主要方法有抑制法和消除法。

1. 抑制法

（1）滤过板：从球管窗口发出的是波长不等的 X 线束，其中波长较长的原发射线可产生较多的散射线，用铝板或薄铜板等放置于窗口处，可吸收波长较长的原发射线，从而减少散射线的产生。

（2）遮线器：在摄影时尽量缩小照射野的面积，减少不必要的原发射线，从而减少散射线，常用的有遮线器。

2. 消除法

消除散射线的有效设备是滤线器，其主要设备是滤线栅。滤线栅的构造，是将宽度为 0.05 ~ 0.1 mm 的薄铅条，间隔以能透过 X 线的物质（如胶木纸板等）互相平行或呈一定斜率排列而成。铅条的高度与相邻两铅条间（填充物）距离的比值，称栅比。栅比越大，其吸收散射线能力越强，栅比值通常为 6 ~ 16。单位距离内铅条的数目称栅密度，常用线对 / 厘米（LP/cm）表示。栅密度大，表示滤线栅吸收散射线能力强（图 1–8）。

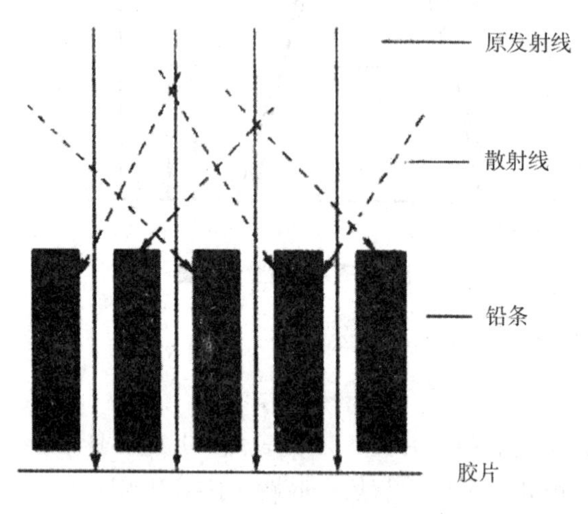

图 1–8 滤线栅工作原理图

第二节 X 线防护

一、X 线对人体的危害

在 X 线应用于医学的早期，由于人们对 X 线的危害认识不足，致使一些从事 X 线工作者和接受 X 线诊断或治疗的患者受到 X 线的损伤，而后人们逐渐认识 X 线对人体的危害性，加强了对应的预防。

（一）电离辐射对生物体的作用机制

电离辐射对生物体产生的生物效应的机制非常复杂，就其基本过程而言，依次经历物理阶段、物理化学阶段、化学阶段、生物化学阶段和生物学阶段。

1. 物理阶段

在生物效应的初期过程，能量被物体吸收，构成细胞与组织的原子、分子产生激发或电离过程，其过程为生物分子的电离→能量传递→引起分子组成和性质的改变。

2. 物理化学阶段

在物理阶段的生成物是不稳定的，又与邻近的分子作用，产生二次生成物。

3. 化学阶段

自由电子与原子团相互作用，引发与周边物质的反应，引起分子的变化，便将进入化学阶段。例如，射线作用于水引起水分子活化，生成自由基，自由基是一种极不稳定的结构状态，化学性质活跃。当自由基和生物大分子作用，又可生成生物大分子自由基。

4. 生化学阶段

引起 DNA 和蛋白质的生物构造变化。例如，生成的生物大分子自由基极不稳定，最后在分子内较弱的化学键处断裂或与其他分子作用，造成生物大分子的损伤或变性。

5. 生物学阶段

遭受损伤的细胞、组织、器官继而引起机体继发性的损伤，使机体组织发生一系列生物化学的变化，引起糖、蛋白质、脂肪代谢紊乱，功能的失调以及病理改变。在此阶段表现为细胞坏死、癌的发生、遗传效应等生物学变化。

在射线引起上述一系列损伤的同时，机体在一定范围内也进行着反馈调节、修补和修复，试图减轻和改变这些损伤，这两种相反过程的消长和变化，决定着细胞的存活、死亡、老化和癌变。

（二）影响电离辐射生物效应的因素

电离辐射的生物效应受多种复杂因素的影响，主要表现为三个方面，即电离辐射因素、机体因素、环境因素。

1. 与电离辐射相关的因素

（1）辐射的种类和能量：在受照剂量相同的情况下，因辐射种类不同，机体产生的生物效应也不同；对某一种射线来说，其能量不同，产生的生物效应也不同，如低能 X 射线造成皮肤红斑的照射量小于高能 X 射线。

（2）剂量和剂量率：剂量和生物效应之间呈线性关系，小照射剂量对人体一般不会造成什么损伤，随着剂量的增加，会出现不同的效应，剂量越大，效应越显著。在 1 ~ 10 Gy 时，剂量越大，平均生存率越短，远后效应越严重；剂量率即单位时间内机体接受的照射剂量，一般总剂量相同时，剂量率越大，生物效应越显著，但当剂量率增加到一定量时，则无明显变化。

（3）分次照射与照射方式：当总剂量相同时，分次越多，间隔时间越长则引起的生物效应越小，机体的修复也越快；照射方式可分为外照射、内照射和混合照射，外照射可以是单项照射或多向照射，当总剂量相同时，混合照射的生物效应高于单一照射的生物效应，多向照射的生物效应高于单项照射的生物效应。

（4）照射部位与面积：当照射剂量和剂量率相同时，机体受照的部位不同，引起的生物效应也不同，因身体各部位对射线的敏感性不同；其他条件相同时，受照射面积越大，生物效应越明显，如以 5 Gy 剂量做全身照射时可发生重度骨髓型急性放射病，常引起患者死亡，而同样剂量照射面积为 3 ~ 5 cm^2，临床上可完全不出现放射病的症状。

2. 与机体相关的因素

（1）种系与进化：种系不同的生物体对辐射的敏感性是不同的，种系进化越高，辐射敏感性越高。一般来说，动物较植物、微生物敏感，高等动物较低等动物敏感。

（2）个体与发育过程：同一种系，由于个体原因，辐射敏感性也不相同；同一个体在不同的生长阶段，辐射敏感性也不相同，一般来说幼年较成年敏感。

（3）不同组织和细胞的辐射敏感性不同：同一个体，不同组织和细胞的辐射敏感性是不同的。一般的规律是：分裂旺盛的细胞，代谢旺盛的细胞，以及需要更多营养的细胞，对射线更为敏感。胚胎的及幼稚的细胞较成熟的细胞敏感。人体对辐射的高度敏感性（高感受性）组织有：造血组织、淋巴组织、生殖腺、肠上皮、胚胎组织等；较高度敏感性（较高感受性）组织有：口腔黏膜、唾液腺、毛发、汗腺、皮肤、毛细血管、眼晶状体。中度敏感性（中感受性）组织有：脑、肺、胸膜、肾、肾腺、肝、血管等。轻度敏感性（低感受性）组织有：甲状腺、脾、关节、骨、软骨。不敏感性组织有：脂肪组织、神经组织、结缔组织等。

3. 与环境相关的因素

（1）外部环境：低温、缺氧情况下，可减轻生物效应。

（2）机体自身环境：受检者年龄、性别、健康状况及精神状态等不同，引起的生物效应也不同。

（三）外照射放射病

放射性疾病平时不多见，但在放射事故或长期接受超剂量当量限值照射后，有可能发生放射性疾病。放射性疾病包含：急性外照射放射病、慢性外照射放射病、内照射放射病、放射性皮肤损伤和放射性白内障等。本节简单叙述放射性疾病分类和部分放射性疾病。

1. 放射性疾病分类

（1）依据射线作用于机体的途径分为：外照射放射病、内照射放射病、内外混合照射所致放射病。

（2）依据射线作用的范围分为：全身放射性损伤和局部放射性损伤。

（3）依据病情急缓分为：急性放射病和慢性放射病。

（4）依据疾病临床症候分为：骨髓型、胃肠型、脑型。有学者提出在胃肠型和脑型之间还有心血管型。

2. 急性外照射放射病

急性外照射放射病是指人体一次或短期（数日）内分次受到大剂量照射引起的全身性疾病。常由事故照射、应急照射以及核战争等情况下引起。

根据不同受照剂量出现非随机性损伤的临床特点和基本病理改变，分为骨髓型、肠型和脑型三种类型，依据病程经过可分为初期、假愈期、极期和恢复期四个阶段。

3. 慢性外照射放射病

慢性外照射放射病是指放射工作人员在较长时间内连续或间断受到超剂量当量限值的外照射，达到一定累积剂量后引起的以造血组织损伤为主，并伴有其他系统改变的全身性疾病。

4. 放射性皮肤损伤

放射性皮肤损伤是机体局部受到超剂量当量限值的辐射作用而引起的。

（1）急性放射性皮肤损伤：是身体局部受到一次或短时间（数日）内多次大剂量照射所引起的皮肤损伤。核战争时落下的核裂变产物沾染皮肤、放射性同位素或射线装置事故均可引起。

（2）慢性放射性皮肤损伤：是身体局部长期接受超剂量当量限值的辐射所引起的皮肤损伤。常见于某些从事放射作业的人员在防护很差的情况下，或由于急性放射性皮肤损伤的迁延所致。

（3）放射性皮肤癌：是在射线所致的角化过度或长期不愈的放射性溃疡基础上恶变而成的。四肢多为鳞状上皮细胞癌，面颈部多为基底细胞癌。

（四）电离辐射的远后效应

机体受电离辐射的作用后，可产生近期效应，也可产生远期效应。人们把机体受电离辐射的作用后在几个月、几年甚至数十年出现的有害效应称为远后效应。远后效应分为随机效应和非随机效应（确定性效应）。

1. 随机性效应

系指效应发生的概率与受辐射剂量大小有关，但其效应的严重程度与受照剂量的大小无关，无剂量阈值。如恶性肿瘤和遗传性疾病。

随机性效应分为两类，第一类发生在体细胞内，并可能在受照者体内诱发癌症的称致癌效应，常见的致癌效应有辐射诱发白血病、甲状腺癌、乳腺癌、肺癌、骨肿瘤、皮肤癌等；第二类发生在生殖细胞内，并可引起受照者后裔的遗传疾患的称遗传效应。如后代先天畸形、流产、死胎和死产等。

2. 非随机效应

系指效应的严重程度与剂量有关，且存在一个剂量阈值，也称确定性效应。常见的非随机性效应有放射性白内障。人体不同组织或器官对射线的敏感程度差异很大，对大多数组织在年剂量低于 0.5 Gy 时不致有严重效应，对射线较敏感的组织或器官效应的发生频率随剂量而增加，其严重程度也随剂量而变化。

二、X 线的防护要求

（一）X 线防护标准

随着对 X 线辐射危害研究的逐步深入，X 线防护标准一直在不断地修改。早期 ICRP 采用红斑剂量来作为度量辐射单位。红斑剂量就是引起皮肤明显发红所需的辐射剂量，其值随辐射种类、能量、剂量率及受照部位变化很大，大约为 6 Sv。接着引用了耐受剂量的概念，其值为每天 2 mSv，这个数值相当于 1 个月内的累积剂量，为红斑剂量的 1%。

随后 ICRP 逐步把耐受剂量的概念发展为最大容许剂量、剂量极限和剂量限值等概念，并把最大容许剂量由每天 2 mSv 下降至每周 3 mSv。还特别建议工作人员在 30 岁以前所接受的累积剂量不得超过 0.5 Sv，全身照射时最大容许剂量规定为每周 1 mSv，职业性放射工作人员全身均匀照射的年剂量限值为 50 mSv。规定职业性放射工作人员全身均匀照射的年有效剂量限值为 20 mSv。

我国电离辐射防护基本标准迄今经历了《放射性工作卫生防护暂行规定》、《放射防护规定》、《放射卫生防护基本标准》和《辐射防护规定》、《电离辐射防护与辐射源安全基本标准》的发展变化。

（二）X 线剂量限值

现行放射防护基本标准，即《电离辐射防护与辐射源安全基本标准》，等效采用了国际原子能机构（IAEA）制订新的国际基本安全标准（IBSS）格式和剂量限值。

剂量限值包括有效剂量限值和当量剂量限值，有效剂量限值是限制随机性效应的发生率，当量剂量限值是防止确定性效应的发生。（表 1–1）是现行防护标准中，规定的职业照射和公众照射的剂量限值。

表 1–1　剂量限值（mSv/ 年）

	职业放射人员	青少年	孕妇	公众
年有效剂量（五年平均）	20	6	–	1
眼晶体（年当量剂量）	150	50	–	15
皮肤（年当量剂量）	500	150	–	50
手和足（年当量剂量）	500	150	–	
腹部（当量剂量）	–	–	2	–

1. 职业照射的剂量限值

（1）职业性放射工作人员：接受照射的连续 5 年的年平均有效剂量不超过 20 mSv，且 5 年中任何 1 年不得超过 50 mSv。

（2）16 ~ 18 岁的青少年其剂量限值不超过表 1–1 所规定。

（3）孕妇：腹部表面的剂量限值不超过 2 mSv，在怀孕 8 ~ 15 周期间，严重智力障碍的危险度为 0.4 Sv。对需生育妇女所接受的照射，应严格按表 1–1 中职业照射的剂量限值予以控制。

2. 公众照射的剂量限值

（1）公众成员：所受到的平均剂量估算值不应超过表 1–1 规定的剂量限值特殊情况下，如果连续 5 年的年平均剂量不超过 1 mSv，则某一年份的有效剂量可提高到 5 mSv。

（2）慰问者及探视人员：剂量限值不超过 5 mSv；儿童受照剂量不超过 1 mSv。

我国放射卫生防护标准（GB4792–84）的制订是采用 ICRP1977 年 26 号出版物中综合防护原则及剂量当量限值。将辐射实践正当化、辐射防护水平最优化、个人剂量当量限值作为辐射防护的综合原则，避免以剂量当量限值或最大允许剂量当量为唯一指标。辐射照射做到在可以合理达到的尽可能低的水平之下。

3. 放射工作人员的剂量当量限值

（1）防止非随机性效应的影响：眼晶体 150 mSv/ 年（15 rem/ 年），其他组织 500 mSv/ 年（50 rem/ 年）。

（2）防止随机性效应的影响：全身均匀照射时为 50 mSv/ 年（50 rem/ 年）；不均匀照射时，有效剂量当量（HE）应满足下列公式：HE= $\sum$ WTHT $\leqslant$ 50 mSv（5 rem）。

HE：组织或器官（T）的年剂量当量 mSv（rem）；WT：组织或器官（T）的相对危险度权重因子；HE：有效剂量当量 mSv（rem）。

在一般情况下，连续 3 个月内一次或多次接受的总剂量当量不得超过年剂量当量限值的一半（25 mSv）。

4. 放射工作条件分类

（1）甲种工作条件：年照射的有效剂量当量很少可能超过 15 mSv/ 年的为甲种工作条件，要建立个人剂量监测、对场所经常性的监测，建立个人受照剂量和场所监测档案。

（2）乙种工作条件：年照射的有效剂量当量很少有可能超过 15 mSv/ 年，但可能超过 5 mSv/ 年的为乙种工作条件，要建立场所的定期监测、个人剂量监测档案。

（3）丙种工作条件：年照射的有效剂量当量很少超过 5 mSv/ 年的为丙种工作条件，可根据需要进行监测，并加以记录。

（4）从业放射的育龄妇女，应严格按均匀的月剂量率加以控制。未满 16 岁者不得参与放射工作。

（5）特殊照射：在特殊意外情况下，需要少数工作人员接受超过年剂量当量限值的照射，必须事先周密计划，由本单位领导批准，有效剂量是在一次事件中不得大于 100 mSv，一生中不得超过 250 mSv，进行剂量监测、医学观察，并记录存档。

（6）放射专业学生教学期间，其剂量当量限值遵循放射工作人员的防护条款。非放射专业学生教学期间，有效剂量当量不大于 0.5 mSv/ 年，单个组织或器官剂量当量不大于 5 mSv/ 年。

5. 对被检者的防护

对被检者的防护包括以下内容：提高国民对辐射防护的知识水平；正确选用 X 线检查的适应证；采用恰当的 X 线质与量；严格控制照射野；非摄影部位的屏蔽防护；提高影像转换介质的射线灵敏度；避免操作失误，减少废片率和重拍片率；严格执行防护安全操作规则。

6. 对公众的个人剂量当量限值

对于公众个人所受的辐射照射的年剂量当量应低于下列限值：全身，5 mSv（0.5 rem）；单个组织或器官，50 mSv（5 rem）。

（三）X 线防护目的

X 线防护的目的就是为了防止有害的确定性效应发生，并限制随机性效应的发生率，使所接受的辐射剂量降低到可以接受的水平，同时消除各种不必要的照射。

防止确定性效应的发生，就需要制订相应的当量剂量限值，以保证在终身或全部工作期间受到这样的辐射也不会达到阈值剂量。限制随机性效应应使一切具有正当理由的 X 线检查保持在合理的最低水平，并不得超过为防止确定性效应所制订的有效剂量和当量剂量限值。

（四）X 线防护原则

X 线防护的基本三项原则是：X 线检查的正当化、X 线防护实现最优化、个人受照剂量限值。

1. X 线检查的正当化

所谓正当化是指所进行的 X 线检查是必要的，其所带来的潜在性危害和从中得到的诊断利益相比是可以接受的，即所得的利益明显大于可能带来的危害，这样的 X 线检查就是正当的。

2. X 线防护的最优化

X 线防护的最优化最优化是指为减少辐射危害而采取防护措施时，在考虑到社会、经济、技术措施等因素的条件下，用最小的代价，获得最大的净利益，使一切必要的接受剂量保持在合理可以达到的尽可能低的水平。防护设施应设计合理的方案和采用防护效果好、价格便宜、稳定性好、便于施工的材料。对一切正当的 X 线检查，应选用最适宜的检查方法和最佳的摄影条件，使检查既能获得准确的结果，又能合理降低受检者的受照剂量。

3. 个人受照剂量限值

在满足了 X 线检查正当性和防护最优化的同时，不一定能对每一个人提供合适的防护，还必须采取多种防护措施，使受照者接受剂量不超过相应的限值，以减少工作人员、受检者和公众的辐射危害。个人受照剂量限值用来限制个人的躯体效应和可能产生的遗传效应。

（五）X 线防护措施

X 线防护的基本措施有三种：

1. 时间防护

人体受到 X 线照射的累积吸收剂量与受照射的时间成正比，照射时间越长，个人累积剂量就越大。在不影响工作的情况下，尽量减少曝光时间，采用自动化、标准化操作，提高操作技术的熟练程度，缩短在辐射场所的停留时间来减少受照剂量。

2. 距离防护

X 线对周围空间产生的剂量率随距离增加而减少。X 线束似点状源，剂量率与距离的平方成反比，即距离增加一倍，照射量率减少到原来的 1/4。因此，人体离 X 射线源越远，照射量率越低，在相同时间内受到的照射量也越小。

3. 屏蔽防护

屏蔽防护是利用射线通过物质时的减弱规律，在 X 射线源和接触人员之间设置一种或数种能吸收 X

线的物体，以消除或减弱 X 线对接触人员的危害。屏蔽效果与 X 射线的强度和能量、屏蔽材料的性质及其厚度有关。常用的屏蔽方法有铅隔离式控制室，铅橡皮围裙和手套等。

三、常用的辐射量及其单位

（一）照射量与照射量率

1. 照射量

照射量是指 X 射线或 γ 射线的光子在单位质量空气中释放出来的全部电子完全被空气阻止时，空气中产生同一种离子总电荷的绝对值。照射量的 SI 单位是库仑每千克，即库仑・千克$^{-1}$（$C \cdot kg^{-1}$）。以前采用的照射量专用单位是伦琴（R）。

$$1\text{伦琴}(R) = 2.58\times10^{-4}C\cdot kg^{-1}$$

$$1C\cdot kg^{-1} = 3.877\times10^{3}R$$

在实际计算中也常常使用这些单位的分数和倍数，如毫库仑・千克-1（$mC \cdot kg^{-1}$），微库仑・千克$^{-1}$（$\mu C \cdot kg^{-1}$），千伦琴（KR），毫伦琴（μR）等。它们的关系是：

$$1C\cdot kg^{-1} = 10^{3}\,mC\cdot kg^{-1} = -\ \mu C\cdot kg^{-1}$$

$$1R=10^{3}mR=10^{6}\mu R=10^{-3}kR$$

2. 照射量率

单位时间内的照射量称照射量率，照射量率的SI单位为库仑每千克秒，即库仑・千克$^{-1}$・秒$^{-1}$・$kg^{-1}\cdot s^{-1}$，其专用单位是伦琴或其分数除以适当的时间而得的商，如伦琴・小时$^{-1}$（$R \cdot s^{-1}$），伦琴・分$^{-1}$（$R \cdot min^{-1}$）或毫伦琴・小时$^{-1}$（$mR \cdot h^{-1}$）等。

（二）吸收剂量与吸收剂量率

1. 吸收剂量

电离辐射作用于机体而引起的生物效应，主要取决于机体吸收辐射能量的多少。为了衡量物质吸收辐射能量的多少，引进了“吸收剂量”。

吸收剂量是电离辐射授予单位质量受照物质的能量。吸收剂量的 SI 单位是焦耳每千克（$J \cdot kg^{-1}$），专名是戈瑞（Gy）。

$$1\text{戈瑞}(Gy) = 1\text{焦耳}\cdot\text{千克}^{-1}(J\cdot kg^{-1})$$

以前吸收剂量采用的专用单位是拉德（rad）。

$$1\text{拉德}(rad) = 10^{-2}\text{焦耳}\cdot\text{千克}^{-1}(J\cdot kg^{-1}) = 10^{-2}\text{戈瑞}(Gy)$$

$$1\text{戈瑞}(Gy) = 100\text{拉德}(rad)$$

为了使用上的方便，也常用戈瑞或拉德的分数和倍数来计算，如毫戈瑞（mGy）、微戈瑞（μGy）、千拉德（krad）、毫拉德（mrad）等。其关系为：

$$1Gy = 10^{3}\,mGy=10^{6}\,\mu Gy$$

吸收剂量适用于各种电离辐射及受照射的任何物质。

2. 吸收剂量率

吸收剂量率表示单位时间内的吸收剂量，单位为戈瑞・秒$^{-1}$（$Gy \cdot s^{-1}$）。也可用戈瑞或拉德的倍数或分数除以适当的时间而得的商表示，如毫戈瑞・小时$^{-1}$（$mGy \cdot h^{-1}$）千拉德小时$^{-1}$（$krad \cdot h^{-1}$）等。

照射量与吸收剂量是两个意义完全不同的辐射量，平常所说“X 射线剂量”是指以戈瑞或拉德为单位的吸收剂量，用辐射测量仪表直接测出的伦琴数是照射量。

（三）比释动能

比释动能是不带电电离粒子（如 X、γ 射线和中子）与物质相互作用时，在单位质量物质中产生的带电电离粒子的初始动能的总和。度量比释动能的单位与吸收剂量相同，比释动能的 SI 单位为焦耳每千克（$J \cdot kg^{-1}$），专名为戈瑞（Gy），1Gy 的空气比释动能表示 X 射线束在空气中的能量转移为每千克空气 1 焦耳。

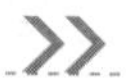

（四）剂量当量与有效剂量当量

1. 剂量当量

在辐射防护领域，采用辐射的品质因数来表示传能线密度对效应的影响，对吸收剂量进行修正，使得修正后的吸收剂量能够较好地表达发生生物效应的概率或生物效应的严重程度，这种修正后的吸收剂量就称为剂量当量。

2. 有效剂量当量

在辐射防护标准中，所规定的剂量限值是以全身均匀照射为依据。实际上，无论职业性照射还是医疗照射，都是一个组织的非均匀性照射。为了计算在非均匀照射情况下，所有受到照射组织的危险度与辐射防护标准相比较，对辐射随机性效应（辐射遗传效应与致癌效应）引进了有效剂量当量，它定义为加权平均器官剂量当量的和。

第二章

超声诊断技术

第一节　实时二维超声

实时二维超声仪通称B型超声仪，是当前超声成像检查的主体部分，应用极为广泛和深入。自50年代初Howry和Bliss首次报道应用这一新的超声成像技术以来，随着科技的进步，在技术上有三次重大的突破，第一次为B型超声双稳态显示到“灰阶”（Gray Scale）显示，使图像具有更丰富的层次，提高了对病变的分辨力。第二次为“实时”（Real time）技术的出现，使图像由静态到动态，不仅能显示动态结构，而且使成像检查更加方便和快捷，扩大了超声的应用范围。第三次突破即是微型电子计算机更广泛地与超声技术相结合，使超声设备的全数字化和多功能超声仪的成功应用，促使超声诊断技术向更高水平发展。

一、实时二维超声的工作原理

实时二维超声仪实属亮度调制型（Brightness mode），系将回声信号以光点亮度或辉度形式加以显示，故名B型超声（B mode ultrasonography）。

（一）实时二维超声仪的结构与工作原理

B型超声仪主要由超声换能器即探头和主机（包括脉冲信号发射和接收系统、显示与记录）以及电源等部分组成。将仪器发射系统产生的短促高频电脉冲信号转化成高频机械振动，即由逆压电效应产生超声信号，并通过体表向人体组织器官内发射。探头随即接收体内多种不同界面反射回来的强弱不同的信号（机械振动），即由正压电效应转换成高频电信号。超声仪的接收系统将高频电信号加以接收和放大，通过对数放大器压缩动态范围，经过时间增益补偿（TGC）、灰阶变换等前处理和后处理，并经过数字扫描转换器（DSC），将探头扫描获得的系列回声信号变成视频信号，同时在荧光屏上显示出来。这种人体内部组织器官系列回声通过超声扫描构成反映人体局部断层切面图，即声像图（Ultrasonography）。

实时二维超声仪的基本电路结构如左图所示（图2-1）。

1. 主控电路

主控电路即同步触发信号发生器，由它周期性地产生同步触发脉冲信号，分别去触发发射电路与扫描发生器中的时基扫描电路。其触发脉冲的重复频率即决定其超声脉冲发射的重复频率。

2. 发射电路

当受主控电路触发后，便产生高频电脉冲去激发换能器（探头），换能器受到激发后，即发射一定频率和宽度的脉冲超声波。发射频率通常由压电晶片的材料特性和厚度决定，而频宽则取决于探头的结构及发射电路的阻力。

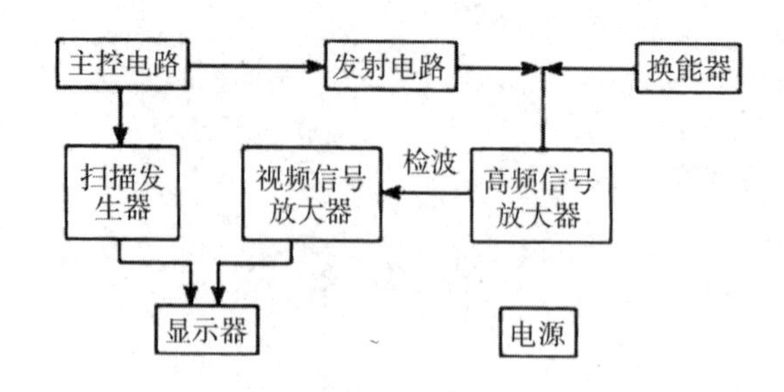

图 2-1　B 型超声仪工作原理示意图

3. 高频信号放大电路

当换能器向人体发射出脉冲超声波之后，即接收其来自人体内的超声回波并将其转换为高频电信号，继而通过高频信号放大电路放大。高频信号放大电路一般具有 120 dB 以上的增益和足够大的带宽。在该电路中设有时间增益补偿（TGC）电路等。

4. 视频信号放大

B 型超声成像的主要原理是将单条声束传播途径中遇到各个界面所产生的一系列散射和反射信号，在示波屏时间轴上以光点辉度（灰度）表达。声束顺序扫切脏器时，每一单条声束线上的光点群按次分布连成一切面声像图。

B 型超声仪器的工作过程：首先由探头内的压电晶体，回波电信号经高频信号放大器放大后，再由检波器进行检波。回波信号中含有返回目标的多种信息，包括幅度、频率、相位等。一般多采用幅度检波，但随着电子技术的发展采用多声束形成技术，即利用接收声束间的相位信息等，从而提高成像质量。检波后的视频包括信号，频率较低，需经过视频信号放大器作适当放大，然后加至显示器的极上进行图像的亮度调制（DSC），即在其信号合成及 A/D 转换后，经视频放大调节显示器的亮度。

5. 扫描发生器

扫描发生器产生的扫描电压加至显示器的偏转系统上，使电子束按一定的规律扫描。

6. 显示器

通常采用的为阴极射管（CRT），或液晶显示器，从人体反射回来的超声信息最终从显示器荧光屏幕上展示为图像，高分辨力的彩色显示器，一般采用逐行扫描，无闪烁，图像稳定，清晰。

根据成像和显示方式不同，分为静态成像和动态或实时成像以及灰阶或双稳态（Bistable）显示。静态成像图像展示范围较广，图像较清晰，但成像速度慢，检查时间长，现已很少使用。目前应用最为广泛者为实时（帧频大于 30 f/s）及灰阶（灰阶数大于 64）仪器。

（二）超声换能器

关于超声换能器根据晶片的个数，分为单晶片和多晶片，前者用于 A 超、M 超及机械的扇扫 B 超仪中，但目前已很少应用，后者即用于线阵、凸阵、相控阵和环阵等电子扫描换能器中。

线阵探头：将多个晶体片组成若干个阵元沿一直线排列，并用电子开关按一定时序将激励电压加至某些阵元上，发射出一束超声，同时由电子开头按一定时序去接通某些阵元接收反射回的超声信息，由此形成声束扫描。高频的线阵探头主要适用于浅表小器官的检查。

凸阵探头：晶片是沿圆弧排列并按一定组合和顺序工作，向外发射并按超声脉冲的换能器阵，其内部结构类似线阵，只是各窄条晶片均匀分布在凸形圆弧上，其振动面的法线是呈扇形辐射状的，其波束以扇面扫描故呈扇面显示图像。凸阵扫描介于线阵扫描和相控阵扫描之间，故应用范围较广。

相控阵探头（扇形探头）：利用雷达天线的相控阵扫描原理，通过适当调整，控制各单元激励信号的时相，以实现声束偏转的换能器阵为主体的超声探头。其扫描声束呈扇面，接触面小，远区视野广阔，故适于心脏的超声检查。

还有根据不同需要设计的各种专用探头如经食管、经直肠、经阴道等特殊的腔内探头以及为了借助声像图指导穿刺用的穿刺和术中探头，尤其是超高频探头的应用（20 ~ 40 MHz）。采用 20 MHz 频率的体表探头，可以进行皮肤的厚度、层次及弹性的测定。导管式的腔内微型探头，外径仅 2 mm 可作心脏冠状动脉、胆管和胰管内成像。有的甚至不用机械传动方式，而在人体外用磁场控制其旋转，从而进行管腔内无线超声成像。

（三）二维图像的分辨力与二次谐波成像

近年来随着高新超声工程技术的发展，诸如全数字化声束形成技术和信息处理技术以及二次谐波成像等新技术的应用，大大地提高了图像的分辨力与清晰度。二维图像的分辨力包括如下。

1. 空间分辨力

空间分辨力即细微分辨力，它与声束特性和像素的数量有关，纵向半波长愈短发射频率愈高，其轴向分辨力愈好；侧向声束（长轴，短轴）愈窄或愈细，其侧向分辨力愈好，亦即细微分辨愈高。

2. 对比分辨力

对比分辨力指能显示器官组织回声信号间微小差别的能力，其与灰阶级数有关，灰阶级数愈多，其对比分辨力愈好。常用的有 64 级，128 级和 256 级灰阶等。

3. 时间分辨力

时间分辨力即单位时间成像的帧速率，其帧速率愈高（一般为 30 帧 /s），时间分辨力愈好，愈能真实地反映活动脏器的瞬间变化情况。

二次谐波成像技术即利用超声波在人体组织中传播、反射（和散射）均具有非线性效应，使发射的基波 f_0 会出现谐波频率。当接收时提取 $2f_0$ 的谐波回声信号，包括自然组织谐波与造影剂的谐波信号。在实际的谐波接收过程中，采取多种技术措施使二次谐波与基波相分离，而提取纯净的谐波成分。

谐波成像在成像困难的患者中，可提高信 / 噪比改善组织的对比分辨力、空间分辨力、消除近场伪像提高图像的清晰度。

二、检查方法

（一）检查前的准备

一般的超声检查不需特殊准备，但在腹部检查时为了避免胃肠内容物或气体的干扰，一般应在空腹时进行。必要时需饮用温开水充盈胃腔，以此作“透声窗”进行检查。在经腹妇产科或盆腔部位检查时亦同样适度充盈膀胱，以避免气体干扰。

（二）检查时的体位以及常用的扫查切面

超声探测时常规采取仰卧位，也可根据需要取侧卧位或俯卧位、半卧位或站立位。露出皮肤，涂布耦合剂，探头紧贴皮肤进行扫查，常用的扫查切面如下。

（1）矢状面扫查（sagital scan）（纵切面的一种）以扫查面由前向后并与人体的长轴平行。

（2）横向扫查（transverse scan）（横切面，水平切面）即扫查面与人体的长轴垂直。

（3）斜向扫查（oblique scan）即扫查面与人体的长轴成一定角度。

（4）冠状扫查（coronary scan）（冠状切面或额状切面，属纵切面的一种）即扫查面与腹壁和背部平行或与人体额状面平行。

（三）扫查的手法

在操作过程中，使用探头常采用以下四种手法。

1. 顺序连续平行断面法

顺序连续平行断面法即“编织”式扫查法，在选定某一成像平面后，依次将探头沿该平面平行移动作多个平行的断面图像，可从各个连续的图像中，观察分析脏器轮廓、内部结构及病灶的整体情况。

2. 立体扇形断面法

立体扇形断面法即定点摆动扫查法，在选定某一成像平面后，不移动探头在体表的位置，而以顺序改变探头与体表之间的角度时，可在一个立体的扇形范围内，观察分析脏器及病灶的整体情况。

3. 十字交叉法

十字交叉法即纵横平面相交扫查法。对某一切面为圆形的图像为了鉴别是圆球形还是管状，可采用十字交叉法的纵横切面相交予以鉴别。此外，在对病灶中心定位穿刺引导时，亦可采用此法即十字交叉中心定位法。

4. 对比加压扫查法

对比加压扫查法即利用探头加压腹部观察回声有无变化，并对两侧腹部对应部位进行对比以鉴别真假肿块。各种特制的腔内探头使用时，除应严格选择适应证外，须按一定的操作规程进行（图 2–2）。

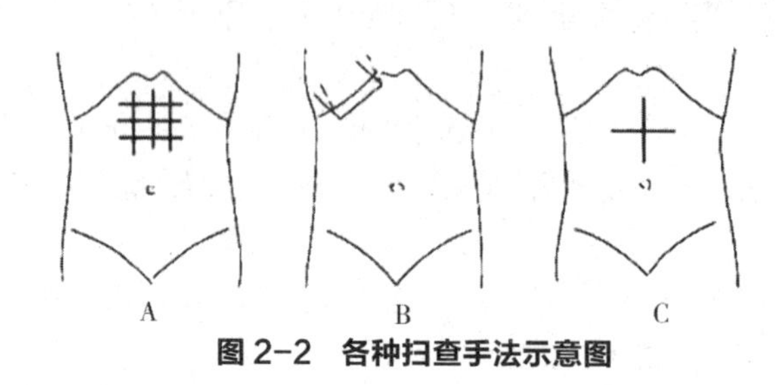

图 2–2 各种扫查手法示意图

A. 顺序连续平行断面法；B. 立体扇形断面法；C. 十字交叉法

（四）回声的描述与命名

超声图像是由许多像素所构成，像素的亮暗反映了回声的强弱。反映在荧光屏上从最亮到最暗的像素变化过程即从白到灰再到黑的过程称为灰度（gray）。将灰度分为若干等级，即为灰阶（grey scale）。在荧光屏上一侧用格数表示灰阶的标志称为灰标（mark of grey scale）。人体被测脏器与病灶的断面图像即是根据各种不同界面的灰阶强度，回声的空间范围和几何形状来加以描述。

1. 回声强弱的命名

根据图像中不同灰阶强度将其回声信号如下。

（1）强回声（strong echo）：强回声反射系数大于 50% 以上，灰度明亮，后方常伴声影，如结石和各种钙化灶等即是（图 2–3）。

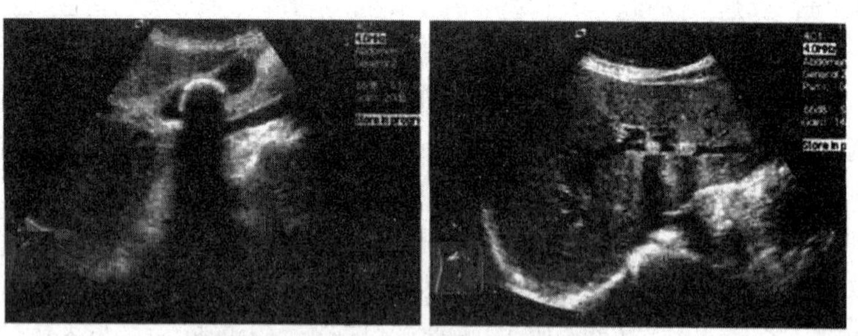

图 2–3 强回声光团伴后方声影图像

左图示胆囊内结石，右图示肝内胆管结石

（2）高回声（hyper echo，high Icvel echo）：高回声反射系数大于 20% 左右，灰度较明亮，后方不伴声影，如肾窦和纤维组织等为此类回声。

（3）等回声（iso–echo，medium echo）：等回声灰阶强度呈中等水平，如正常肝、脾等实质脏器的回声即是。

（4）低回声（hypo echo，low level echo）：低回声呈灰暗水平的回声，如肾皮质等均质结构即表现为此类回声。

（5）弱回声（poor echo）：弱回声表现为透声性较好的暗区，如肾锥体和正常淋巴结的回声即属此类。

（6）无回声（echofree）：均匀的液体内无声阻差异的界面，即呈无回声暗区，正常充盈的胆囊、膀胱和肝肾囊肿等即呈典型的无回声区（图 2–4）。

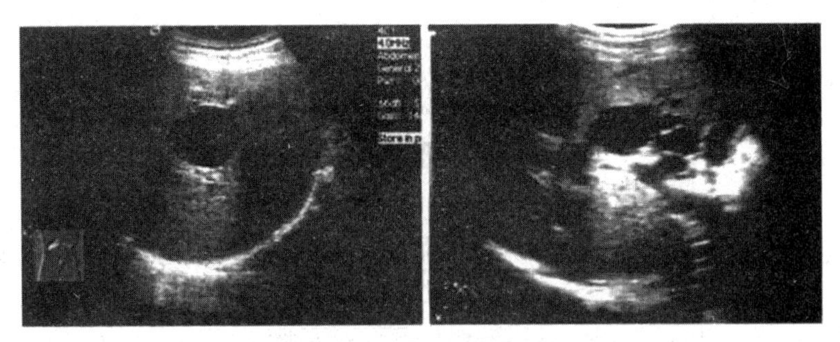

图 2-4 无回声暗区图像

左图示肝内单个囊肿，右图示肝内多发性囊肿

2. 回声分布的描述

按其图像中光点的分布情况分为均匀或不均匀，不均匀者有：①随机性不均，包括点状、线状和小区性分布不均。②规律性的深度递减。此外，在病灶内部的回声分布可用均质或非均质表述。

3. 回声形态的命名

（1）点状回声（echogenic dots）回声呈细小亮点状。

（2）斑片状回声（echogenic spot）回声聚积呈明亮的小片状，其大小在 0.5 cm 以下，有清晰的边界。

（3）团状回声（echogenic arca）回声光点聚集呈明亮的光团，有一定的边界。

（4）环状回声（echogenic ring）回声光点排列呈圆环状。

（5）带状或线状回声（enhogenic band）回声光点排列呈明亮的带状或线状。

4. 某些特殊征象的描述

某些病变呈现某种特殊征象，即形象化的命名为某征，用以突出或强调这些征象的特点，常用的有“靶环征”（target sign）及“牛眼征”（bull's eye configuration）。即在某些病灶中心呈强回声区而其周围形成圆环状低回声，称晕圈或声晕（acoustic halo）。在结节外周呈 1 ~ 2 mm 无回声环形围绕者称“暗环”（dark ring）（图 2-5）。肝脏肿瘤自肝表面隆起者，称“驼峰”征（hump sign）；肝门部肝外胆管因阻塞扩张后在声像图上形成与肝门部门静脉平行，且管径相近或略宽，即所谓“双筒枪”征（shotgun sign）。肝内胆管扩张与相应的门静脉构成平行“管道”征（parallel channel sign）。又如，胃肠肿瘤时壁增厚与残腔形成的“假肾”征（pseudo-kidney sign）。宫内避孕环强回声后方出现狭长带状强回声即“彗星尾”征（comet-tail sign）。乳房内或肝内小囊肿无回声区后方回声增强所出现的“蝌蚪尾”征（tadpole tail sign）等。

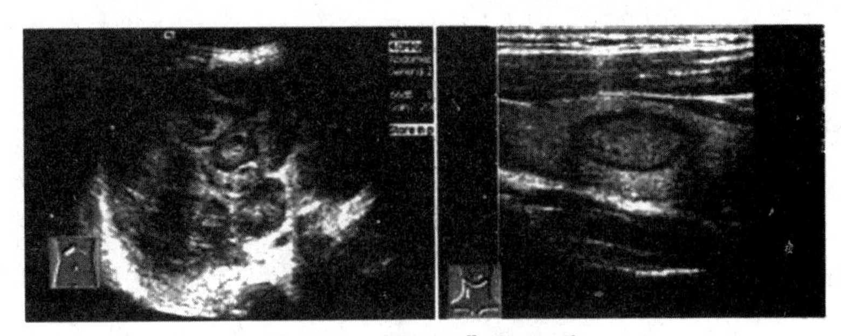

图 2-5 “靶环征”声晕图像

左图示转移性肝癌，右图示甲状腺实质性结节（腺瘤）

5. 病灶后方回声的描述

在某些圆球形病灶声像图后方出现的回声，即同声增强效应（echo enhancement effect）和侧后声影（posterior lateral acoustic shadow）、中心声影（central acoustIc shadow）等。

在超声图像命名时，既要反映回声的差异，又要具有形态学特点并与大体病理改变相联系。

（五）超声图像分析的内容

观察分析声像图时，首先应了解切面方位，以便于认清所包括的解剖结构，并注意分析以下内容。

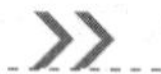

1. 外形

脏器的形态轮廓是否正常，有否肿大或缩小。如系肿块，则其外形为圆形、椭圆形或不规则形，呈分叶状或条索形等。

2. 边界和边缘回声

肿块有边界回声且显示光滑完整者为有包膜的证据，无边界回声和模糊粗糙，形态不规则者多为无包膜的浸润性病变。除观察边缘回声光滑或粗糙、完整或有中断等征象外，边缘回声强度也有重要区别，某些结节状或团块状肿块周边环绕一圈低回声暗圈，即“暗环”征（dark ring）或周边为高回声的边缘，即“光轮”征（echogenic ring）等。仔细地观察病变的形态和边缘，在病变性质的鉴别以及了解肿瘤的生物学活性等均有一定意义。

3. 内部结构特征

内部结构特征可分为结构如常、正常结构消失、界面增多或减少、界面散射点的大小与均匀度以及其他各种不同类型的异常回声等。

4. 后壁及后方回声

由于人体各种正常组织和病变组织对声能吸收衰减不同，则表现后壁与后方回声的增强效应（enhancement effect）或减弱乃至形成后方“声影”（acoustic shadow），如衰减系数低的含液性的囊肿或脓肿，则出现后方回声增强，而衰减系数高的纤维组织、钙化、结石、气体等则其后方形成“声影”。另外，某些质地均匀，衰减较大的实质性病灶，内部可完全表现为低回声，在声像图上酷似液性病灶，但无后壁及后方回声增强效应可作区别。

5. 周围回声强度

当实质性脏器内有占位性病变时，可致病灶周围回声的改变，如系膨胀性生长的病变，则其周围回声呈现较均匀性增强或有血管挤压移位；如系浸润性生长病变，则其周围回声强弱不均或血管走行中断。肝脓肿则在其边缘与正常组织之间出现从高回声向正常回声过渡的“灰阶梯度递减区”。

6. 邻近关系

根据局部解剖关系判断病变与邻近脏器的连续性，有无压迫、粘连或浸润。如胰头癌时可压迫胆总管致肝内外胆管扩张、胆囊肿大以及周围血管的挤压移位，淋巴结或远隔脏器转移灶等。

7. 量化分析

量化分析包括测量病变所在位置、数目、范围、大小等，即应用电子游标测量其径线、面积、体积（或容量）和时距四种基本时空度量。另外，还有谱分析，包括灰阶直方图、视频密度分析以及超声多普勒频差分析，对有关血流动力学参数的定量检测等。

8. 功能性检测

根据声像图上的形态改变、活动、搏动等进行生理学上的功能检测分析，如应用脂餐试验观察胆囊的收缩功能，空腹饮水后测定胃的排空功能及收缩和蠕动状态以及心脏的各种复杂功能等。

通过以上内容的观察分析，以达到对病变进行定位、定量和定性诊断的目的。但在诊断分析中需要注意以下事项。

（1）对超声成像过程中某些伪回声或伪像要注意识别和避免，如多次反射或旁瓣效应所致的假界面等。

（2）注意临床思维，不能单纯地“看图论病”。因在影像检查中常有“同图异病”或“异图同病”的表现。故必须结合有关临床资料，综合分析。

（3）注意动态观察，以了解其不同病理阶段的变化，同时注意各项影像技术的互补作用，以达到正确诊断的目的。

三、应用的范围与局限性

实时二维超声系超声成像检查的主体和基础。它可提供人体各部位软组织器官和病变及管腔结构高清晰度断层图像，准确地反映其解剖结构和病变的形态学变化。由于成像速度快，对心血管等活动器官，能实时地观察其活动状态，反映其生理功能。在高清晰度断层图像上，叠加显示彩色血流信息，便可无创地检测有关血流动力学参数以及观察组织器官血流灌注状态等。因此，实时二维超声已广泛应用于内科、外科、妇产科、儿科和眼科等临床各科。它已成为许多内脏、软组织器官首选的影像学检查方法。尤其对肝、肾等实质性脏器内局限性病变的诊断以及胆囊内微小的隆起性病变和结石的诊断均有很高的敏感性。在妇产科领域对早期妊娠的诊断和围产医学中的应用均有一定价值。在计划生育、健康体检或防癌普查工作中超声亦已成为重要检查方法。

借助于多种腔内探头、术中探头，对某些微小病变的早期发现，肿瘤侵犯范围的精确定位，有无周围淋巴结的转移等，用以进行肿瘤的分期和制定合理的治疗方案。

超声引导定位穿刺技术即介入性超声诊断与治疗，进一步提高临床诊断与治疗水平。

应当指出，超声诊断也有其局限性，由于超声的物理性质，使其对骨骼、肺和肠道的检查易受到气体的干扰使图像显示不清楚，在应用上受到一定限制。另外，声像图表现所反映的器官和组织声阻抗差的改变只有一定的规律性而缺乏病原学上的特异性，需注意结合其他资料综合分析。此外，超声成像中的伪像亦较多，需注意识别。超声每一切面所显示范围较小，图像的整体性不如 CT 和 MRI。因此，有选择地联合应用或有针对性地选择 CT、MRI 等其他影像技术相互补充也是十分必要的。

第二节　频谱多普勒

1842 年奥地利数学和物理学家 Christian Johann Doppler 在观察来自星球的光色变化时发现，当星球迎向地球运动时，光波频率升高并向光谱的紫色端移动；当星球背离地球运动时，光波频率降低并向光谱的红色端移动。这种因光波和接收器之间的相对运动而引起的接收频率与发射频率之间的差别称为多普勒频移（Doppler shift），这种光波频率变化的物理学效应称为多普勒效应（Doppler effect）。

日常生活中经常可以观察到波源和接收器之间产生的多普勒效应，例如当火车鸣笛（波源）由远而近驶来时，笛声本身的频率并未变化，但人耳（接收器）却听到笛声变尖即声波频率升高；反之，当火车鸣笛由近而远驶去时，人耳可听到频率固定的笛声变粗即声波频率降低。这种效应同样见于临床多普勒超声心动图的检查过程中。

频谱多普勒（spectral Doppler）是利用超声波的多普勒效应来研究心脏和大血管中血流动力学变化的一种技术，频谱多普勒主要包括频谱型脉冲多普勒（spectral pulse Doppler）、高脉冲重复频率式多普勒（high pulse repetition frequency Doppler）和连续多普勒（continuous Doppler）。频谱多普勒是血流动力学定量分析中的首选手段。因此，本章将就常用的频谱型脉冲多普勒和连续多普勒测量血流速度的基本原理和分析方法作一介绍。

一、频谱多普勒的工作原理

（一）脉冲型频谱多普勒

假如组织中的声速为 C，探头的声束方向与血细胞流动的方向之间存在夹角 θ，血细胞的运动速度为 V，探头发射频率为 f_0，则多普勒频移 f_d 可由下列公式得出。

$$f_d = 2f_0(V\cos\theta)/C$$

脉冲式多普勒在很多方面相似于 M 型和二维超声心动图技术。超声换能器作为发射声源发射出一组超声脉冲后，即作为接收器接收反射的回声。接受回声的过程与 M 型和二维超声心动图不同，脉冲式多普勒的接收器并不接受反射的所有回声信号，而是在一时间延迟（T_d）后，才接受反射的回声。已知组织中的声速为 C，那么在时间 T_d 内，脉冲波从探头到达声靶，然后从声靶返回探头的总距离应为 $C \cdot T_d$，而探头与声靶间的距离（R）则为总距离的一半，即：$R = C \cdot T_d/2$。

上式中，R 为产生回声信号的深度。由于声速 C 为常数，因此人为地改变时间延迟 T_d，就可得到来自不同深度的超声反射信号。这种沿超声束的不同深度对某一区域的多普勒信号进行定位扫查的能力称为距离选通（range gating）或距离分辨力（range resolution）。此区域称为取样容积（sample volume）。

取样容积是一个三维的体积，其宽度和高度等于扫查区域处超声束截面的宽度和高度，其长度等于脉冲群（pulse packet）的长度即脉冲波的波长和脉冲波数目的乘积。在大多数仪器中，取样容积的宽度和高度是不可调节的，但通过调节发射脉冲波的数目，可达到调节取样容积长度的目的。这就使脉冲式多普勒技术可沿二维超声切面内的不同扫描线，每条扫描线的不同深度以及在每个深度上的不同取样长度进行定位调节，从而可适应对不同区域的血流进行定位扫查的需要。脉冲式多普勒技术的距离选通功能，对于心脏疾病的定位诊断和体积血流的定量分析，是一个十分重要的优点。

脉冲式多普勒技术的主要缺点是所测流速的大小受到脉冲重复频率的限制。所谓脉冲重复频率是指每秒钟超声脉冲群发射的次数，因此亦称为取样频率（sampling frequency）。脉冲重复频率不同于脉冲频率，后者是指每秒钟内脉冲波的个数，即探头的频率。在脉冲式多普勒技术中，脉冲频率一般为几兆赫兹（MHz），而脉冲重复频率一般只有几千赫兹（kHz）。

如前所述，脉冲式多普勒的换能器在发出一组超声脉冲波之后，需经过时间延迟 T_d 后才发出下一组超声脉冲，因此，脉冲式多普勒的脉冲重复频率（PRF）为：PRF = $1/T_d$。

根据取样定理，脉冲重复频率必须大于多普勒频移的两倍，才能准确地显示频移的方向和大小，即：f_d <（1/2）PFR。

脉冲重复频率的1/2称为Nyquist频率极限(Nyquist frequency limit)。如果多普勒频移值超过这一极限，脉冲式多普勒所检出的频率改变就会出现大小和方向的伪差，称为频率失真（frequency aliasing），在脉冲式多普勒的频谱显示中，如果 f_d <（1/2）PRF，频移的大小和方向均可得到准确地显示。如果 PRF > f_d >（1/2）PRF，则频谱充填（1/2）PRF 的范围后又折叠到（1/2）PRF 的部分，表现为正负双向的单次折叠，称为单纯性频率失真（simple aliasing）（图 2-6）。

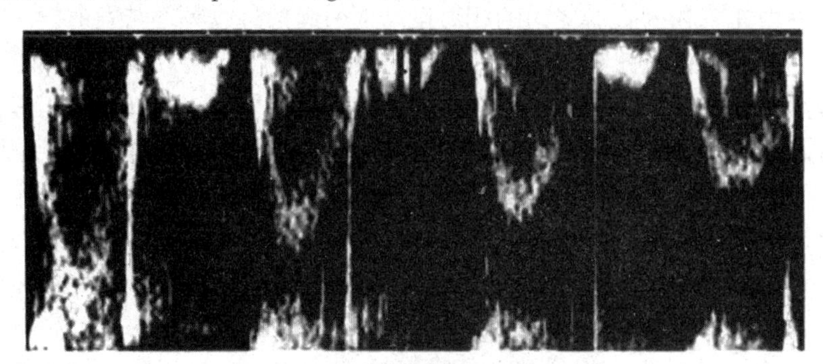

图 2-6　脉冲多普勒单纯性频率失真

在单纯性频率倒错时，只有频率的方向倒错，将正负方向的绝对频移值相加，仍可得出真实的频率。如果 f_d > PRF，则频谱在充填（1/2）PRF 和 -（1/2）PRF 之后，再次折叠到（1/2）PRF 的部分，表现为正负方向上的多次折叠，称为复合性频率失真（complex aliasing）。在复合性频率倒错时，频率的大小和方向都发生倒错，此时，依靠脉冲式多普勒技术已无法确定真实的多普勒频移。脉冲式多普勒的频率失真曾在文献中造成概念的混淆。例如，高速射流本身是一种单向的层流，但利用脉冲式多普勒扫查时，由于频率失真的技术限制，频谱显示为双向的频谱填充，因此这些信号曾被解释为“双向湍流”，甚至据此建立了诊断“湍流”的指标，而事实上这些指标只是反映频率失真的程度而已。我们得到脉冲重复频率 PRF 和取样深度 R 之间的下列关系式：PRF = C/2R。

由 Nyquist 频率极限，避免发生频率倒错的最小 PRF 为：PRF = $2f_d$ 合并上两式得：f_d = C/4R 消去 f_d，设 θ 角为0°，得：RV = $C^2/8f_0$。

上式给出了脉冲式多普勒技术的深度 - 速度乘积公式。这一公式说明，对于给定的探头频率 f_0，脉冲式多普勒的取样深度和测量速度的乘积是一个常数，增大取样深度就会降低流速测值；反之，减小取样深度就会增加流速测值。这是因为，取样深度增大时，脉冲波从探头到达声靶，再从声靶返回探头的时间就要延长，从而降低了脉冲重复频率和流速测值；反之，取样深度减小时，脉冲波往返时间缩短，从而增加了脉冲重复频率的流速测值。扫查深度和流速测值的这种反比关系也是脉冲式多普勒技术的一个重要局限性。

由于脉冲重复频率与取样深度成反比，因此在超声近场取样时，脉冲重复频率较高，探头发射的脉冲群在到达取样部位以后，还要向超声的远场传播，如果在远场有较强的频移信号，这一信号除可在远场检出以外，还可反射回近场，在近场的取样部位再次检出，脉冲式多普勒的这一缺点称为距离不定（range ambiguity）。例如，在严重二尖瓣反流伴左房扩大的患者，取胸骨左缘左室长轴切面扫查时，将取样容积置于左房内可探及一收缩期射流信号，在同一声束方向将取样容积逐渐移向近场时，可在右室流出道再次探及这一信号，可误诊为右室流出道梗阻。然而，在某些情况下，脉冲式多普勒的距离不定可有助于高速血流的测量。例如，当在远场存在高速血流信号时，由于取样深度大，脉冲重复频率低，脉冲式多普勒扫查时可出现频率失真。如果在同一声束方向将取样容积移至近场，上述信号可再次出现，此时由于取样深度小，脉冲重复频率高，可测得血流信号的最大流速而不发生频率失真。

（二）连续型频谱多普勒

与脉冲式多普勒的单晶片探头不同，连续式多普勒技术使用的是双晶片探头。一个晶片连续地发射高频脉冲波，另一个晶片则连续地接收反射的回声。由于脉冲波的发射无时间延迟，因而在理论上连续式多普勒的脉冲重复频率为无穷大，接收频率与发射频率之差即为多普勒频移，流速测值只取决于多普勒频移值，而不受脉冲重复频率的限制。但实际上，连续式多普勒所测流速值要受到仪器中模数转换器工作速度的限制。尽管如此，在大多数仪器中连续式多普勒可测量大于 7 m/s 的流速，这一测值已可满足临床的需要。连续式多普勒测量高速血流能力，对于心血管疾病的定量诊断，是一个非常突出的优点（图 2-7）。

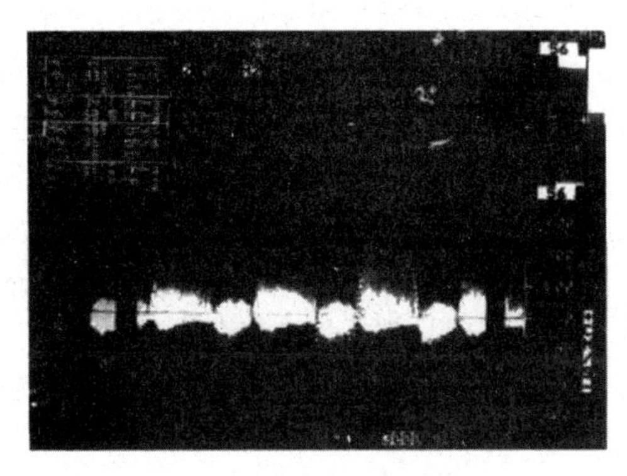

图 2-7 连续多普勒测高速血流

图为主动脉瓣重度狭窄患者的连续多普勒频谱，取样线通过心尖五腔心切面的主动脉瓣环处，记录到主动脉前向加速血流及反流的连续多普勒频谱。

由于连续多普勒连续地发射和接收脉冲波，多普勒超声束内的所有回声信号均被记录下来，因此当声束与血流方向平行时，声束内包含的红细胞数量最多，因而出现特征性的音频信号和频谱形态。反之，当声束与血流方向之间出现夹角时，声束内的红细胞数量将锐减，音频信号和频谱形态出现明显的改变。与连续多普勒的声束相比，脉冲式多普勒的取样容积内只包含少量的红细胞，声束和血流之间的夹角并不造成音频信号和频谱形态的显著变化。因此，对于指导声束的方向，寻找理想方向的高速射流，连续多普勒明显优于脉冲式多普勒。

连续多普勒的主要缺点是无距离选通的能力。由于无法确定声束内回声信号的深度，故这一技术不能用于定位诊断。例如，在主动脉缩窄的患者，应用连续多普勒探测降主动脉血流时，可同时测得声束中混合的三种收缩期血流成分：左锁骨下动脉的血流，降主动脉缩窄段上游的血流以及缩窄段下游的血流。连续多普勒的这一缺点称为距离不定（range ambiguity）。但如果我们所要了解的是声束内的最大血流速度，如上例中的主动脉缩窄段的最大射流速度，则必须应用连续式多普勒技术。而异常血流的定位诊断需借助于脉冲多普勒或二维超声加以弥补。因此将脉冲与连续式多普勒技术相互结合，不仅可测量高速血流，而且可确定异常血流的来源，从而达到定位和定量诊断的目的。

连续式多普勒的另一个缺点是探头的敏感性较低，主要由于双晶片探头的直径较小，超声束在体内发生较多的衍射所致。

二、频谱多普勒的频率分析和显示

超声脉冲波进入人体后，将产生一系列复杂的频移信号。这些信号被接收器接收并处理之后，还必须经过适当的频率分析和显示方能转变为有用的血流信息。因此，频率的分析和显示技术是频谱多普勒超声技术的重要组成部分。

（一）频率分析技术

脉冲波多普勒的取样容积和连续波多普勒的声束均是具有一定几何大小的立方体，其内众多的血细胞的流动速度和由此产生的多普勒频移值不尽一致，每一时刻多普勒声束内的回声信号将具有多个频率。同时，具有相同流速的血细胞的数量和由此产生的振幅信号也不尽一致，多普勒声束内的回声信号在每一时刻将具有多个振幅。此外，由于血流脉动的影响，信号的频率和振幅将随时间而变化。因而，多普勒接收器所接收的必然是由多种频率和振幅所组成的随时间而变化的复杂信号。显然，为了获得多普勒信号的全部信息，必须实时地分析每一信号的频率、振幅及其随时间而变化的过程。在频谱多普勒超声技术中，频率分析技术主要有以下两种。

1. 实时频谱分析

实时频谱分析（Real-time spectral analysis）是应用数学的方法对多普勒信号的频率、振幅及其随时间而变化的过程进行实时分析的一种技术。把组成复杂振动的各个简谐振动的频率和振幅分析出来而列成频谱称为频谱分析，在频谱中横坐标代表频率，纵坐标代表振幅。由于频率与振幅的乘积即频谱曲线下的面积等于信号的功率，因此，这种频谱又称为功率谱（power spectrum）。在频谱多普勒超声心动图中，频率代表的是血细胞的流速，振幅代表的是具有该流速的血细胞的数目。因此，功率谱可看作是取样容积或扫查声束内血细胞流速与血细胞数目之间的关系曲线。实时频谱分析包括以下三种。

（1）带通滤波：带通滤波（band-pass filtering）是利用一组带通滤波器进行频谱分析的方法。带通滤波器的作用相当于立体声放大器中的低音和高音控制钮，通过选择性增加低频成分，人耳可听到低音的音乐，若选择性增加高频成分，人耳可感受到高音的音乐。带通滤波器的输出信号转变为电压，电压的高低取决于每一时刻频带中通过信号的振幅的高低，振幅越高，电压就越高，这些电压通过条幅记录器记录为频谱，带通滤波技术可以同时分析和显示每一时刻的多种频率。该技术的主要缺点是频率分辨力较低，不能显示所有的频率成分。随着电子计算机技术的应用，带通滤波技术已被快速傅立叶转换技术所取代。

（2）快速傅立叶转换：任何一个复杂的振动过程均可分解为若干简单的连续性简谐振动，这种复杂的振动过程可以若干个正弦函数和余弦函数之和来表示。同理，任何一个复杂波形均可分解为一系列基本和简单的正弦曲线。这种利用电子计算机技术将复杂信号分解为多个基本信号之和，并加以快速处理的数学方法称为快速傅立叶转换（fast Fourier transform）。随着电子计算机技术的进步，现代多普勒超声仪器中的模数转换器的二进位制数字形式输入到快速傅立叶转换后，分解为频率和振幅两个分量，最后组成实时显示的血流频谱。

（3）射频 Z 转换：射频 Z 转换（Chirp-Z transform）是采用模拟计算机方法进行频谱分析的一种技术。与数字化处理的快速傅立叶转换不同，射频 Z 转换应用模拟斗链式器件进行分析计算，其计算精度与快速傅立叶转换相似，但计算时间更短，可短至 1 ms。这种快速的计算对于高速射流的频谱分析是十分必要的。由于采用了模拟计算法，射频 Z 转换对于信号处理的动态范围大于快速傅立叶转换，降低了仪器损耗、体积和造价，已开始应用于某些现代超声仪中。

2. 过零检测技术

过零检测技术（zero-crossing technique）是较为简单的频率分析方法，是指测量频谱多普勒频移信号与零线交叉的时间间隔。过零检测技术的输出方式是时间间期直方图（time interval histogram），其横坐标代表时间，纵坐标代表频率，多普勒频移信号每产生一个过零脉冲，直方图中就出现一个数值点，点与零线的距离代表信号频率的大小。过零脉冲时间间隔越长，直方图中的数值点距离零线就越远，表明频率降低；反之，过零脉冲时间间隔越短，直方图中的数值点距离零线就越短，表明频率升高。因而利用这种方法可估测出每一时刻多普勒信号的频移大小及其随时间的变化。过零检测技术的限制性是：①不能给出每一时刻频率的确切分布范围，因而不能显示取样容积内瞬时流速的分布。②不能给出每一时刻的最大频率，所显示的平均频率明显小于最大频率，因此在利用最大流速计算压力阶差时可导致后者的严重低估。③不能显示频移信号的振幅，无法了解具有相同流速的血细胞数量的多少。由于这些限制性使得过零检测技术只能用于血流的定性判断，而不能用于血流动力学的定量分析，该技术已被前述的实时频谱分析所取代。

（二）频谱多普勒的显示

超声脉冲波进入人体后，将产生复杂的多普勒频移信号，因此，多普勒接收器所接收的必然是具有多种频率和振幅的复杂信号。为了正确显示这种复杂的频率变化，必须进行适当的频率分析和显示，才能转变为有用的血流信息。在现代的多普勒超声仪中，频谱分析一般采用快速傅立叶转换（FFT）的数学方法，最后形成实时显示的血流频谱。多普勒频移信号经过频谱分析之后，通过两种方式输出，一种是音频输出，另一种是图像输出。

1. 音频显示

多普勒超声探头的发射频率和接收频率均在百万赫兹以上，因而超出了人耳的可听范围。但接收频率与发射频率之差即多普勒频移的范围一般为 1000 ~ 20 000 Hz 之间，恰在人耳的可听范围之内。在多普勒超声仪中，这些信号被放大后输入扬声器，变为音频信号（audio signal）。音频信号在多普勒超声检查中具有十分重要的作用，因为音频信号的变化可以反映血流的性质。音调的高低反映频率的高低，而声音响度反映频移振幅的大小。高速血流产生高调尖锐的声音，而低速血流产生低调沉闷的声音。瓣膜、管壁和室壁运动产生的频移信号振幅高但频率低，因而音频信号的响度大但音调低，与血流的音频信号截然不同。管腔中不同的流速分布亦产生不同的声音特征，这如同我们能从管弦乐队的合奏中听出不同乐器的声音一样。取样容积或扫查声束内的流速分布较均匀时，频率分布窄，产生单调的乐音。血流在流经心脏和大血管的不同部位时，由于血流动力学状态的不同，亦会产生不同的音频信号。对音频信号的正确识别可有助于判断血流的性质和声束的方向。因此，听取音频信号是多普勒超声检查的一个重要组成部分。如同心脏听诊一样，一个有经验的多普勒超声心动图工作者应该能够通过音频信号判断出血流的性质和频谱的形态，也应该能够从血流的性质和频谱形态推断出音频信号的类型。

2. 频谱显示

频谱显示是脉冲式和连续式多普勒图像输出的主要形式。通过这种显示可以得到以下五种信息。

（1）频移时间：以横坐标的数值表示，代表血流的持续时间，单位为秒。在不同的仪器中，横坐标相邻两个光点或两条竖线之间距离代表 0.5 s 或 1.0 s。

（2）频移大小：以纵坐标的数值表示，代表血流速度的大小。单位有两种，一种是以频移的单位——千赫兹（kHz）表示，另一种是以速度的单位——米 / 秒（m/s）表示。

（3）频移方向：以频谱图中央的零位基线加以区分，基线以上的频移信号为正值，表示血流方向朝向探头；基线以下的频移信号为负值，表示血流方向背离探头。当基线位置调至图像的上限或下限时，流速的测值范围可增大。

（4）频谱辉度：以频谱的亮度表示，反映取样容积或扫查声束内具有相同流速的红细胞相对数量的多少。速度相同的红细胞的数量越多，后散射的信号强度越大，频谱的灰阶也就越深。反之，速度相同的红细胞数量越少，后散射的信号强度就越低，频谱的灰阶就越浅。假设在心动周期的某一瞬间，取样容积中 30% 的红细胞以 0.8 m/s 的速度流动，50% 的红细胞以 0.7 m/s 的速度流动，20% 的红细胞以 0.6 m/s 的速度流动，那么在该瞬间，频谱中 0.7 m/s 处的灰阶最深，0.8 m/s 处的灰阶较浅，0.6 m/s 处灰阶最浅。

（5）频率离散度：以频谱在垂直距离上的宽度加以表示，代表某一瞬间取样容积或扫查声束内红细胞速度分布范围的大小。如速度分布范围大，频谱则增宽；反之，如速度分布范围小，则频谱变窄。在层流状态时，平坦形速度分布的速度梯度小，因此频谱较窄；抛物线形速度分布的速度梯度大，因此频谱较宽。在湍流状态时，速度梯度更大，频谱进一步增宽。当频谱增宽至整个频谱高度时，称为频谱充填。

由以上信息可以看出，频谱显示实际上是多普勒信号的三维显示，频谱的 X 轴（横坐标）代表时间，Y 轴（纵坐标）代表频率，Z 轴（灰阶）代表振幅，因此表达了多普勒信号的振幅、频率和时间三者之间的相互关系，准确明了地显示了多普勒信号的全部信息。这种显示方法对于反映取样部位的血流动力学变化，是一种较为理想的方法。

（三）频谱分析和显示的限制性

1. 通过时间效应引起的频谱增宽和振幅失真

虽然利用快速傅立叶转换的数学方法，可实时地分析取样部位或扫查声束内的速度分布，但这一方法也有误差。

Tt 为散射体，即红细胞通过多普勒取样部位的时间，称为通过时间(transit time)。显然，通过时间越长，主波宽度越窄。当 Tt 为无穷大时，主波宽度等于零。此时主波频率即等于多普勒频移值 f_d。反之，Tt 越小，主波宽度越宽主波频率就越确定。在实际情况下，红细胞通过多普勒取样部位的时间不可能无限长，因此 Tt 不可能为无穷大，主波必然保持一定的宽度。这意味着，实际多普勒频移值和多普勒频谱显示的频移值之间并无严格的一一对应关系，一个多普勒频移值在频谱中将显示为一组频移值。这种由于散射体通过多普勒取样部位的时间短暂所引起的频谱增宽，称为时间效应（transit time effect），有时也称为通过时间增宽（transit time broadening）或通过时间误差（transit timeinaccuracy）。通过时间效应除引起频谱增宽以外，还引起振幅失真。在频谱中每一频率都有其相应的振幅。由于通过时间效应引起频谱增宽，使频率的分布发生变化，从而间接地引起振幅信号的失真，表现为频谱增宽部分的多余灰阶。通过时间的长短主要受两个因素影响：多普勒取样区域的长度和散射体的流动速度。假设取样区域的长度不变，当散射体的流动速度增加时，通过时间 Tt 将缩短，傅立叶转换后的主波宽度因而增加；反之，当散射体的流动速度减低时，通过时间 Tt 将延长，傅立叶转换后的主波宽度因而减少。这说明，在频谱显示中，当流速从零逐渐增加时，频谱的宽度也逐渐增加；在流速的峰值，频谱宽度达到最大；当流速从峰值逐渐减低时，频谱的宽度也逐渐减少。脉冲式多普勒技术具有距离分辨力如果使声束平行于血流方向，散射体的通过长度主要由取样容积的长度所决定，如果取样容积短，则通过时间 Tt 亦短，主波宽度和相对增宽率都将增加。脉冲式多普勒的频谱增宽，以至于将层流误认为湍流。因此，在进行脉冲式多普勒检查时，必须注意取样容积过小所导致的频谱增宽现象。连续式多普勒技术无距离分辨力，散射体的通过长度主要由散射体通过连续式多普勒声束的距离所决定。如果声束—血流夹角很小，则通过长度内可包括 20 个以上的振动波。此时，通过时间效应所引起的频谱相对增宽率小于 5%。

2. 取样时间短暂引起的频率误差和振幅失真

在进行频谱分析时，取样区域内不同的流速分布产生不同的功率谱。为了确定取样区域内的频率分布和功率谱，必须假定在信号取样时间内流速不变。但实际上，由于心脏的搏动，血流速度每时每刻都在发生变化。因此，用于信号取样的时间必须足够短暂以减少血流速度波动对频谱分析的影响，一般取样时间不大于 10 ms。这一短暂的取样时间将造成频率分析误差，类似于通过时间效应导致的频谱增宽，取样时间越短，频率分析误差越大，但取样时间过长，血流速度的变化又将影响频谱分析的准确性。

3. 通过时间效应和取样时间短暂造成频率分辨率降低

如前所述，由于通过时间效应的存在，对于实际的单一频率，频谱分析将给出一组频率，这将降低多普勒超声的频率分辨率。取样时间短暂同样引起频率分辨率的降低。对于具有临床意义的大多数多普勒频移信号，通过时间效应所限制的频率分辨率大于取样时间短暂所限制的频率分辨率。由于通过时间效应是不可避免的，因此一般使后者的频率分辨率等于前者的频率分辨率，在 10 ms 的取样时间里，进行几次频谱分析，然后将其振幅信号加以平均，以减少取样时间短暂所引起的振幅信号的随机波动。

三、频谱多普勒的检查方法

频谱多普勒超声心动图的正确诊断有赖于对多普勒频谱和图像的正确识别，而高质量的频谱和图像的获得取决于正确的操作方法。本节主要介绍脉冲波和连续波多普勒的检查方法。

（一）检查的指征

1. 心脏和大血管疾病的定性诊断

频谱多普勒超声在许多心血管疾病中具有重要的定性诊断价值，这些疾病主要包括：瓣膜性心脏病、先天性心脏病、心肌疾病、冠心病、主动脉疾病和心脏杂音等。

2. 心血管血流动力学的定量诊断

频谱多普勒已广泛用于多种心血管疾病的血流动力学定量分析，例如：狭窄性病变压力阶差的测量、狭窄口面积的测量、反流程度的测量、分流量的测量、心脏和大血管内压力的测量、心室收缩和舒张功能的测量以及心脏负荷试验等。

上述方面的应用构成了频谱多普勒检查的主要指征。但是，心脏疾病的正确诊断有赖于心脏解剖结构和血流动力学的综合资料。频谱多普勒不应成为一项孤立的检查方法，而应与影像超声和彩色多普勒血流成像结合起来，成为临床超声心动图检查的一个组成部分。

（二）仪器的使用

下面以彩色多普勒超声仪中有关频谱多普勒的使用加以介绍。大多数超声仪均备有以下调节按钮，各自的调节方法分述如下。

1. 频率选择（frequency selector）

频率选择用于选择发射脉冲的频率。二维超声和频谱多普勒超声所要求的最佳发射频率之间存在着差别。为获得满意的二维超声图像，应尽可能选择高频率探头，而为获得满意的多普勒频谱，则应尽可能选择低频率探头。

2. 多普勒增益（Doppler gain）

多普勒增益用于调整频谱分析电路中输入信号的强弱。若增益太低，输入信号的振幅变小，部分血流信号丧失，频谱图上仅出现高幅低频的频率成分，而不能显示频谱的完整轮廓；若增益太高，输入信号振幅过大，频谱分析电路饱和，在频谱图上出现同一信号的正负双相的镜像显示以及斑点状噪声信号。增益调整的原则是：在频谱图像显示清楚的前提下尽可能地减少噪声信号。

3. 范围压缩（range compression）

范围压缩用于压缩脉冲波多普勒和连续波多普勒的信号振幅范围，使多普勒最强和最弱信号之间的频谱灰阶差距变小。多用于高速射流存在下的最大血流的清楚显示。

4. 壁滤波器（Wall filter）

壁滤波器用于调整低频信号滤过频率的阈值。壁滤波器阈值的选择取决于检查目的，若扫查低速血流，则应在足以抑制壁运动信号的前提下尽可能地保持低阈值；在扫查高速血流时，滤过频率可适当提高以便清楚显示最大射流速度。

5. 信号抑制（signal reject）

信号抑制用于除去脉冲波和连续波多普勒频谱显示中的低振幅的噪声。在正常情况下应尽可能增大信号抑制程度以获得清晰的频谱；在高速射流存在时，抑制功能应尽可能地调低以使频谱上仅出现少许斑点状噪声但又不至于干扰图形的分析。

6. 取样大小（sample size）

取样大小用于调整脉冲波多普勒取样容积的长度。增大取样容积的长度有利于增加信噪比值，减小通过时间效应所致的频谱增宽。调整取样容积大小的原则是：在不影响流速定位的前提下尽可能地增大取样容积的长度。

7. 零线位移（zero-shift）

零线位移用于增大脉冲波多普勒流速的测量范围。当正向频移信号超过尼奎斯特频率极限时，可将

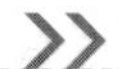

零线向下移位以增大正向流速测量范围；反之，当负向频移信号超过尼奎斯特频率极限时，可将零线向上移位以增大负向流速测量范围。

8. 脉冲重复频率（PRF）

脉冲重复频率用于调整脉冲波多普勒的探测深度与最大可测流速之间的关系。PRF 增加使最大可测流速值增加，但扫查深度减小；反之，PRF 减小使扫查深度增加，但所测最大流速值减低。其调整的原则是：在考虑到检查深度的同时应尽可能地应用较高的脉冲重复频率。

9. 角度矫正（angle correction）

角度矫正用于测量声束方向与血流方向之间的角度，并将此角度代人多普勒方程中求出血流速度。尽管大多数仪器目前仍保持角度矫正功能，但一般情况下不应进行角度矫正。

（三）检查的步骤

1. 影像超声心动图检查

无论应用何种多普勒超声仪，在进行频谱多普勒检查前均应首先进行 M 型和二维超声心动图检查。其目的如下。

（1）明确心血管的解剖结构和功能状态：当二维超声心动图检查已做出疾病的主要诊断时，频谱多普勒超声检查的目的在于对疾病的血流动力学进行定量分析以及检出可能存在的并发疾病。在二维超声心动图的诊断并不肯定时，频谱多普勒检查的目的在于进一步肯定或排除这种诊断。

（2）确定最佳透声窗的位置：在心脏畸形、扩大或肺部疾病的患者，心脏的透声窗口位置可发生明显改变。利用 M 型和二维超声心动图检查确定最佳透声窗口，可便于频谱多普勒超声检查时迅速获得血流信号。

（3）初步判断血流方向：根据二维超声心动图所显示的解剖结构可大致判断血流方向，便于频谱多普勒检查时较快地达到声束与血流方向的平行。

2. 扫查步骤

（1）显示二维切面：利用二维超声心动图顺序显示各个标准切面，并在二维图像的引导下将脉冲波多普勒取样容积置于心腔和大血管中的各个解剖结构进行多点扫查。

（2）扫查湍流信号：利用脉冲波多普勒进行多点扫查中若发现湍流存在，应移动取样容积在湍流区域进行更细微的血流标测，以明确湍流的来源、途径和分布。

（3）扫查高速射流：脉冲波多普勒检查时若在局限性部位记录到双向充填的血流频谱，应改用连续波多普勒明确是否存在高速血流，进而测量最大射流速度。

（4）测量体积血流：利用二维超声和脉冲波多普勒测量经心腔和大血管的血流速度和血流量，以进行血流动力学的定量分析。

3. 各标准切面内扫查的主要血流

为了获得血流速度的准确测量，应正确选择扫查切面、取样部位和声束方向。目前的多普勒超声仪，将二维超声与脉冲多普勒技术相结合，使操作者能以在二维图像所显示的解剖结构内确定取样容积的位置。然而，即使对于同一血流，在不同的二维切面内所测得的流速可能并不一致，因此应从多个位置扫查并选择流速测值最高的扫查切面。由于心腔或管腔横截面积的变化以及流速分布的差异，在不同的取样部位所测得的流速亦可不同。为了保证测量的重复性，应使取样部位标准化。此外，二维图像中所显示的解剖结构的走向与声束之间的平面角并不能代替血流方向与声束之间的空间角，因此在测量流速时，以二维超声所显示的解剖结构的走向指引声束的方向也可导致测量误差。另一方面，当声束与血流方向达到平行时，音频信号出现尖锐单纯的哨音，频谱中的高频成分，流速测值较夹角大者为高。经验表明，上述的音频信号和频谱形态的变化，目前仍是判断声束一血流夹角和指引声束方向的最佳方法。

（四）检查内容

1. 异常血流的定性分析

利用多普勒超声技术诊断心血管疾病，有赖于对心腔和大血管中异常血流的检出。在多普勒超声检查中，血流的异常主要表现在以下四个方面。

（1）血流速度的异常：血流速度异常是指所测流速高于或低于正常范围。大多数心脏疾病会产生血流速度异常。例如，二尖瓣狭窄患者舒张期二尖瓣口的血流速度明显升高，扩张型心肌病患者心功能的减退使各个瓣口的流速明显减低。在脉冲多普勒的频谱图中通过直接测量流速的大小，即可识别流速的异常升高或减低。

（2）血流时相的异常：血流时相异常是指血流的持续时间长于或短于正常，或者出现于正常情况下不应出现的时相。例如，主动脉瓣狭窄使主动脉血流持续时间延长，充血性心力衰竭使主动脉血流持续时间缩短。在正常情况下，舒张期左室流出道内无血流信号，但主动脉瓣反流可产生左室流出道内的占据整个舒张期的异常血流。在脉冲多普勒的频谱图中，通过观察血流频谱与心动周期之间的关系，即可明确有无血流时相的异常。

（3）血流性质的异常：血流性质的异常是指血流失去正常的层流状态而变为湍流状态。例如，二尖瓣反流的血液在左房内产生血流紊乱，形成湍流。主动脉窦瘤破裂的分流在右室内形成湍流等。在多普勒超声检查时，湍流的诊断有赖于脉冲式多普勒和彩色多普勒血流成像。在脉冲式多普勒技术中，湍流表现为多个粗糙的音频信号和高频双向的充填频谱。但利用上述表现诊断湍流时，必须排除频谱倒错、低滤波阈值和增益过强等技术因素造成的伪像。由于湍流中的红细胞向各个方向流动，湍流的检查并不需要声束与血流方向的平行。相反，只要将脉冲式多普勒的取样容积置于湍流区，无论声束与血流方向间的夹角有多大，总是可以检出湍流信号。因此，湍流的定性诊断并不困难，重要的是进一步发现湍流的来源。因为一个部位的湍流可以通过连续和诱导效应导致其他部位的湍流，亦可通过掩盖效应掩盖其他部位的湍流。

（4）血流途径的异常：血流途径的异常是指血流流经正常心脏中不存在的血流通道。例如，左房的血流经过房间隔缺损流入右房，左室的血流经过室间隔缺损流入右室。在脉冲式多普勒超声技术中，血流途径的异常表现为在正常情况下无血流信号的部位测得明显的湍流或射流信号。

（5）关于双向血流信号的鉴别：在判断血流途径异常时，应特别注意双向血流信号的鉴别。在多普勒超声检查时，双向血流可见于以下四种情况。①应用连续式多普勒检查时，由于声束内存在着方向相反的血流，因此记录到双向血流的频谱。例如，在隔瓣后型室间隔缺损合并三尖瓣反流的患者，从心尖部扫查时，可同时记录到正向的室间隔缺损的分流频谱和负向的三尖瓣反流的频谱。此时，改用脉冲式多普勒技术即可显示不同深度的血流信号。②当声束与血流方向近于垂直时，血流中不同的流速成分可产生双向的血流频谱。例如，在胸骨旁左室长轴切面扫查左室流出道血流时，由于声束和血流的方向近于垂直，可同时记录到正负双向的血流频谱。此时，减小声束—血流夹角即可显示单向血流。③当血流速度超过脉冲式多普勒的 Nyquist 频率极限时，产生频率失真，可记录到双向充填的血流频谱，例如，在室间隔缺损时，脉冲式多普勒可记录到充填正向显示范围的双向分流频谱，但实际上分流是单向的。此时，改用连续式多普勒即可显示单向血流。④当多普勒增益过高时，频谱中可出现正负双向的镜像显示。减低多普勒增益即可显示实际的单向血流。

综上所述，利用多普勒超声技术诊断异常血流时，应对血流的速度、时相、性质和途径进行全面的分析。多数心脏疾病可出现多种血流异常，但某些心脏疾病可只出现一种或两种异常，因此不能只强调其中一种异常而忽视其他异常。文献中某些学者曾过分强调湍流的意义，认为多普勒超声的定性诊断就是检出湍流。实际上这种看法是不全面的。首先，多普勒超声心动图学中的湍流并不像血流动力学中的湍流那样严格。如前所述，脉冲式多普勒技术中的湍流是指多个粗糙的音频信号和低频充填的血流频谱。但这些定义都是人为的，且受到频谱倒错、滤波阈值和多普勒增益等多种技术因素的影响。在早期文献中，脉冲式多普勒扫查高速射流时出现的频谱倒错曾被描述为湍流，但高速射流本身实际上是一种层流。其次，虽然多数心脏疾病时出现湍流，某些心脏疾病却无血流性质的改变。例如，在原发性肺动脉高压的患者，多普勒超声检查的唯一发现可能就是肺动脉血流速度和时相的异常，而肺动脉血流仍为层流。在巨大室间隔缺损的患者，通过缺损处的分流为窄带的层流频谱。这说明，血流性质的异常只是血流动力学异常的表现之一。再者，尽管正常心脏和大血管中的血流基本上为层流状态，但在心血管系统的某些部位和心动周期的某些时相，血流性质可变为湍流。基于以上理由，说明湍流的检出虽然是多普勒定性诊断的重要方面，但不是唯一的方面。在诊断湍流时，必须注意排除技术因素导致的误差，在检出湍流后，也必须结合血流异常的其他表现，对其临床意义进行综合判断。

2. 血流动力学的定量分析

多普勒超声技术，为无创性血流动力学的定量分析提供了可靠的方法。目前，多普勒超声的定量诊断主要有以下四方面的内容：

1）血流容积的测量：血流容积（volumetric flow）是指在单位时间里流经心脏瓣口或大血管某一截面的血流量。在多普勒超声技术中，血流容积的测量是定量分析心搏量、心排出量、分流量和反流量等多种血流动力学指标的基础。

（1）基本原理：利用多普勒超声技术测量血流容积基于如下原理：假设血流以均匀的流速 V 流经横截面积为 A 的圆形管道，那么在时间 t 内，血流在管道中流过的距离为 V・t，而通过管道和血流量 Q 可看作一圆柱体，其容积为：Q = A・V・t。

由上式可见，只要测量出瓣口或管腔的横截面积、血流速度和血流时间，即可计算出血流容积。然而，人体心脏瓣口和血管管腔并非规则的圆形管道，其横截面积和血流速度将随心动周期而变化，因此，上述原理的应用必须满足如下的前提。

瓣口或管腔的横截面积不随时间而变化：对于心血管的许多部位，如房室瓣口、升主动脉、降主动脉和主肺动脉等，这一前提不能满足。但如果横截面积变化较小如主动脉瓣环和肺动脉瓣环，或者这一变化能加以矫正，例如计算心动周期中的平均面积，则横截面积可视为一常数。为了减小面积的测量误差，应尽可能地直接测量瓣口或管腔的横截面积。但在许多情况下，这种直接测量很困难甚至不可能。如果瓣口或管腔面积接近于规则的几何图形，横截面积可由直径加以推算。

空间流速分布基本一致：这要求在所测量的横截面积上，血流速度比较均匀，即流速分布为平坦形。只有在这种情况下，脉冲式多普勒取样容积所测量的局部流速才能代表整个横截面积上的平均流速。实际上在人体心血管系统的多个部位如房室瓣下、升主动脉、降主动脉和主肺动脉等，空间流速分布并不一致。但对于某些部位如房室瓣环和半月瓣环等，流速分布基本上为平坦形。此时，脉冲式多普勒取样容积中的空间平均流速可以认为代表了血流横截面积上的空间平均流速。即使在这种情况下，由于血流的脉动，空间平均流速仍随时间而变化，因此需要将每瞬时的流速对时间加以积分，上式变为：Q = A・VI，式中 VI 为取样容积中的空间平均流速积分。一般将脉冲式多普勒频谱中灰阶最深的轮廓线作为取样容积的空间平均流速。这一流速又称为模式速度（model velocity），利用计算机或求积仪将频谱的上述轮廓线积分，即可求出空间平均流速积分。由于积分得出的面积的单位为 cm^2，而频谱中的纵坐标单位为 cm/sec，横坐标单位为 sec，因此必须对积分盾的面积进行单位换算方能得到流速积分的单位 cm。换算时，首先按下式求出定标系数 C。C = t・V/L・H，式中 t 为频谱曲线的时间，单位为秒，V 为频谱曲线的峰值，单位为 cm/s，L 为频谱曲线在横坐标上的长度，单位为 cm，H 为频谱曲线峰值在纵坐标上的高度，单位为 cm。由上式可见，定标系数的单位为 cm^{-1}。因此将这一系数乘以频谱曲线积分后的面积即可得出流速积分的单位。

多普勒声束与血流方向的夹角为零，且不随时间而变化：这一前提要求操作者记录到与血流方向平行的最大流速，以避免低估流速。在心脏的多个取样部位，如房室瓣、半月瓣、升主动脉和降主动脉等，可以使声束与血流方向基本平行。为此，必须根据音频信号和频谱显示，而不单纯依据二维图像所显示的解剖结构，仔细调整探头的方向，力求记录到血流的最大频移。虽然在心动周期中，由于心脏的搏动，难以使声束与血流方向始终保持平行，但由此引起的声束一血流夹角很小，若夹角小于 10°，速度测量误差只有 2%，故可忽略不计。

根据公式可计算心搏量，流速积分的含义是每次心搏中横截面积为 A 的血流柱所通过的距离。因此，流速积分又称为每搏距离（stroke distance）。

（2）测量方法：主动脉血流量的测量，利用多普勒超声技术测量主动脉血流量的部位尚不统一。文献中报告的测量部位有：主动脉瓣环、主动脉窦、升主动脉近端、升主动脉远端和降主动脉等。但根据体积血流测量的三个前提，目前多数学者认为，主动脉瓣环是测量主动脉血流量的较为理想的部位。

在大多数成人中，利用二维超声心动图直接测量主动脉的横截面积常较困难。由于主动脉的横截面积近于规则的圆形，因此通常测量其直径并由公式求出横截面积（A）：$A = (\pi/4)D^2$。

在文献中，曾利用M型和二维超声心动图测量主动脉直径。然而，M型超声束常不易与主动脉的长轴相垂直，因而有可能高估主动脉的直径。此外，由于升主动脉走行过程中直径有所变化。为此，多采用二维超声心动图测量主动脉直径。

利用二维超声心动图测量主动脉直径时，受试者取左侧卧位，将探头置于胸骨左缘第2～3肋间，取左室长轴切面，充分显示左室流出道和主动脉根部。为了避免斜切，应仔细调整探头的角度，力求显示最大直径。在这一切面，超声束与主动脉壁近于垂直，因而可利用超声束的纵向分辨力较为准确地测量直径。如果测量升主动脉直径，则首先冻结收缩期图像，采用电子游标测量主动脉前后壁之间的垂直距离。如果测量主动脉瓣环的直径，则同样冻结收缩期图像，利用电子游标在主动脉瓣叶附着点的水平，测量从主动脉瓣环前壁回声前缘至主动脉瓣环后壁回声前缘之间的垂直距离。我们通常采用后一种方法。为了减少呼吸的影响，应测量至少五个心动周期的直径并加以平均。

主动脉血流速度的测量一般采用脉冲式多普勒超声技术。取胸骨上窝升主动脉长轴切面，将取样容积置于所选择的测量部位，借助于音频信号和频谱显示，调整探头的角度。当听到单纯尖锐的哨音并记录到窄带高速的血流频谱时，表明声束与血流方向相平行。当扫查主动脉瓣环水平的流速时，为避免主动脉瓣的活动对血流信号的干扰，常需将取样容积置于主动脉瓣上水平。同时，取样容积应避开主动脉窦，因为收缩晚期主动脉窦内的湍流常可导致主动脉血流的负向频移。尽管大多数人于胸骨上窝可获得满意的主动脉血流信号，但在少数颈部短粗的患者以及当超声探头的直径较大时，于这一部位扫查常较困难。根据我们的经验，对于扫查的主动脉瓣环水平的流速，心尖区是更为理想的位置。在这一位置取心尖五腔心切面，将取样容积置于主动脉瓣下，首先使声束与左室流出道的方向相平行，然后借助于音频信号与频谱形态，仔细调整探头的方向，常可获得较胸骨上窝更高的流速。由于在瓣下取样，不受主动脉窦内湍流的影响，所获频谱更为清晰。此外，在心尖部扫查时，亦可使用较大直径的探头。在记录到主动脉血流频谱后，应用电子计算机或求积仪将收缩期频谱曲线下的面积加以积分，即可得出收缩期主动脉流速积分。

肺动脉血流量的测量：肺动脉血流量的测量部位尚不统一，文献中报告的测量部位有两个：肺动脉瓣环和主肺动脉近端。然而，根据体积血流测量的三个前提，肺动脉瓣环是较为可取的测量部位。

利用二维超声技术无法直接获得肺动脉瓣环和主肺动脉的短轴切面，因此通常利用二维超声测量的直径推算横截面积。取胸骨左缘心底短轴切面充分显示右室流出道和主肺动脉。如果成像仍不清晰，可让患者深吸气后深呼气，在呼气末记录二维图像。由于这些结构的成像利用的是超声束的侧向分辨力，在测量直径时，应测量两侧管壁回声中线间的距离，以避免直径的低估。如果测量肺动脉直径，应选择冻结早、中、晚期的肺动脉图像，测量肺动脉内径并加以平均，以减小横截面积的变化对流量测量所造成的误差。如果测量肺动脉瓣环的直径，则首先冻结收缩期图像，在肺动脉瓣叶附着点的水平测量瓣环两侧回声之间的距离。

在测量肺动脉血流速度时，一般采用脉冲多普勒技术。取心底短轴切面，将取样容积置于所选择的测量部位，借助于音频信号和频谱形态，指导声束的方向。当测量部位选在肺动脉瓣环时，应将取样容积置于肺动脉瓣下。但若有明显的声束—血流夹角，亦可将取样容积置于肺动脉瓣上，因为在理论上，肺动脉瓣上血流中心的空间最大流速应等于肺动瓣环水平的空间平均流速。如果测量部位选在主肺动脉，则应将取样容积置于管腔中央。由于主肺动脉中流速分布的扭曲，假如取样容积靠近管壁，则可记录到异常形态的频谱。利用上述方法记录到肺动脉血流频谱之后，即可利用计算机或求积仪将收缩期的频谱曲线积分而得出收缩期流速积分。

二尖瓣血流量的测量：二尖瓣血流量的测量较为困难，目前已提出两个测量部位：二尖瓣环和二尖瓣口。

在正常情况下，二尖瓣环平面与左室短轴切面之间存在一倾角，利用二维超声心动图无法直接显示二尖瓣环的短轴切面，因此只有测量二尖瓣环直径并按公式推算面积。通常采用心尖四腔心切面，冻结舒张中期图像，在二尖瓣叶附着点的水平测量瓣环两侧回声之间的距离。假设二尖瓣环为圆形，即可由直径推算出面积。然而，二尖瓣环的形态实际上为椭圆形，在心动周期中，瓣环的形态和面积都有较大的变化，因此利用这一方法测量瓣环面积有可能出现误差。

在绝大多数人，二尖瓣口平面平行于二维超声束的方向，因此可直接显示舒张期二尖瓣口的短轴切面。由于这一面积在舒张期中变化较大，因此必须加以矫正，求算出舒张期二尖瓣口的平均面积。以往的研究表明，舒张期二尖瓣口的形态近似于一椭圆形，其面积变化主要由于前后径的变化所致。因此，由前后径的变化即可测出舒张期面积的变化。测量时取二尖瓣口水平的左室短轴切面，冻结舒张早期二尖瓣口图像，测量二尖瓣口最大面积，然后将 M 型超声游标置于瓣口中央，记录二尖瓣的 M 型曲线。在 M 型超声心动图中，测量舒张期二尖瓣平均开放直径与最大开放直径的比值。此即为二尖瓣平均面积与最大面积的比值。将这一比值乘以短轴切面中测量的最大二尖瓣口面积即得出舒张期二尖瓣口的平均面积。

测量二尖瓣血流速度时，一般取心尖四腔心或二腔心切面，将脉冲式多普勒的取样容积置于二尖瓣环或二尖瓣口，借助于音频信号和频谱形态，调整探头的方向，力求记录到最大流速。需要注意的是，二尖瓣环和二尖瓣口的流速有明显的差别，因此在测量流量时，面积和流速的测量应选在同一水平。此外，为了减小呼吸的影响，应记录至少一个呼吸周期的血流频谱。利用计算机或求积仪将舒张期二尖瓣血流频谱曲线下的面积加以积分，即可得出舒张期流速积分。

三尖瓣血流量的测量：利用二维超声技术只能测量三尖瓣环的直径，因此目前提出的测量三尖瓣血流量的部位只有三尖瓣环。

三尖瓣环直径的测量方法类似于二尖瓣环。一般取心尖四腔切面，在清楚显示三尖瓣环的最大直径之后，冻结舒张中期三尖瓣环的图像。在三尖瓣前叶和隔叶附着点的水平测量瓣环回声内缘间的距离。假设三尖瓣环为圆形，即可由直径推算出面积。然而，由于三尖瓣环为椭圆形，其面积和形态都有较大的变化，这一测量方法有一定的误差。

三尖瓣流速的测量采用脉冲式多普勒技术。取心尖四腔切面，将取样容积置于三尖瓣环水平，借助于音频信号和频谱形态，仔细调整探头的角度，记录最大流速。由于三尖瓣流速受呼吸影响较大，因此应至少测量一个呼吸周期的流速并加以平均。利用计算机或求积仪沿频谱中灰阶最深的部分描绘，即可求出舒张期流速积分。

（3）计算方法：按照上述方法测量出心脏瓣口或管腔的横截面积（A）和流速积分（VI）后，即可按下式求出心搏量（SV）：SV = A · VI。

对半月瓣和大动脉的血流而言，上式中的 VI 为收缩期流速积分，对于房室瓣的血流而言，上式中的 VI 为舒张期流速积分。

心排出量（CO）可由心搏量与心率（HR）的乘积得出：CO = SV · HR = A · VI · HR

在某些仪器中，利用电子游标描绘频谱曲线后，计算机软件测出的数值是平均流速而非流速积分。计算平均流速的方法有两种，一种是将频谱曲线下的面积即收缩期或舒张期流速积分除以频谱时间（T）得出收缩期或舒张期平均流速（Vm），此时心搏量可由下式求出：

$$SV = A \cdot Vm \cdot T$$

心排出量仍由心搏量和心率的乘积求出：CO = SV · HR = A · Vm · T · HR。

另一种方法是将收缩期或舒张期的流速积分除以整个心动周期的时间（T），得出心动周期的平均流速（Vm），此时心搏量由下式求出：SV = A · Vm · T = A · Vm · （60/HR）

心排出量由下式求出：CO = SV · HR = 60 · A · Vm

由此可见，当利用平均流速计算心搏量和心排出量时，应首先明确计算机所报告的数值是射血期内频谱曲线的平均流速还是整个心动周期的平均流速。

2）压力阶差的测量：在各种先天性和后天性心脏疾病所致的狭窄病变时，压力阶差是定量狭窄程度的重要指标。利用连续式多普勒技术，可十分准确地测量出这些狭窄病变的压力阶差，从而可取代创伤性的心导管检查。

（1）基本原理：在人体心血管系统中，狭窄病变两端的压力阶差可由流体力学中 Bernoulli 方程计算出来。假设 ΔP 为压差，ρ 为血液密度，V_1 为狭窄口上游的流速，V_2 为狭窄口下游的流速，dv/dt 为血流流经狭窄口时的加速度，ds 为加速距离，R 为血液的黏性摩擦阻力，则一个完整的 Bernoulli 方程为：

$$\Delta P = 1/2 \cdot \rho \ (V_2^2 - V_1^2) + \rho \cdot \int (dv/dt)\, ds + R$$

由上式可见，压差由三部分构成，其中方程式右边第一项为血流的迁移加速度（convective acceleration）造成的压差，第二项为血流的局部加速度（local acceleration）造成的压差，第三项为黏性摩擦（Viscous friction）造成的压差。

理论和实验研究表明，在膜性狭窄病变时，若血流的雷诺数足够大，则由血流的局部加速度和黏性摩擦力造成的压差部分可忽略不计，上式可简化为：$\Delta P = 1/2 \cdot \rho \ (V_2^2 - V_1^2)$

在大多数狭窄病变中，狭窄口下游的流速 V_2 远大于上游流速 V_1，因此，$V_2^2 > V_1^2$，略去 V_1^2，将 ρ 的数值代入，V_2 的单位以 m/s 表示，ΔP 以 mmHg 表示，进一步简化为：$\Delta P = 3.97V_2^2 \approx 4V_2^2$，上式称为简化的 Bernoulli 方程，它说明：狭窄病变两端的压差等于狭窄病变下游最大射流速度的平方的四倍。必须注意，式中的 ΔP 和 V_2 为同一瞬间的压差和流速。

（2）测量方法：二尖瓣狭窄跨瓣压差的测量，在大多数二尖瓣狭窄患者中，舒张期二尖瓣血流速度超过了脉冲式多普勒的流速测量范围，因此需采用连续式多普勒技术。测量时患者取左侧卧位，将探头置于心尖部，取心尖二腔心或四腔心切面，首先使声束平行于二维超声显示的左室流入道或彩色多普勒显示的五彩射流束，然后根据音频信号和频谱形态的变化，仔细调整探头的方向。当听到单纯尖锐的哨音，同时记录到包绕轮廓呈最深灰阶的完整频谱曲线时，表明声束与射流方向相平行。从二尖瓣狭窄的射流频谱中，以测量出以下三种压差。

最大瞬时压差（peak instantaneous pressure gradient）：此压差是指舒张期二尖瓣口两端压力阶差的最大值。在频谱中最大瞬时压差点相当于最大流速点，此点常位于舒张早期的 E 波。在轻度狭窄的患者，最大流速点有时位于舒张晚期的 A 波。将最大流速值代入公式，即可求出最大瞬时压差。例如，在某二尖瓣狭窄患者，测得最大流速为 2 m/s，则最大瞬时压差为 $4 \times 2^2 = 16$ mmHg。这一指标的优点是测量简便，但它只是某一瞬间的压差，不能反映舒张期二尖瓣口两端的压差变化，因此难以准确定量狭窄程度。

舒张末期瞬时压差（end-diastolic instantaneous pressure gradient）：此压差是指舒张末期二尖瓣口两端的瞬时压差。将心电图与二尖瓣狭窄的射流频谱同步记录，在频谱中测量相当于心电图 R 波顶峰时的流速，并将这一流速值代入简化的 Bernoulli 方程，即可求出舒张末期瞬时压差。这一指标测量简便，但只是某一瞬间的压差，不能反映整个舒张期的压差变化及瓣口面积的大小，因此未得到广泛应用。

平均压差（mean pressure gradient）：此压差是指舒张期二尖瓣口两端所有瞬时压差的平均值。由于瞬时流速和瞬时压差的平方关系，计算平均压差时必须将二尖瓣狭窄频谱中的每一瞬时速度都按照公式转化为瞬时压差，然后求其平均值。

三尖瓣狭窄跨瓣压差的测量：三尖瓣狭窄和二尖瓣狭窄具有相似的血流动力学，二尖瓣狭窄的定量诊断方法同样也适用于三尖瓣狭窄。取右室流入道切面或心尖四腔心切面，首先使声束平行于右室流入道或彩色射流束，然后根据音频信号和频谱形态，仔细调整声束的方向，力求记录到最大流速。在记录到三尖瓣狭窄的射流频谱之后，可采取与二尖瓣狭窄时相同的方法测量出最大瞬时压差、舒张末期瞬时压差和平均压差。在这三种压差中，平均压差同样是定量三尖瓣狭窄跨瓣压差的最佳指标。

主动脉瓣狭窄跨瓣压差的测量：在绝大多数主动脉瓣狭窄患者中，主动脉瓣口的收缩期射流速度超过了脉冲式多普勒的测量范围，因此在测量跨瓣压差时，需采用连续式多普勒技术。最佳扫查位置随年龄而异。在小儿和青少年中，探头置于胸骨上窝和胸骨右缘第 1 ~ 2 肋间常可获得满意的频谱记录；在老年人，心尖区和胸骨右缘第 1 ~ 2 肋间是较为理想的扫查位置。由于主动脉射流的方向难以预测，因此应注意从各个超声窗口进行扫查，包括胸骨上窝、肩胛上窝、胸骨左缘低位肋间、心尖区、胸骨右缘高位肋间和剑突下等。在上述扫查位置，首先使声束平行于左室流出道或彩色射流束，然后根据音频信号和频谱形态的变化，调整探头角度，以记录最大射流速度。从主动脉瓣狭窄的射流频谱中，可测量出下列三种跨瓣压差。

最大瞬时压差：此压差是指收缩期主动脉瓣口两端压力阶差的最大值。在频谱中，最大瞬时压差点相当于最大流速点。将最大流速代入简化的 Bernoulli 方程，即可计算出收缩期该瞬间的最大压差。这一指标的优点是测量简便，但它只是某一瞬间的压差，不能反映收缩期压差的变化，因而难以准确地定量狭窄程度。

峰间压差（peak-to-peak pressure gradient）：此压差是心导管技术测量主动脉瓣狭窄跨瓣压差间的常用指标。在心导管压力曲线中，峰间压差是指收缩期左室压力曲线峰值与主动脉压力曲线峰值之间的差值。因此，峰间压差不同于多普勒测量的最大瞬时压差。文献中有些作者曾将两种压差等同起来，但我们和其他作者的研究都表明，在主动脉瓣狭窄时，最大瞬时压差总是高于峰间压差，若以前者代替后者，可造成高估。我们的研究发现，若将主动脉射流频谱等分为收缩早期、中期和晚期三部分，则最大瞬时压差与收缩中晚期交点处测量的瞬时压差之间的均值与峰间压差极为接近，可用以代替心导管测量的峰间压差，我们将此压差称为均值压差（averaged pressure gradient）。

平均压差：此压差是指收缩期主动脉瓣口两端所有瞬时压差的平均值。多普勒超声仪配备有计算平均压差的软件，测量时只需将主动脉射流频谱的轮廓描绘出来，计算机即可自动算出平均压差。

在上述三种压差中，平均压差对于反映主动脉瓣狭窄的严重程度，具有最高的准确性，因而已成为多普勒超声技术测量主动脉瓣狭窄跨瓣压差的首选指标。

肺动脉瓣狭窄跨瓣压差的测量：常用检查位置是胸骨左缘第 2 ~ 3 肋间，取心底短轴切面。为了充分显示右室流出道和主肺动脉，患者常需向左侧卧位 90° 以上，甚至取左侧俯卧位。首先使连续式多普勒的声束平行于右室流出道或彩色射流束，然后根据音频信号和频谱形态的变化，仔细调整探头的方向，力求记录到最大流速。在儿童患者中，于剑突下右室流出道长轴切面可能获得较心底短轴切面更高的流速。在肺动脉瓣狭窄的射流频谱中，采取与主动脉瓣狭窄时相同的方法，可测量出最大的瞬时压差和平均压差。

3）瓣口面积的测量：在各种瓣膜狭窄病变时，瓣口面积是决定血流动力学改变的基本因素，也是定量狭窄程度的最可靠的指标。利用脉冲式和连续式多普勒技术，可以测量出狭窄瓣膜的瓣口面积。近年的研究表明，这些测值与心导管技术测量的瓣口面积之间存在着高度的一致关系。

（1）基本原理：多普勒超声技术测量狭窄瓣口面积的方法，主要是基于流体力学中的连续方程的原理。设有流体沿流管作连续流动，在流体中任意取两截面，其面积为 A_1 和 A_2，瞬时流速各为 V_1 和 V_2，流体密度各为 ρ_1 和 ρ_2，那么在单位时间里，通过截面 A_1 的流体体积为 A_1V_1，流体质量为 $A_1V_1\rho_1$，通过截面 A_2 的流体体积为 A_2V_2，流体质量为 $A_2V_2\rho_2$，由质量守恒定律，通过两截面的流体质量应相等，即;

$$A_1V_1\rho_1 = A_2V_2\rho_2。$$

由于液体是不可压缩的流体，因此流体密度不变，即 $\rho_1 = \rho_2$，代人公式得，$A_1V_1 = A_2V_2$

上式即为连续方程。由于 A_1 和 A_2 是两个任意截取的截面，故这一方程适用于流体中的任意两个截面。根据这一原理，当血液流经不同直径的血管时，由于流量不变，截面积的缩小必然使流速增大，反之，截面积的增大必然使流速减小。

在式中，如果 A_1 和 A_2 不随时间而变化，而 V_1 和 V_2 随时间而变化，则我们可将一次心动周期中通过两个截面的流速积分，连续方程变为的形式：$A_1 \cdot VI_1 = A_2 \cdot VI_2 = SV$。

式中 VI_1 和 VI_2 是一次心动周期中通过截面 A_1 和 A_2 的流速积分，即心搏量（SV）。若以 A_1 代表狭窄瓣口的面积，VI_1 代表通过狭窄瓣口的流速积分，A_2 代表正常瓣口的面积，VI_2 代表通过正常瓣口的流速积分，则 $A_1 = (A_2 \cdot VI_2) / VI_1 = SV/VI_1$，上式即为多普勒超声技术定量狭窄瓣口面积的常用公式。

（2）测量方法：二尖瓣狭窄瓣口面积的测量，应用多普勒超声技术测量二尖瓣狭窄的瓣口面积，可采用下列两种方法。

连续方程：采用此种方法测量二尖瓣狭窄的瓣口面积时，首先应用二维超声心动图测量主动脉瓣环的面积（AOA），应用脉冲式多普勒技术测量流经主动脉瓣环的收缩期流速积分（SVI），由此可计算出主动脉每搏血流量（SV）；然后应用连续式多普勒技术，测量经二尖瓣口的舒张期流速积分（DVI）。

由连续性方程的原理，在单纯二尖瓣狭窄的患者，舒张期通过二尖瓣口的血流量应等于收缩期通过主动脉瓣口的血流量，因此二尖瓣口的面积（MVA）可由式求出：MVA =（AOA·SVI）/DVI。

连续性方程对于计算二尖瓣狭窄瓣口的面积具有较高的准确性，但只适用于单纯二尖瓣狭窄的患者。当二尖瓣狭窄合并二尖瓣反流或者合并主动脉瓣反流时，舒张期通过二尖瓣口的血流量不等于收缩期通过主动脉瓣口的血流量，连续性方程的原理不再适用。

压差半降时间法：利用此法测量二尖瓣口的面积，是基于如下的观察：在二尖瓣狭窄患者中，舒张期左房与左室之间的最大压差值下降一半所需的时间，与二尖瓣狭窄的程度成反比。这一时间称为压差半降时间（pressure half-time，PHT）。Hatle 等发现，当压差半降时间（PHT）等于 220 ms 时，二尖瓣口的面积（MVA）通常等于 1 cm^2，因此得出的经验公式：MVA（cm^2）= 220/PHT。

在频谱中测量压差半降时间时，首先测量舒张期 E 波最大流速（V_E），然后计算出 $0.7V_E$ 并在 E 波下降支中标出此点，从 V_E 点到 $0.7V_E$ 点之间的时间即为压差半降时间。将此时间代人公式即可求出二尖瓣口的面积。

利用压差半降法测量二尖瓣狭窄的瓣口面积时，如采用我们所导出的如下公式，可使测量和计算大为简便：MVA =（0.75·L）/（H·tanα）。

式中 L 为频谱中 1 s 所占的距离（以 mm 表示），H 为 E 波高度（mm），tanα 为 E 波下降斜度。应用目前多普勒超声仪的软件，可自动得出压差半降时间和二尖瓣口面积。

压差半降法定量二尖瓣口面积的准确性低于连续性方程，但可用于二尖瓣狭窄合并二尖瓣反流或联合瓣膜病变的患者，因此在临床上获得了广泛的应用。

三尖瓣狭窄瓣口面积的测量：三尖瓣狭窄具有与二尖瓣狭窄相似的血流动力学改变，因此上述的定量二尖瓣狭窄瓣口面积的方法同样适用于三尖瓣狭窄。在单纯三尖瓣狭窄的患者，可采用连续性方程计算三尖瓣瓣口面积，正常瓣口的血流量的测量可选择肺动脉血流。如无主动脉瓣反流或二尖瓣反流，亦可选择测量主动脉血流量或二尖瓣血流量。在三尖瓣狭窄合并三尖瓣反流或其他瓣膜病变的患者，可采用压差半降法测量三尖瓣口的面积。

主动脉瓣狭窄瓣口面积的测量：主动脉瓣狭窄瓣口面积的测量，主要基于连续性方程的原理。在单纯主动脉瓣狭窄的患者，舒张期通过二尖瓣口的血流量应等于收缩期通过主动脉瓣口的血流量，因此可采用前述的方法测量舒张期二尖瓣血流量，然后按下式计算主动脉瓣口的面积（AVA），AVA =（CMA·DVI）/SVI式中 CMA 为二维超声测量的舒张期二尖瓣口的平均面积，DVI 为脉冲式多普勒测量的舒张期二尖瓣血流的流速积分，SVI 为连续式多普勒测量的收缩期主动脉瓣口的流速积分。

在主动脉瓣狭窄合并主动脉瓣反流的患者，收缩期通过主动脉瓣口血流量不等于通过其他正常瓣口的血流量，但仍然等于收缩期通过主动脉瓣环的血流量，因此可应用二维超声测量收缩期主动脉瓣环的面积（AOA），应用脉冲式多普勒测量收缩期主动脉瓣环处的流速积分（SVI_1）然后应用连续式多普勒测量收缩期主动脉瓣口的流速积分（SVI_2），主动脉瓣口的面积（AVA）可由上式求出，

$$AVA = (AOA \cdot SVI_1)/SVI_2。$$

肺动脉瓣狭窄瓣口面积的测量：肺动脉瓣狭窄具有与主动脉瓣狭窄相似的血流动力学改变，因此可采用与主动脉瓣狭窄时相似的方法测量肺动脉瓣口的面积。在单纯肺动脉瓣狭窄的患者，可测量经主动脉瓣口或二尖瓣口的血流量并除以经狭窄肺动脉瓣口的收缩期流速积分，即可得出肺动脉瓣口的面积。若肺动脉瓣狭窄合并明显的肺动脉瓣反流，可测量肺动脉瓣环处的血流量并除以肺动脉瓣口的收缩期流速积分，即可得出肺脉瓣口的面积。

4）心内压力的测量：在临床心脏病学中，心腔和大血管中的压力是定量分析血流动力学改变的重要参数。长期以来，心内压力的测量有赖于创伤性的心导管检查。近年来的研究表明，脉冲式和连续式多普勒技术为无创性定量心内压力提供了新的途径。

（1）基本原理：在瓣膜狭窄病变时，利用连续式多普勒技术和简化的 Bernoulli 方程，可以由射流速度计算出跨瓣压差。这一原理同样可适用于瓣膜反流和心内分流性病变。在瓣膜反流时，假设高压心腔的压力为 P_2，低压心腔的压力为 P_1，V 为最大反流速度，则由简化的 Bernoulli 方程可得：

$$P_2 - P_1 = \Delta P = 4V_2$$

由上式可见，应用连续式多普勒技术测量出最大反流速度，即可计算出反流压差 ΔP。如果已知低压心腔的压力 P_1，加上 ΔP 即为高压心腔的压力；反之，如果已知高压心腔的压力 P_2，减去 ΔP 即为低压心腔的压力。

上述原理同样适用于分流性病变的患者，假设高压心腔的压力为 P_2，低压心腔的压力为 P_1，V 为最大分流速度，同样可由上式求出分流压差 ΔP。若已知 P_2，减去 ΔP 即为 P_1；反之，若已知 P_1，加上 ΔP 即为 P_2。

（2）测量方法：左房压力的测量，在某些心血管疾病时，应用连续式多普勒可以测量出左房的压力。在二尖瓣反流的患者，首先应用连续式多普勒测量二尖瓣反流的最大速度，然后按照简化的 Bernoulli 方程将这些速度转化为最大反流压差，此压差系收缩期左室压减去左房压的差值，因此，以袖带法测量的肱动脉收缩压代替左室收缩压，并减去反流压差即为收缩期左房压。

在二尖瓣狭窄的患者，首先应用连续式多普勒测量舒张期二尖瓣口的最大射流速度，然后按照简化的 Bernoulli 方程将这一速度转化为最大跨瓣压差，此压差系舒张期左房压减去左室压的差值。在单纯二尖瓣狭窄时，左室舒张早期压近于零，因此，这一跨瓣压差即可认为等于舒张早期的左房压。

左室压的测量：在无左室流出道梗阻的患者，肱动脉收缩压与左室收缩压十分接近，可作为左室收缩压的估测值。在左室流出道梗阻如主动脉瓣瓣下狭窄、主动脉瓣狭窄和主动脉瓣瓣上狭窄等疾病时，首先应用连续式多普勒测量经狭窄口的最大射流速度并将此速度转化为最大跨瓣压差。此压差为左室收缩压减去主动脉收缩压的差值，因此以肱动脉收缩压代替主动脉收缩压并加上这一压差即为左室收缩压。

在主动脉瓣反流的患者，首先应用连续式多普勒测量舒张末期最大反流速度，并将这一速度转化为舒张末期反流压差。这一压差系主动脉舒张末压减去左室舒张末压的差值。因此，以袖带法测量的肱动脉舒张压代替主动脉舒张压，并减去反流压差即为左室舒张末压。

右房压的测量：右房压通常可由颈静脉充盈的高度加以推算。患者取半卧位，观察右侧颈静脉最高充盈点，测量此点至胸骨角的垂直距离（cm）并加上 5 cm 即为颈静脉充盈高度，将此高度除以 1.36 即转化为 mmHg 的压力。在颈静脉压显著增高、右房扩大以及胸部畸形患者，这一方法的测值可出现较大的误差。

右房压的测量亦可采用估测法。当多普勒超声扫查无三尖瓣反流或有轻度三尖瓣反流，右房大小正常时，右房压可估为 5 mmHg（0.6 kPa）；当有中度三尖瓣反流，右房轻度扩大时，右房压可估为 10 mmHg（1.3 kPa）；当有重度三尖瓣反流，右房明显扩大时，右房压可估为 15 mmHg（1.9 kPa）。

右室压的测量：不同的疾病状态下，可采用不同的方法。例如：在室间隔缺损的患者，首先应用连续式多普勒测量经室间隔缺损的收缩期最大分流速度，并按照简化的 Bernoulli 方程将这一速度转化为最大分流压差，此压差为左室收缩压减去右室收缩压的差值。因此，以肱动脉收缩压代替左室收缩压，并减去这一压差即为右室收缩压。

在主动脉窦瘤破入右室的患者，首先应用连续式多普勒测量经窦瘤破口的收缩期最大分流速度并转化为收缩期最大分流压差，此压差为主动脉收缩压减去右室收缩压的差值，因此，以肱动脉收缩压代替主动脉收缩压并减去这一压差即为右室收缩压。

在三尖瓣反流的患者，首先应用连续式多普勒测量三尖瓣反流的最大速度，并转化为最大反流压差。此压差为右室收缩压减去收缩期右房压的差值。因此，将此压差加上前述的方法估测的右房压即为右室收缩压。

在肺动脉瓣狭窄的患者，首先应用连续式多普勒测量肺动脉瓣口的收缩期最大射流速度并将此速度转化为最大跨瓣压差。此压差为右室收缩压减去肺动脉收缩压的差值。因此，将肺动脉收缩压加上这一压差即为右室收缩压。肺动脉收缩压的估测采用下列方法：当多普勒测量的最大瞬时压差小于 50 mmHg（6.6 kPa）时，肺动脉收缩压估计为 30 mmHg（3.9 kPa）。当最大瞬时压差为 50 ~ 80 mmHg（6.6 ~ 10.6 kPa）时，肺动脉收缩压估计为 25 mmHg（3.3 kPa）；当最大瞬时压差大于 80 mmHg（10.3 kPa）时，肺动脉收缩压估计为 20 mmHg（2.6 kPa）。

右室舒张压等于右房压，因此采用前述的估测右房压的方法可得出右室舒张压。

肺动脉压力的测量：在无右室流出道梗阻的患者，右室收缩压等于肺动脉收缩压，因此，利用前述的测量右室收缩压的方法可得出肺动脉收缩压。

在动脉导管未闭的患者，首先应用连续式多普勒测量经动脉导管的收缩期最大分流速度，并按照简化的 Bernoulli 方程将这一流速转化为收缩期最大分流压差。这一压差等于收缩期主动脉压力与肺动脉压力之间的差值，因此，以肱动脉收缩压代替主动脉收缩压并减去最大分流压差即为肺动脉收缩压。在这些患者中，同样可以测量出肺动脉舒张压。首先在分流频谱中测量出舒张末期的分流速度并转化为分流压差，这一压差代表了主动脉舒张压与肺动脉舒张压之间的差值。因此，以肱动脉舒张压代替主动脉舒张压并减去分流压差即为肺动脉舒张压。

在肺动脉瓣反流的患者，首先应用连续式多普勒测量舒张早期最大反流速度，并按照简化的 Bernoulli 方程将这一流速转化为舒张早期最大反流压差，这一压差代表了舒张早期肺动脉压与右室压之间的差值，与肺动脉平均压十分接近，因此可作为肺动脉平均压的估测值。

在既无心内分流也无瓣膜反流的患者，可应用脉冲式多普勒测量的收缩时间间期估测肺动脉的收缩压和平均压。由于时间间期法间接反映肺动脉压，误差较大，临床上难以常规应用。

应用连续式多普勒测量舒张末期最大反流压差，右室舒张末压采用前述测量右房压的方法估测右室的舒张末压，因此舒张末期肺动脉瓣最大反流压差加上右室舒张末压等于肺动脉舒张末压。

第三章

CT 成像技术

第一节　CT 成像原理

一、CT 成像基本原理

计算机断层扫描（CT）是根据人体对 X 线吸收率不同，使用计算机重建方法得到人体二维横断面图像的影像设备。CT 是计算机和 X 线相结合的一项影像诊断技术，主要特点是密度分辨率高，能准确测量各组织的 X 线吸收衰减值，通过计算进行定量分析。

CT 成像的基本过程为：X 线→人体→采集数据→重建图像→显示图像。CT 球管产生的 X 线经准直器校准后，穿过具有密度差异的被检体组织，部分能量被吸收，衰减后带有组织的信息由探测器接收，通过数据采集系统进行模数转换，数据转换后由计算机重建成横断面图像，最后由显示器显示图像（图 3–1）。

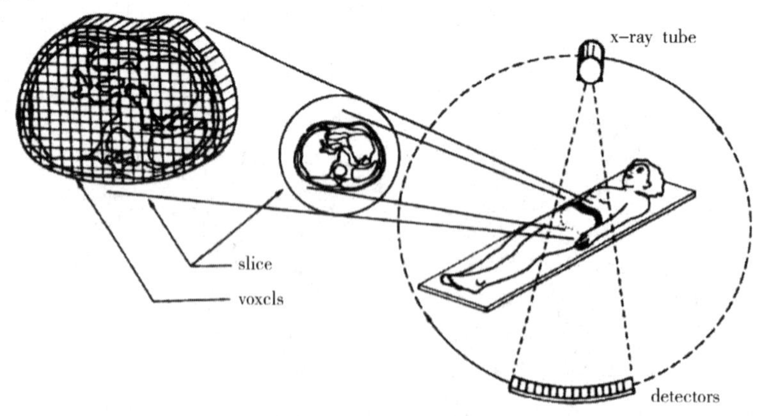

图 3–1　CT 成像原理图

因此，CT 成像是以 X 线为能源，以 X 线的吸收衰减特性为成像依据，以数据重建为成像方式，以组织的密度差为 CT 成像的基础，以数据采集和图像重建为重要环节的 X 线成像技术。

（一）数据采集

单层 CT 图像数据采集的基本原理如（图 3–2）所示，CT 球管与探测器成对称排列，每排探测器由 500 ~ 1 000 个探测器单元组成。当 X 射线以扇形束的形式穿过患者横断面时被检体衰减，每个探测器单元会接收透过该层面的X射线并测量其衰减后的强度。单个探测器单元在每个角度每条射线上探测到的X射线信号强度可通过衰减定律方程进行计算：$I = I_0 \cdot e^{-\mu d}$

公式中，I_0代表X线在空气或未进入物体前的初始强度，I为衰减后X线强度，d为物体厚度，μ为物体的线性衰减系数，e是自然对数的底。

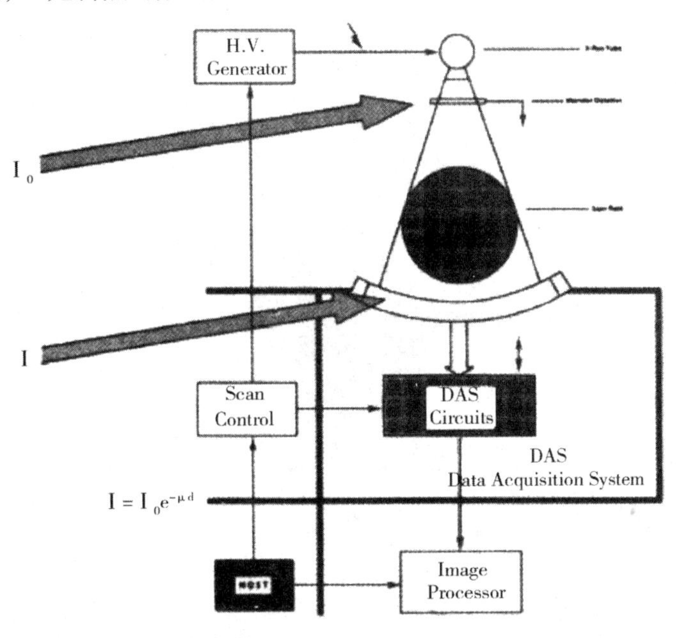

图3-2 CT数据采集

单层CT图像重建多采用滤波反投影法，利用平行线束几何学原理进行断层图像重建，要求在图像重建前要把所获的扇形线束投影数据转换为平行线束投影数据。在滤波反投影法的应用中，"重建函数核"代表对投影的高通滤波法，它决定图像的锐利度和噪声。重建图像用像素的数字矩阵来代表（通常为512×512像素），每个像素代表被X线束透射的体内欲成像层面的衰减系数。每个像素的X线束衰减系数需要转换为Hounsfield（HU）单位。范围从－1 024到3 071，作为以灰阶或彩色阶代表图像的基础。

（二）图像重建

CT图像重建的基本算法可分为三种。

1. 直接反投影法

直接反投影法又称总和法。是将众多的投影近似地复制成二维分布的方法。基本原理是把与各向投影强度成正比的量沿投影反方向投影回矩阵里，并将它们累加起来，组成该物体的层面图像。该方法是CT成像算法的基础。

2. 迭代法

迭代法又称"近似法"，是将近似重建所得图像的投影同实测的层面进行比较，再将比较得到的差值反投影到图像上，每次反投影之后可得到一幅新的近似图像。通过对所有投影方向都进行上述处理，一次迭代便可完成；再将上一次迭代的结果作为下一次迭代的初始值，继续进行迭代。迭代重建技术有三种方法：联立迭代重建法（SIRT）、代数重建法（ART）和迭代最小二乘法（ILST）。该方法图像较为真实准确，但耗时较多，现已不采用。

3. 解析法

解析法是目前CT图像重建技术中应用最广泛的一种方法，它利用傅里叶转换投影定理。主要有三种方法：二维傅里叶转换重建法、空间滤波反投影法和褶积反投影法。其中褶积反投影法目前应用最多，其无须进行傅里叶转换，速度快，转换简单，图像质量好。解析法的特点是速度快，精度高。

普通CT每个探测器单元的宽度、焦点的大小、每转的投影数决定图像的空间分辨率，患者长轴的扇形束厚度则决定图像层厚及长轴的空间分辨率。普通CT只支持一排探测器单元，球管每旋转一圈只扫描一层，扫描时探测器获得的是平面投影数据，而每一层的投影数据是一个完整的闭合环。

二、单层螺旋 CT 成像原理

螺旋 CT 扫描是在球管—探测器系统连续旋转的基础上，患者随检查床一起纵向连续运动，CT 球管连续产生 X 线，探测器同步采集数据的一种 CT 检查方法。螺旋 CT 采用滑环技术，去除了 CT 球管与机架相连的电缆，球管—探测器系统可连续旋转，使扫描速度加快。由于螺旋 CT 扫描时检查床连续单向运动，球管焦点围绕患者旋转的运行轨迹类似一个螺旋管形（图 3-3），故称为螺旋扫描。扫描时，螺旋 CT 探测器采集到的不是某一层面的数据，而是一个部位或一个器官的容积数据，故又称为容积扫描。

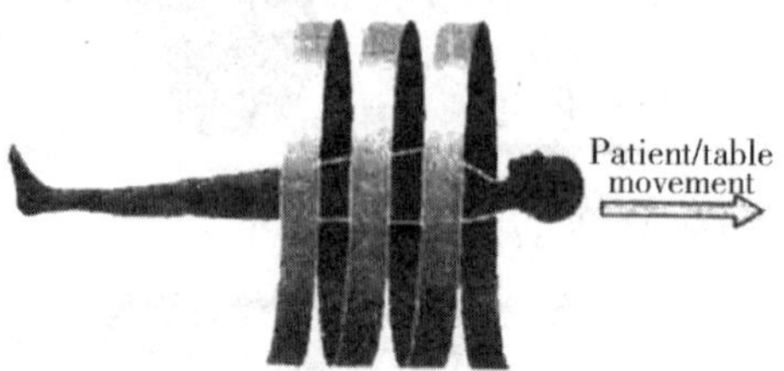

图 3-3　螺旋扫描

滑环技术和检查床连续运动技术的应用是单层螺旋 CT 在硬件上的重要改进，使用热容量大于 3 M 的 CT 球管，可满足进行较大范围的容积扫描。

用滑环代替电缆传递信号的方法，称为滑环技术。螺旋 CT 扫描机架内有多组平行排列的滑环和电刷，CT 球管通过电刷和滑环接触实现导电。X 线球管的滑环部分根据传递电压的不同，分为高压滑环和低压滑环。前者传递高压发生器输出的电压为几万伏，高压发生器安置在扫描机架外；后者为几百伏，高压发生器安置在扫描机架内。高压滑环上的高压经铜环和碳刷摩擦传递进入转动部分时，易发生高压放电，产生高压噪声，影响数据系统采集，进而影响图像质量。低压滑环的 X 线发生器需与 X 线球管一起旋转，增加了旋转部分重量。因而要求 X 线发生器体积小、重量轻。现在的螺旋 CT 普遍采用低压滑环技术。螺旋 CT 的高压发生器体积小，可安装在机架内，并可产生 80 ~ 140 kV 的高压。

单层螺旋 CT 与非螺旋 CT 相比有以下优点。

（1）扫描速度快，检查时间短，对比剂利用率高。

（2）一次屏气可完成一个部位检查，克服了呼吸运动伪影，避免了小病灶的遗漏。

（3）利用原始数据，可进行多次不同重建算法或不同层间距的图像重建，提高了二维和三维图像的质量。螺旋 CT 扫描无明确层厚概念，扇形线束增宽，使有效扫描层厚增大。

（一）基本原理

CT 图像重建的理论基础是二维图像反投影重建原理，该原理要求被重建的一幅二维图像平面上的任意点，必须采用 360° 角的全部扫描数据。螺旋扫描是在检查床移动过程中进行的。数据采集系统获得的信息为非平面数据。由于只有平面数据才能重建无伪影的二维图像，为了消除伪影，螺旋 CT 常采用线性内插的数据预处理方法把螺旋扫描的非平面数据合成平面数据，再采用非螺旋扫描的图像重建方法重建一幅螺旋扫描的平面图像。线性内插（LI）是指螺旋扫描数据段上的任意一点可采用相邻两点的扫描数据进行插补。数据内插的方式有 360° 线性内插和 180° 线性内插两种。360° 线性内插法采用 360° 扫描数据向外的两点，通过内插形成一个平面数据，优点是图像噪声较小，缺点是实际重建层厚比标称层厚大 30% ~ 40%，导致层厚响应曲线（SSP）增宽，图像质量下降。180° 线性内插法则采用靠近重建平面的两点扫描数据，通过内插形成新的平面数据。180° 线性内插与 360° 线性内插的最大区别是前者采用第二个螺旋扫描数据，并使第二个螺旋扫描数据偏移 180° 角，从而能够更靠近被重建的数据平面。180° 线性内插法重建改善了层厚响应曲线，图像分辨率较高，但噪声增加。

（二）成像参数

由于螺旋 CT 与普通 CT 的扫描方式不同，产生了一些新的成像参数，如扫描层厚与射线束宽度、床速、螺距、重建间隔与重建层厚等。

1. 扫描层厚与射线束宽度

扫描层厚是 CT 扫描时被准直器校准的层面厚度，或球管旋转一周探测器测得 Z 轴区域的射线束宽度。单层螺旋 CT 使用扇形 X 线束，只有一排探测器，其射线束宽度决定扫描的厚度，扫描层厚与准直器宽度一致。

2. 床速

床速是 CT 扫描时扫描床移动的速度，即球管旋转一圈扫描床移动的距离，与射线束的宽度有关。若扫描床移动的速度增加，则射线束宽度不增加，螺距也增大，图像质量下降。

3. 螺距

螺距是扫描旋转架旋转一周，检查床移动的距离与层厚或准直宽度的比值。公式为：$Pitch = TF/W$

式中 TF 是扫描旋转架旋转一周检查床移动的距离，单位是 mm。W 是层厚或准直宽度，单位是 mm。螺距是一个无量纲。

单层螺旋 CT 的准直器宽度与层厚一致，其螺距定义为球管旋转一周扫描床移动的距离与准直器宽度的比值。若单层螺旋 CT 的螺距等于零时，扫描方式为非螺旋扫描。通过被检体的 X 射线在各投影角相同，可获得真实的横断面图像数据；螺距等于 0.5 时，球管旋转 2 周扫描一层面，类似于重叠扫描；螺距等于 1 时，数据采集系统（DAS）可获取球管旋转一周的扫描数据；螺距等于 2 时，DAS 只获取球管旋转半周的扫描数据。扫描剂量恒定不变时，采用大螺距扫描，探测器接收的 X 线量较少，可供成像的数据相应减少，图像质量下降。采用小螺距扫描，探测器接收的 X 射线量较多，成像数据增加，图像质量得到改善。常规螺旋扫描的螺距用 1，即床速与层厚相等；如病灶较小，螺距可小于 1；病灶较大，螺距可大于 1。

三、多层螺旋 CT 成像原理

普通 CT 和单层螺旋 CT 的球管—探测器系统围绕人体旋转一圈只获得一幅人体断面图像，而多层螺旋 CT 的球管—探测器系统围绕人体旋转一周，能同时获得多幅横断面原始图像（图 3–4），故称为多层螺旋 CT（MSCT）。由于多层螺旋 CT 探测器在 Z 轴上的数目由单层 CT 的一排增加到几十排至几百排，故又称为多排 CT（MDCT）。多层螺旋 CT 是指 2 层及以上的螺旋 CT 扫描机，目前临床普及机型为 16 层，16 层以上的有 64 层、256 层，320 层等。

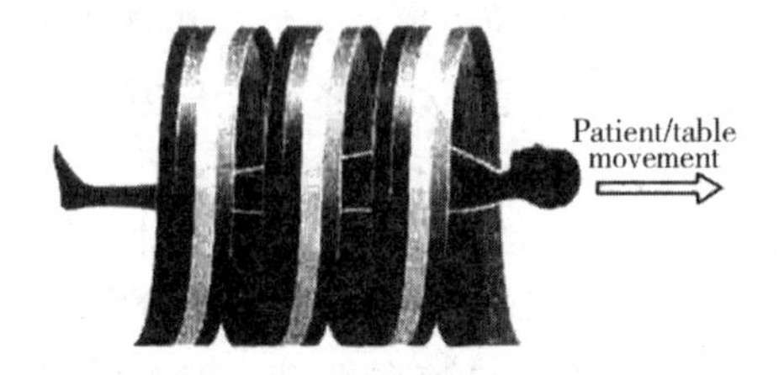

图 3–4 多层螺旋扫描

（一）数据采集

多层螺旋 CT 使用锥形线束扫描，采用阵列探测器和数据采集系统（DAS）获取成像数据。锥形线束和阵列探测器的应用，增宽了每次扫描的线束覆盖范围，实现了多排探测器并行采集多排图像的功能，降低了采集层厚，增加了采集速度，为复杂的影像重组奠定了基础。多层螺旋 CT 的优势是薄层（高分辨）、快速、大范围扫描。

多层螺旋 CT 与单层螺旋 CT 相比，X 线束由扇形改为锥形，线束宽度在 Z 轴方向从 1 cm 增加到几厘米。探测器在 Z 轴方向从单层 CT 的一排增加到几排至几百排。探测器排列有两种类型，一种是 Z 轴方向上所有探测器的宽度一致，即探测器宽度均等分配的等宽型（对称型）。另一种是探测器宽度不均等分配的非等宽型（非对称型）。探测器的绝对宽度决定多层螺旋 CT 容积覆盖范围，探测器单元的大小决定图像的层厚。探测器单元越小，获得的图像分辨率越高。16 层以上 CT 的采集单元可达 0.625 mm，实现了“各向同性”的数据采集。各向同性是指 Z 轴分辨率与 XY 轴的分辨率一致或相近，体素为一正方体，

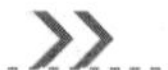

任意重建平面（冠、矢状位）的图像质量保持高度一致。

多层螺旋 CT 主要是采用多排探测器和多个数据采集系统，探测器排数大于图像层数。如 4 层螺旋 CT 探测器排数最少为 8 排，最多可达 32 排。DAS 的数目决定采集获得的图像数目，探测器的组合通过电子开关得以实现，目前 DAS 系统有 4 组、16 组、64 组、256 组和 320 组，选择合适的层厚可获得与 DAS 对应的图像数。

Siemens64 层 CT 采用的 Z- Sharp 技术又称 Z 轴双倍采样技术，球管周围的偏转线圈无极调控偏转电子束，灵活改变 X 线焦点大小和在 Z 轴方向上的位置；每一个焦点投影可读出 2 × 32 层图像数据；每两个 32 层投影融合得到一个在 Z 轴采样距离 0.3 mm 的 64 层投影；每 150° 旋转应用 AMPR 方法可重建 64 层图像。Z—Sharp 技术的特点在于 Z 轴飞焦点使到达每一个探测器单元的 X 线投影数加倍，两次相互重叠的投影导致 Z 轴方向上的重叠采样，即 Z 轴双倍采样。GE 使用的共轭采集技术是根据系统设置最佳螺距，在插值求解某重建标准层面上不同投影角位置的数据时，自动根据当前的扫描数据结果，动态采集所需的插值数据点。

（二）图像重建

多层螺旋 CT 的重建原理是用多列探测器的数据来重建一个标准层面的图像。若在 Z 轴某位置重建图像，则把与此重建位置同一投影角的 Z 轴上相邻两个探测器阵列的数据用于插值，并以此作为重建标准层面的投影数据，最后用二维反投影重建算法（2DBP）进行图像重建。

多层螺旋 CT 使用锥形线束扫描，在图像重建前，需要对扫描长轴方向的梯形边缘射线进行必要的修正。多层螺旋 CF 图像重建预处理是线性内插的扩展应用，4 层以下的 CT 大部分采用不考虑锥形线束边缘的图像预处理。常用的图像重建预处理方法有以下几种。

1. 优化采样扫描

优化采样扫描是通过扫描前的螺距选择和调节缩小 Z 轴间距，使直接成像数据与补充数据分开，故又称为扫描交迭采样修正。

2. Z 轴滤过长轴内插法

Z 轴滤过长轴内插法是在扫描获得的数据段内选定一个滤过段，并对该段内所有扫描数据作加权平均化处理。滤过段的范围称为滤波宽度（Fw），滤波参数、宽度和形状可影响图像质量。

3. 扇形束重建

扇形束重建是将锥形束射线平行分割模拟成扇形束后，再使用扇形束算法进行图像重建的方法。16 层以上 CT 则都已将锥形线束边缘的射线一起计算，各生产厂家采用不同的图像重建预处理方法。常用的方法有以下几种。

（1）自适应多平面重建（AMPR）法：是将螺旋扫描数据中两倍的斜面图像数据分割成几部分，采用各自适配螺旋的轨迹和 240° 螺旋扫描数据，并辅以适当的数据内插进行图像重建。

（2）加权超平面重建法：是将三维的扫描数据分成二维的系列，采用凸起的超平面做区域重建的方法。

（3）Feldkamp 重建法：是沿扫描测量的射线，把所有测量的射线反投影到一个三维容积，并以此计算锥形束扫描射线的方法。

（4）心脏图像重建方法：多层螺旋 CT 心脏图像重建方法主要有单扇区重建法（CHR）和多扇区重建法（MSR）。单扇区重建法（CHR）是用回顾性心电门控获得螺旋扫描原始数据，利用半重建技术进行影像重建。多扇区重建法（MSR）是利用心电门控的同期信息，从不同的心动周期和不同列的检查器采集同一期相，但不同角度半重建所需的原始数据来进行影像重建。单扇区与多扇区重建的主要区别是单扇区重建的时间分辨率仅由 X 线管的旋转速度决定，而多扇区重建的时间分辨率不仅受 X 线管的旋转速度的影响，同时也受心率的影响。

四、电子束 CT 成像原理

电子束 CT（EBCT）由大功率的电子枪产生电子束，电子束通过电磁偏转打击固定于机架上的靶环产生

X射线，实现CT扫描。由于没有机械运动，电子束CT一次曝光扫描的时间可以达到50ms。

EBCT从1982年开始应用于冠状动脉疾病的诊断成像。现在仍在使用的EBCT有两排探测器和四排钨靶阳极，对受检者的不同检查部位进行8层图像数据的扫描采集。在采用“容积模式”进行扫描时。可以在300 ~ 400 ms的成像周期内只需曝光50 ~ 100 ms就可以获得8幅图像。在进行钙化积分、冠状动脉CT成像或者心功能评价时，EBCT采用“电影模式”或“流动模式”进行扫描成像，这两种扫描模式分别采用单排探测器（C—150/C—300）和双排探测器（e-speed）的采集方式。电影模式的曝光时间是50 ms，以17次/s的扫描频率对同一解剖结构进行扫描；流动模式是在扫描时，根据心跳周期时相对同一解剖结构曝光50 ~ 100 ms进行扫描采集。由于EBCT的扫描模式是非螺旋的，因此要在受检者一次屏住呼吸的情况下完成整个心脏的扫描，扫描层厚受到了限制。当采用单层数据采集模式（C—150/C—300）时，图像厚度是3 mm，采用双层数据采集模式时，成像厚度是1.5 mm。进行钙化积分时，EBCT的纵轴分辨率是足够的，但要实现冠状动脉的三维可视化显示则纵轴分辨率还不够。

EBCT扫描过程由电子束及四个钨靶环的协同作用完成，避免传统CT的X线球管、探测器（扫描机架），甚至扫描床的机械运动。电子束CT的成像原理与常规CT的主要区别在于X线产生的方式不同。由于电子束CT采用电子束扫描技术代替X线球管的机械运动，消除了X线球管高速旋转运动产生的离心力，使扫描速度大为提高，将扫描速度缩短为50 ms或更短（17 ~ 34幅/s），成像速度是普通CT的40倍、螺旋CT的20倍（需500 ms），从而减少了呼吸和运动伪影，有利于运动脏器的检查。

当然，目前高档的多层螺旋CT扫描机的扫描速度和扫描范围取得了很大进步，在某些方面甚至超过了电子束CT的成像水平，促使电子束CT扫描机需要在扫描速度、图像信噪比和空间分辨率等方面进一步提高。

五、双源CT成像原理

双源CT（DSCT）采用双球管和双探测器系统，扫描速度为0.33 s，时间分辨率达到83 ms，使心脏CT成像不受心率约束；两个球管的管电压设置不同时，可作功能性CT检查。

（一）球管与探测器系统

双源CT配置了两个球管和与之对应的探测器，这两套数据获取系统（球管—探测器系统）放置在旋转机架内，互呈90°排列。CT球管采用电子束X线管，单个球管的功率为80 kW，扫描速度0.33 s，最大扫描范围200 cm，各向同性的空间分辨率≤ 0.4 mm，使用高分辨率扫描时可达到0.24 mm。

两套探测器系统中，一套探测器系统（A）覆盖整个扫描野（直径50 cmFOV），另一套探测器系统（B）主要用于覆盖扫描中心视野（直径26 cmFOV）。每组探测器各有40排，中间部分准直宽度为32 mm × 0.6 mm；两边各有4排探测器，准直宽度是8 mm × 1.2 mm。在机架等中心处，两组探测器的Z轴覆盖范围都是28.8 mm。通过对采集信号数据的正确组合，两组探测器都可以实现32 mm × 0.6 mm或24 mm × 1.2 mm的扫描。

（二）数据采集

通过Z轴飞焦点技术，32排0.6 mm准直宽度的探测器能同时读取64层的投影数据，采样数据的空间间隔是等中心的0.3 mm。通过使用z—sharp技术，双源CT机架旋转一周。每组探测器都能获取相互重叠的64层0.6 mm的图像数据。

双源CT扫描系统内，两组呈90°排列的互相独立的数据获取系统（球管—探测器系统），只需同时旋转90°，就可以获得平行于射线投影平面的整个180°图像数据，这180°的图像数据由两个1/4的扫描扇区数据组成。由于机架只需旋转1/4的扫描扇区，扫描时间只有机架旋转时间的1/4，即获得半圈扫描数据的时间分辨率只有机架旋转时间的1/4；而机架的旋转时间是0.33 s，那么数据采集的时间分辨率就是83 ms，和受检者的心率无关，在一次心跳周期内就可以完成单扇区数据的采集。

（三）图像重建

双源CT的基本扫描重建模式是单扇区重建，这是双源CT和单源CT最主要的区别。双源CT也可采用双扇区重建方法来进一步提高时间分辨率，在采用双扇区重建的方法时，每组探测器采集的1/4扫描扇区数据来自相邻连续的两个心跳周期，在每个心跳周期内采集的扇区数据都小于1/4扫描扇区数据，这和传统单源多层CT的双扇区重建方法相似。双源CT在使用双扇区重建方法时，时间分辨率是心率的函数，随着心率的变化而变化，机架旋转时间为0.33 s时，在某些特定心率条件下，时间分辨率可以达到42 ms。由于心率的小变化都会引起时间分辨率的大变化，在双扇区重建的条件下，时间分辨率的平均值是60 ms。在考虑进行高级的心功能的评估时，可以考虑使用双扇区重建扫描方式，比如在评价异常的心肌运动或者是计算射血分数的峰值时。在进行冠状动脉的检查或者进行心脏功能大体评估时，单扇区重建扫描模式就已能够在临床任何心率条件下提供足够的时间分辨率。

双源CT在进行常规CT检查时，可以只运行一套X线系统，方法与普通64层CT相同。特殊临床检查，如心脏扫描、心电门控血管成像，全身大范围全速扫描，以及双能量减影成像等，则需使用两套射线/探测器系统的双源组合。

两套X线系统由球管和一体化高压发生器组成，可以分别调节相应的kV和mAs。由于每个球管的kV都可独立设置为80 kV、100 kV、120 kV和140 kV，当两个球管的管电压不一致时，如一个球管设置为80 kV，另一个球管设置为140 kV，双源CT就可以实现双能量扫描，从而获得双能量的扫描数据。

第二节　CT检查的适应证与禁忌证

一、适应证

CT图像由于密度分辨率高、组织结构无重叠，有利于病变的定位、定性诊断，在临床上应用十分广泛。可用于全身各脏器的检查，对疾病的诊断、治疗方案的确定、疗效观察和预后评价等具有重要的参考价值。

1. 颅脑

CT对颅内肿瘤、脑出血、脑梗死、颅脑外伤、颅内感染及寄生虫病、脑先天性畸形、脑萎缩、脑积水和脱髓鞘疾病等具有较大的诊断价值。多层螺旋CT的脑血管三维重组可以获得精细清晰的血管三维图像，对于脑血管畸形的诊断有较大诊断价值。

2. 头颈部

对眼眶和眼球良恶性肿瘤、眼肌病变、乳突及内耳病变、鼻窦及鼻腔的炎症、息肉及肿瘤，鼻咽部肿瘤尤其是鼻咽癌、喉部肿瘤、甲状腺肿瘤以及颈部肿块等均有较好的显示能力；多平面重组、容积重组等后处理技术可以从任意角度、全方位反映病变密度、形态、大小、位置及相邻组织器官的改变，对外伤、肿瘤等病变的显示可靠、清晰、逼真，可以更有效地指导手术。

3. 胸部

CT对肺肿瘤性病变、炎性病变、间质性病变、先天性病变等均可较好地显示。对支气管扩张诊断清晰准确。对支气管肺癌，可以进行早期诊断，显示病灶内部结构，观察肺门和纵隔淋巴结转移；对纵隔肿瘤的准确定位具有不可取代的价值。可显示心包疾患、主动脉瘤、大血管壁和心瓣膜的钙化。冠状动脉CT血管造影可以清晰显示冠状动脉的走行、狭窄，对临床评价冠心病和进行冠脉介入治疗的筛查有重要的价值。

4. 腹部和盆腔

对于肝、胆、脾、胰、肾、肾上腺、输尿管、前列腺、膀胱、睾丸、子宫及附件，腹腔及腹膜后病变的诊断具有一定优势。对于明确占位性病变的部位、大小以及与邻近组织结构的关系、淋巴结有无转移等亦有重要的作用。对于炎症性和外伤性病变能较好显示。对于胃肠道病变，CT能较好显示肠套叠等，亦可较好地显示肿瘤向胃肠腔外侵犯的情况，以及向邻近和远处转移的情况。但目前显示胃肠道腔内病变仍以胃肠道钡剂检查为首选。

5. 脊柱和骨关节

对椎管狭窄，椎间盘膨出、突出，脊椎小关节退变等脊柱退行性病变，脊柱外伤、脊柱结核、脊椎肿瘤等具有较大的诊断价值。对脊髓及半月板的显示不如MRI敏感。对骨关节病变，CT可显示骨肿瘤的内部结构和肿瘤对软组织的侵犯范围，补充X线片的不足。

二、禁忌证

妊娠妇女不宜进行CT检查。急性出血病变不宜进行增强或CT造影检查。CT检查时应注意防护生殖腺和眼睛。

第四章

MRI 成像技术

第一节 磁共振原理

磁共振是自旋的原子核在磁场中与电磁波互相作用的一种物理现象。为了加强理解，先复习有关概念，再根据 Bloch 的氢原子核磁矩进动学说（经典力学理论）和 Purcell 的氢原子核能级跃迁学说（量子力学理论），分别予以讨论。

一、基本概念

（一）原子与原子核

物质由分子组成，分子由原子构成，原子又由原子核和电子构成。原子核内含质子和中子，质子带正电荷，中子不带电荷，电子带负电荷。核外电子负电荷总量与核内正电荷总量相等。因此整个原子表现为中性。原子的化学特性取决于核外电子的数目，而它的物理特性由原子核所决定。

（二）原子核的磁矩、自旋、进动

氢的质子带正电荷，核的自旋就会产生环形电流，它会感应出磁场。因此我们可以将氢质子看作一个小磁棒，其磁力是一个矢量，称磁向量或磁矩。磁矩是随机分布的。

氢原子时刻绕自身中轴旋转称自旋（spin）。自旋的速率由核的种类决定，与磁场强度无关。氢原子在自旋时，由于受到重力影响，转动轴与重力方向形成倾角。氢原子绕自身轴线转动的同时，其转动轴线又绕重力方向回转，这种回转现象称进动（Precession）。

在磁场中自旋的质子也会绕磁场轴进动，进动是磁场与质子磁矩相互作用产生的。为了产生共振，要对自旋的质子输入能量，需要按照自然进动频率加磁推力。所加的射频磁场的振动频率要等于自旋质子在磁场中的进动频率。进动频率取决于磁场强度和所研究原子核的特性。

（三）产生磁共振的原子核

除氢原子核可以产生磁共振外，元素周期表中凡具有自旋特性的原子核都有产生磁共振的可能。这些元素的原子核中，其质子数或中子数必有一个是奇数，包括如下情况：

1. 质子或中子之一为奇数

如 H-1（质子数为 1，无中子）；C-13（质子数为 6，中子数为 7）；P-31；Na-23；O-17。

2. 质子和中子皆为奇数

如 H-2（质子数和中子数皆为 1）和 N-14（质子数和中子数皆为 7）。

3. 质子和中子数皆为偶数

此原子核不具有自旋的特性，也不可能产生磁共振，如 C-12（质子数和中子数皆为 6），O-16。

目前用于临床 MR 成像的原子核仅为质子（氢的一种同位素）。而人体内含有其他许多有自旋特性的原子核或其同位素，均未用于临床 MR 成像。这是因为这些原子核或其同位素在人体的含量低，原子核产生共振的敏感性差。见表 4–1。

表 4–1　具有自旋特性的原子核

原子核	旋磁比（MH/T'）	相对含量（%）	相对敏感性
^{1}H	42.576	99.985	1
^{2}H	6.536	0.015	0.0096
^{13}C	10.705	1.108	0.016
^{14}N	3.076	99.635	0.001
^{15}N	4.315	0.365	0.001
^{17}O	5.772	0.037	0.029
^{19}F	40.055	100	0.834
^{23}Na	11.262	100	0.093
^{31}P	17.236	100	0.066
^{39}K	1.987	93.08	0.000 5

（四）Larmor 公式

Larmor 公式：ω_0 = rBo。ω_0 为质子的共振频率，单位是 MHz；Bo 为静磁场中的场强，单位是 Tesla，简称 T；r 为磁旋比，是常数，见表 4–1。要能使磁化的氢原子核激发，所用的射频脉冲频率必须符合氢的共振频率，原子核的共振频率又称 Larmor 频率或进动频率。

二、氢原子磁矩进动学说（经典力学理论）

Bloch 从经典力学的角度描述了磁共振的产生过程。认为原子核磁矩偏转过程即为磁共振过程，其磁矩偏转及在新的状态下继续进动，可引起周围线圈产生感应电流信号即磁共振（MR）信号。现分述如下：

（一）氢原子核磁矩平时状态——杂乱无章

氢原子核具有自旋特性，在平时状态，磁矩取向是任意的和无规律的，因而磁矩相互抵消，宏观磁矩 M = 0（图 4–1）。

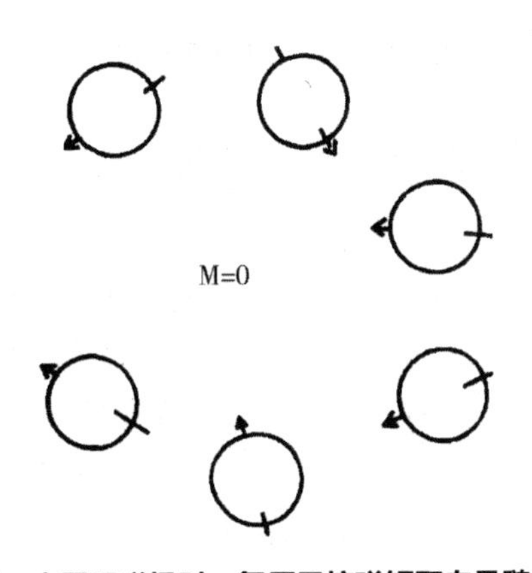

图 4–1　未置于磁场时，氢原子核磁矩取向呈随意分布

（二）氢原子置于磁场的状态——磁矩按磁力线方向排列

如果将氢原子置于均匀强度的磁场中，磁矩取向不再是任意和无规律的，而是按磁场的磁力线方向取向。其中大部分原子核的磁矩顺磁场排列，它们位能低，呈稳定态，但数量多；另外，较少一部分逆磁场排列，位能高，但数量少。由于顺磁场排列的原子核多于逆磁场排列的，这样就产生了一个平行于外磁场的磁矩 M。全部磁矩重新定向所产生的磁化向量称之为宏观磁化向量，换言之，宏观磁化向量是表示单位体积中全部原子核的磁矩。磁场和磁化向量用三维坐标来描述，其中 Z 轴平行磁力线，而 X 轴和 Y 轴与 Z 轴垂直，同时 X 轴和 Y 轴相互垂直。

（三）施加射频脉冲——原子核获得能量

一个短的无线电波或射频能量被称为“射频脉冲”。能提供能量使磁化向量以 90° 的倾斜角旋转的射频脉冲称为“90° 脉冲”。质子磁化后，按照 Larmor 频率向质子辐射射频脉冲，质子才能发生进动，同相进动被称为“相干”。

一旦建立了相干性，磁化向量 Mo 将偏离 Z 轴一个角度绕 Z 轴旋转。Mo 可以被分解成一个平行于 Z 轴的垂直分量 Mz 和一个横向分量 Mxy，Mxy 垂直于 Z 轴的 XY 平面内旋转。随着射频脉冲的作用，横向同大小的脉冲，磁矩旋转亦不同。

向受检物质施加射频脉冲，等于向主磁场施加一个旋转磁场，由于旋转磁场的影响，磁矩发生旋转：施加射频脉冲愈强或时间愈长，磁矩偏离 Z 轴愈远，原子核获得能量愈多。

（四）射频脉冲停止后——产生 MR 信号

当射频脉冲停止作用后，磁化向量不立即停止转动，而是逐渐向平衡态恢复，最后回到平衡位置。我们把这一恢复过程称为弛豫过程，所用时间称为弛豫时间。这是一个释放能量和产生 MR 信号的过程。

当射频脉冲消失后，质子相干性逐渐消失，而质子磁矩在磁场的作用下开始重新排列。相干性和横向磁化向量的损失将导致辐射信号振幅下降，这个衰减信号被称为自由感应衰减信号（free induction decay，FID）（图 4-2）。横向磁化分量 Mxy 很快衰减到零，并且呈指数规律衰减，将此称横向弛豫，而纵向磁化分量将缓慢增长到最初值，亦呈指数规律增长，将此称纵向弛豫。

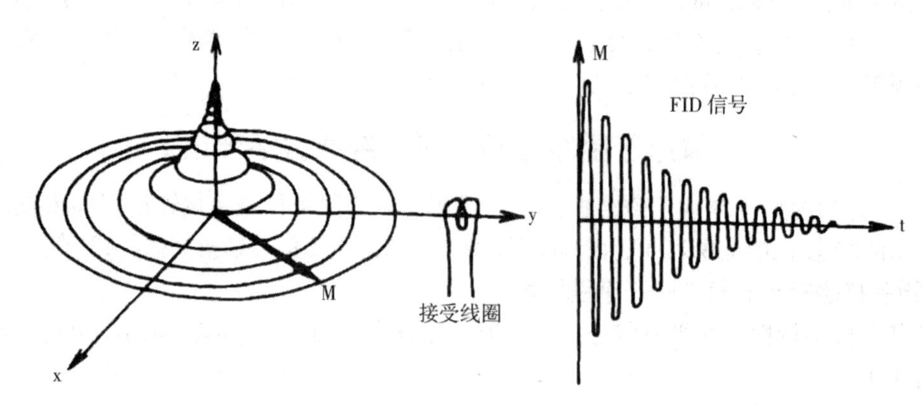

图 4-2　90° 脉冲的 FID 信号

三、原子核的能级跃迁学说（量子力学理论）

Purcell 认为，氢原子核吸收射频能量并跃迁至高能级，这是核磁共振的本质。

在无磁场时，氢原子磁矩取向是杂乱无章的。如将其置于磁场中，其磁矩取向按磁力线方向排列。其中大部分原子核的磁矩顺磁场排列，它们的位能低，呈稳定态；较少的一部分逆磁场排列，位能高。两种取向的原子的能级间有一个能级差（图 4-3）。能级差是磁共振的基础。

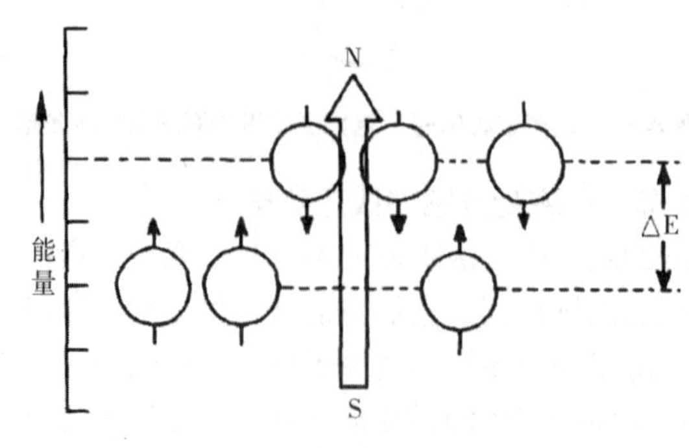

图 4-3　指向南极和北极的原子核的能级差

氢原子如果获得能量，低能级质子就会跃迁至高能级。原子核如何获得能量？它是由射频脉冲提供能量。当射频脉冲提供的能量精确匹配于相邻两个原子能级之差，这时低能级原子核就会跃迁至高能级。Purcell 认为，氢原子核吸收射频能量并产生能级跃迁就是核磁共振，这就是核磁共振的本质（图 4–4）。

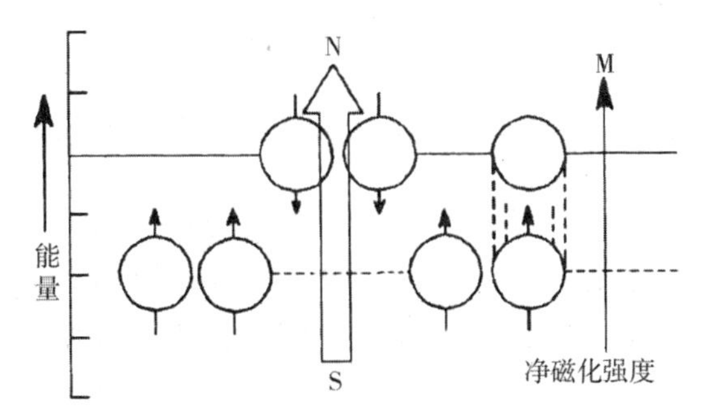

图 4–4　原子核吸收能量，产生能级跃迁

磁场强度愈大，原子间的能级差愈大，要求射频脉冲提供能量愈大（射频脉冲频率愈高）。

四、核磁弛豫

当射频脉冲停止作用后，宏观磁化向量并不立即停止转动，而是逐渐向平衡态恢复，最后回到平衡位置。我们把这一过程称弛豫过程，所用的时间称弛豫时间。射频脉冲停止后，横向磁化分量 Mxy 很快衰减到零，称为横向弛豫；纵向磁化分量 Mz 将缓慢增长到最初值，称为纵向弛豫（图 4–5）。不同物质弛豫时间并不相同。

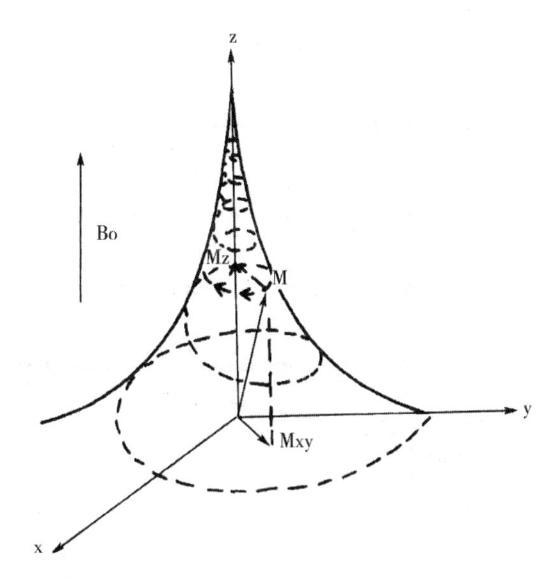

图 4–5　90° 射频脉冲停止后，宏观磁化向量的变化

横向磁化向量 Mxy 很快衰减到零，纵向磁化向量 Mz 缓慢增长到最初值

（一）纵向弛豫

1. 概念

90° 射频脉冲停止以后，磁化分量 Mz 逐渐增大到最初值，它是呈指数规律缓慢增长，由于是在 Z 轴上恢复，故将其称为纵向弛豫。弛豫过程表现为一种指数曲线，其快慢用时间常数来表示，T_1 规定为 Mz 达到其最终平衡状态 63% 的时间。

2. 机制

由于质子从射频脉冲吸收能量，处于高能态的质子数目增加，纵向弛豫是质子群通过释放已吸收的能量而恢复原来的高、低能态平衡的过程。由于能量转移是从质子转移至周围环境，故称自旋晶格弛豫。

能量转移快，则 T_1 值短，反之亦然。晶格是指构成物质的质点，即受检原子核所处周围环境原子核有秩序的晶体框架（晶格）。这主要对固体物质而言，液体虽无这样的晶格结构，但也沿用下来了。

共振质子向周围晶格转移能量是有条件的，只有当晶格上的原子核波动频率等于共振质子的进动频率时，上述能量转移方能完成。

3. 影响 T_1 的因素

（1）不同物质对 T_1 的影响：固态下，晶格以振动为主，其磁场的波动频率常显著高于进动频率，质子向晶格的能量转移极慢，故 T_1 值极长。

能量转移也与分子大小密切相关。大分子其进动受限，晶格磁场的波动频率低于共振质子的进动频率；小分子运动相对活跃，晶格磁场的波动频率高于共振的进动频率。这两种分子都不利于能量向晶格转移，T_1 值都较长，只有中等大小的分子其晶格磁场的波动频率多数等于质子进动频率，能量传递快，T_1 值短（图 4–6）。

在生物系统中的液体中，反映 T_1 的多是中等或大尺度分子的溶液或悬浮液，这些总的来说可以当作是不纯的液体，其 T_1 弛豫时间短于固体和纯液体。胆固醇一类中等尺度的分子在常温时进动频率接近 Larmor 频率，T_1 弛豫效率高，长链的脂肪酸进动得很慢，但它绕终端碳碳结合点旋转的频率非常靠近 Larmor 频率，故脂肪 T_1 值很短（图 4–7）。

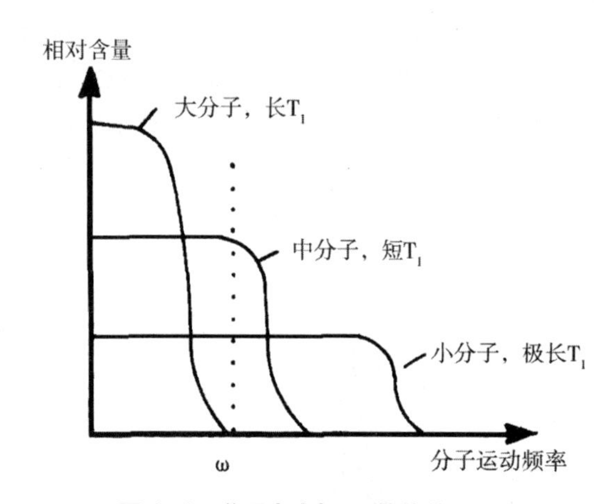

图 4–6　分子大小与 T_1 值的关系

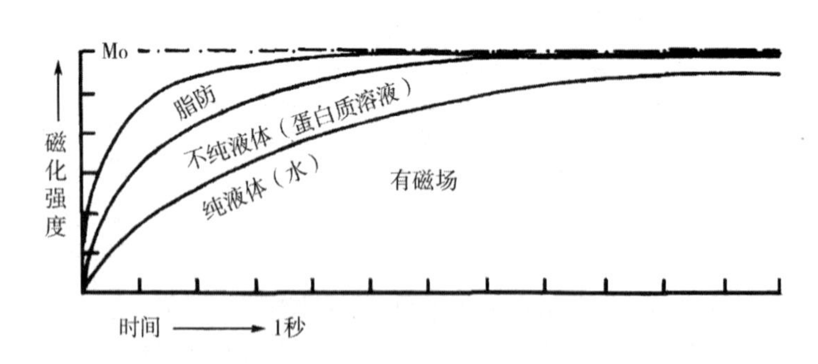

图 4–7　不同物质的 T_1 弛豫时间。纯水 T_1 长，脂肪 T_1 短

（2）外磁场对 T_1 值的影响：外磁场增大时，质子的频率增大（ω_0 = rBo），与晶格磁场的波动频率距离更大，使共振质子的能量更不易向晶格转移，故 T_1 值延长见表 4–1。

（二）横向弛豫

1. 概念

90° 射频脉冲停止以后，磁化分量 Mxy 很快衰减到零，而且呈指数规律衰减，将其称为横向弛豫。T_2 值是指磁化分量 Mxy 衰减到原来值的 37% 的时间（图 4–8）。

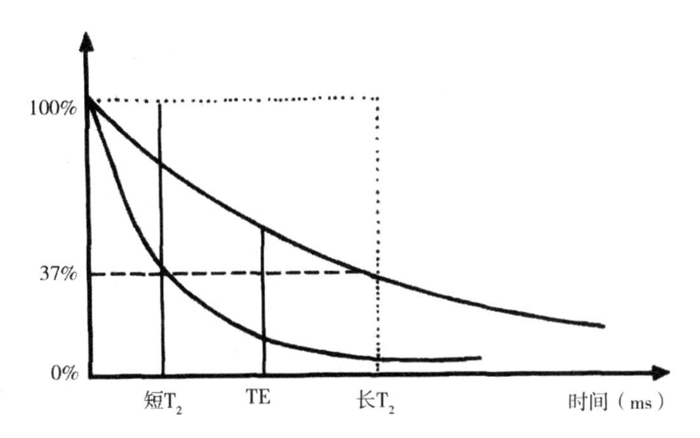

图 4-8　横向弛豫时间。T_2 是指 90° 脉冲后，原磁化分量 Mxy 衰减到原来值的 37% 的时间。T_2 愈短，信号愈弱

2. 机制

90° 射频脉冲结束时，磁化分量 Mxy 达到最大值进动的质子最相干，随后，由于每个质子处于稍有差别的磁场中，开始按稍有不同的频率进动，这将造成分相，相干性逐渐减弱。能量是在质子间相互传递，但无能量散出，故称自旋——自旋弛豫。

3. 影响 T_2 的因素

固体中质子相干性丧失很快，这是因为质子共振频率分布在一个范围，这使相位很快地分散，故同体 T_2 值短，信号弱。

而水一类的小分子有很高的共振频率，这样在纯液体中净磁场基本与外加磁场相同，由于质子一直以相位进动，相干性可以保持很长时间，故纯液体 T_2 值长，信号强。

五、MR 信号空间定位

（一）梯度磁场与定位

要完成 MR 成像，必须获得人体特定层面内的 MR 信号。但在均匀的主磁场中，射频脉冲不可能只使一个层面内的质子产生共振，MR 接收线圈所收集到的是整个被成像区域内的质子发出的 MR 信号，这些信号不含有空间的信息，因此不可能用来重建图像。

如果在主磁体中再加一个梯度磁场，则被检体各部位质子群的进动频率可因磁场强度不同而区别，这样就可对被检体某一部位进行 MR 成像，因此 MR 空间定位靠的是梯度磁场，例如（图 4-9 和图 4-10）。（图 4-9）的 3 行质子在主磁场内相位是一致的，启动梯度磁场后，图 4-10 的 3 行质子受梯度磁场的作用不同而发生相应变化，箭头位置不同，其频率亦不同，这个差别提供了识别位置的依据。通过梯度磁场达到选层的目的，此梯度也称为选层梯度（slice selective gradient，Gs）。

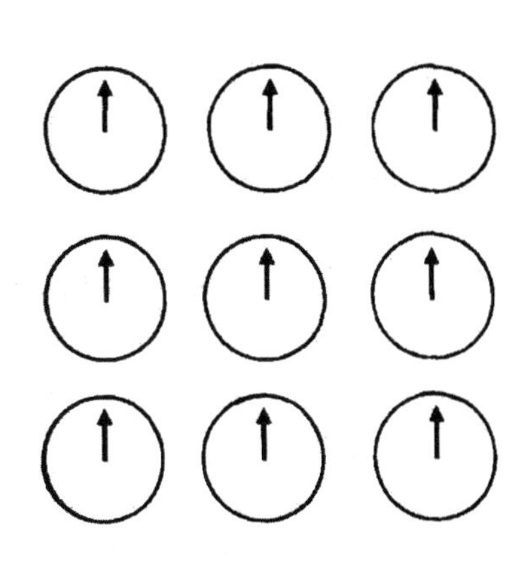

图 4-9　在主磁场中质子相位一致

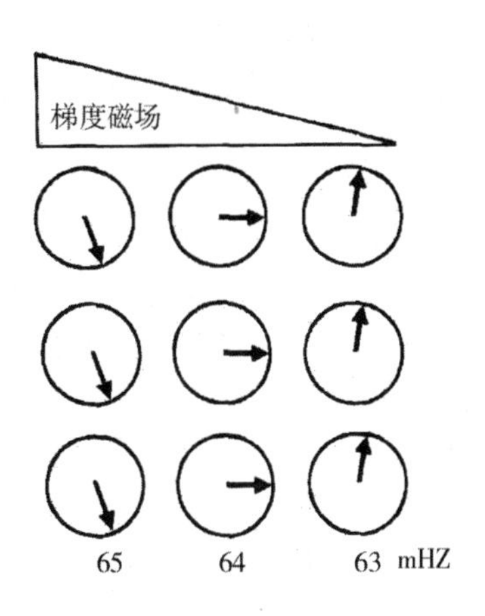

图 4-10　加入梯度磁场，质子相位发生变化

磁共振成像有 3 个基本轴，即 Z、X、Y、Z 轴相当于人体从头到足，沿这个轴选择人体的横断面；X 轴相当于人体从左到右，沿这个选择人体的矢状面；Y 轴相当于人体从前到后，沿这个轴选择人体的冠状面。

（二）频率编码梯度和相位编码梯度

通过选层梯度，我们已经获得了特定层面内质子的共振信号，但由于这些信号具有相同的频率，我们尚无法将同一层面内不同区域的 MR 信号区分开，也完成不了 MR 断面像的重建。

为了完成同一层面内不同区域质子信号的空间定位，需借助于与选层梯度垂直的另外两个梯度；频率编码梯度（frequency encoding gradients，Gf）和相位编码梯度（phase encoding gradients，Gp）。两种梯度与射频脉冲的时序关系如（图 4–11）所示。下面让我们分析一下 Gf 和 Gp 是如何实现信号空间定位的。

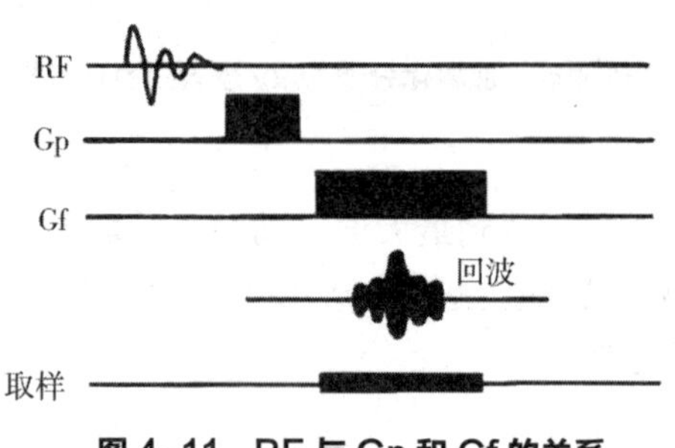

图 4–11　RF 与 Gp 和 Gf 的关系

为便于理解，首先分析 Gf（图 4–12）。该磁场梯度 Gf 的作用，使层面 XY（已被选层梯度激发）内 X 方向上不同位置的方条具有不同的磁场强度及不同的质子进动频率，MR 接收线圈收集到的信号也同样由上述不同频率的信号叠加而成。虽然看上去信号很复杂，但如果该复杂的 MR 信号经 Fourier 变换（简称 FT），则很容易将不同频率的信号区分开，再根据频率与位置的对应关系，可找到各自 MR 信号的位置。

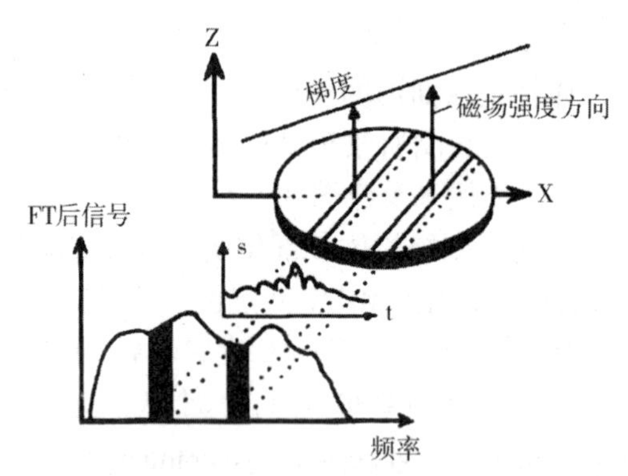

图 4–12　Gf 对质子在 X 方向上进动的影响。Gf 使质子在 X 方向上进动频率产生差异。对时间 / 强度信号行 FT 后，可得质子 MR 信号在 X 轴上的投影

至此，我们已完成层面内 X 方向上 MR 信号的定位，下一步要完成的，是 XY 平面中 Y 方向上质子 MR 信号的空间定位。Y 方向上 MR 信号的空间定位是通过 Gp 实现的。Gp 给予的时间是在选层梯度关闭以后、Gf 开启之前。在此梯度场的作用下，XY 平面中 Y 方向上的质子出现不同的进动频率。又由于该梯度场给予的时间极短，关闭后，Y 方向上的质子又恢复其相同的进动频率，但遗留下不同的进动相位，即相位编码。这种相位的不同构成了 Y 方向上 MR 信号空间定位的基础。与频率编码方向上 MR 信号的空间定位不同的是，相位编码方向上的信号空间定位不可能只通过一次相位编码实现，这是由 FT 决定的。一幅 256 × 256 矩阵的图像，必须有相应的 256 次 Gp 的作用，且每次 Gp 的大小必须不同（一般从负向到正向呈规则变化），对上述一组 MR 信号行 FT（必须明确的是，每个回波信号都来源于整个层面，在 3D 取样中来源于整个体积内的质子），方能实现 Gp 方向上 MR 信号的空间定位。与其相对应，也必须有 256 次 RF 激发和 256 次 Gf（大小不变化）。

Gf 和 Gp 的作用，使 XY 平面中不同点（或体素）中的质子 MR 信号具有不同的进动频率和不同的进动相位。通过 X 和 Y 方向上的二次 FT 变换，便可实现 XY 平面内 MR 信号的空间定位，实现断面图像的重建。

（三）K 空间（K-Space）

如前所述，由于采用了 Gp 和 Gf，使任何一个回波信号中包含有空间的信息，要解译出空间信息，需反复多次激发获得一组 MR 信号，并对其进行 FT。

通过取样获得的一组原始 MR 信号（时间强度信号），在对其进行 FT 之前，需存储在计算机的某一特定“空间”，此空间称为 K 空间。每幅图像对应于一个 K 空间。（图 4-13）所示的 K 空间是目前 MRI 中最常用的一种 K 空间形式。K 空间内的每“一条”代表单个原始 MR 信号，它来源于整个层面（3D 中，来源于整个体积）内的质子信号。Kx 值代表回波取样时间（与 Gf 相对应）；Ky 值对应于相位编码步（steps），它与相应的 Gp 大小对应。Ky ＝ 0 时的信号，代表了相位编码梯度等于零时获得的信号位置。该型 K 空间内的信号，以 Kx ＝ 0 和 Ky ＝ 0 为中心，分别具有对称分布的特点。

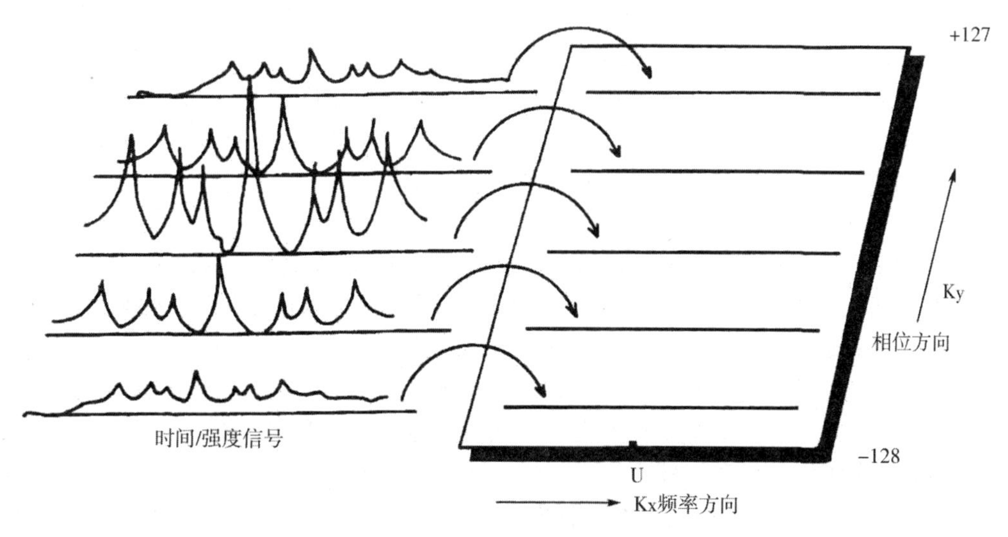

图 4-13　K 空间示意图

另外，尚有螺旋形和放射状取样对应的 K 空间。对该型 K 空间内信号行 FT 后所得图像的信噪比及对比度会与前述 K 空间得的图像有一些差异。

（四）变换层厚的措施

1. 变换 RF 频率的范围

用作激发的 RF 不是单一频率而是一个范围内的频率，这个范围被称作带宽（band width）。带宽与扫描层厚有关，采用的带宽窄则扫描层厚薄，反之亦然。

2. 变换梯度磁场坡度

梯度磁场坡度陡峭则扫描层厚薄，坡度缓则厚。

第二节　磁共振成像特点与质量控制

一、MRI 成像系统的特点

1. 磁共振检查的优点

①多参数、多序列、多方位成像；②无放射性损伤，安全可靠；③比 CT 有更高的软组织分辨率；④无骨伪影存在；⑤基于流空现象，无须造影剂可直接显示心脏和血管结构；特别是磁共振增强扫描时所用的顺磁性造影剂无毒性反应，可代替 CT 检查中造影剂过敏者行增强扫描；⑥特殊的成像方法：MR

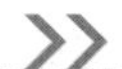

水成像、MR 血管造影；⑦ MR 功能成像：扩散成像、灌注成像、脑功能成像和 MR 波谱分析。

总的来讲，与其他成像技术相比，MRI 检查具有能够早期发现病变、确切显示病变大小和范围，且定性准确率高等优点，可用于各个部位先天性发育异常、炎性疾病、血管性疾病、良恶性肿瘤、外伤以及退行性和变性疾病等的发现和诊断。

2. 磁共振检查的限度和不足

① MRI 显示钙化不敏感；②对于骨骼系统以及胃肠道方面不及 X 线方便、敏感；③对呼吸系统的病变显示和诊断还远远不及 CT；④磁共振检查比较复杂，检查时间较长，特别要注意的是磁共振检查存在禁忌证和相对禁忌证。

二、特殊技术

（一）磁共振血管造影技术

磁共振血管成像（MRA）是一种无创性的血管造影技术，它利用流动血液 MR 信号与周围静态组织 MR 信号的差异来建立图像对比度，而无须使用造影剂；它不仅能反映血管腔的解剖结构，而且能反映血流的方式及速度的特征。MRA 成像方法主要有下列三种：①二维时间飞越法和三维时间飞越法：利用血流流入成像层面的信号增强效应；②二维相位对比法和三维相位对比法：利用沿磁场梯度方向运动的自旋核产生的相位偏移效应；③“黑血”法（DB 法）：应用预饱和、反转恢复或失相位的梯度消除血液信号，而背景组织保持较高的信号。以时间飞越法和相位法最常用。

1. 时间飞越法（TOF）

时间飞越法的基本原理——流动相关增强效应：成像容积内的静态组织，受到射频脉冲的反复激励，重复时间远小于 T_1 时闻，其纵向磁化来不及恢复，Mz 很快下降并进入稳定状态，使得静态组织所产生的 MR 信号幅度很小，这就是所谓饱和信号。在成像容积内的静态组织进入到饱和状态时，成像容积以外的流体，未受到射频脉冲的反复激励，保持较高的纵向磁化。当其以一定的速度流入成像容积时，流体的信号就远高于静态组织的纵向磁化，因此在下一次射频脉冲激励产生 MR 信号时，流体的信号就远高于处于饱和状态的静态组织，呈高信号。

二维时间飞越法（2D-TOF）是应用破坏性梯度回波脉冲序列连续采集一系列切层后，用最大强度投影法（MIP）按投影顺序叠加而成。三维时间飞越法（3D-TOF）是用相似的脉冲序列采集一个扫描块的数据，然后重建出 0.8 ~ 1.2 mm 的薄层，再用 MIP 处理得到血管的图像。

3D-TOF 法的分辨率优于 2D-TOF 法，但由于成像厚度大，容易产生饱和效应而使血流信号减弱，对慢血流尤为明显，因此适用于较快血流的大血管的显示；2D-TOF 法对慢血流的显示较 3D-TOF 法好，适合于颅内静脉和小动脉的显示。

2. 相位对比法（PG）

相位对比法的基础是相位效应：在梯度磁场作用下，不论是运动自旋还是静止自旋，它们的相位都会发生改变，这种单个自旋在梯度磁场中的相位改变，称为相位偏移效应。先后施加大小和持续时间相等、方向相反的双梯度脉冲，静止组织产生的相位位移被完全取消，而流动质子在这两个梯度脉冲的作用期间已移动了一段距离，既由第一个梯度脉冲引出的相位位移，不能被第二次极性相反、大小相等的脉冲所取消，所剩余的相位位移与质子在第二次梯度脉冲期间移动的距离成正比，也就是说与流动的速度成正比。PC 法一般采集两次不同角度的流动编码图像，因为流动编码梯度对静止组织没有作用，两次图像所得的静止质子信号相同，而流动质子信号随流动编码改变而改变，将两个图像进行减影处理，即可得到流动质子像，即血管形态图像。

2D-PC 是在连续采集一系列切面数据后进行图像重建，由于同一体素内可能包含几条血流方向不同且交叉重叠的血管，从一个体素采集的不同血管的相位不同可产生相互干扰，以致信号消失。3D-PC 法直接采集三维空间的图像资料，可避免上述 2D-PC 法的缺点，能有效去背景，提高血流和周围组织的对比，无饱和效应，大扫描块内仍可显示小血管，图像质量优于 3D-TOF。PC 法可按血流速度进行调整，不仅可用于流速快的动脉，对流速慢的静脉也敏感。

3. 预饱和技术

选择饱和脉冲使血流呈低信号，和选择适当的参数使静止组织呈高信号。在成像容积外和射频脉冲前施加饱和带，再在血液流入成像容积后施加射频脉冲。由于已饱和的质子不再接受新的激励，因此血流无信号。在 MRI 图像上，血流呈黑色，称为“黑血”法；黑血技术虽分辨率差，但可分辨复杂血流引起的信号丢失，较真实地显示血管狭窄程度。

4. 造影剂对比增强 MRA

通过静脉注射 Gd 类顺磁性造影剂，缩短血液的 T_1 时间，使之较周围组织的 T_1 时间更短，利用 2D 或 3D 梯度回波技术采集兴趣区血管，再经 MIP 技术重建，可以得到从任何角度观察的三维血管像。该技术利用造影剂缩短血流的 T_1 值，与血流的流动效应无关，无须心电门控和空间预饱和技术，从而克服了非增强 MRA 的技术不足，3D 动态增强磁共振血管造影（3D DEC MRA）已广泛用于全身各部位的血管成像。

（二）心电门控技术

采用心电门控技术进行 MRI 扫描成像，既可以观察到心脏、大血管的内部结构，又可以减少心脏搏动引起的伪影，从而得到较高质量的 MRI 图像。最重要的是能得到心动周期预定点上的图像。在进行 MRI 扫描检查时，应将扫描序列与生理性触发点联系在一起，因此 TR 的长短由心电图 RR 间期决定，其成像参数的选择也受到一定的限制。一般情况下多采用心电门控，但在使用心电门控有困难时，也采用脉搏门控。心电门控效果比脉搏门控好，心电门控既可用于心脏大血管的检查扫描，也可用于胸部或其他部位检查扫描。

1. 心电触发技术

用心电 R 波作为 MRI 测量的触发点，并选择适当的触发延迟时间，可观察到心动周期上任意相位上的图像。

2. 心电门控技术

当心电门开放时再收集扫描资料，这样可得到多相位扫描的恒定信号强度。技术人员可自由选择心电门的宽度和位置。把心电门控对 MRI 信号的干扰降到最低，需将心电触发的电极与人体长轴平行排列，还需将导线拉直，并禁止与呼吸门控接触。因为环形的导线在高磁场下将产生电流，该电流将干扰 MRI 信号。当 R 波幅度较小时，有可能会影响心电触发。R 波幅度增加的方法：调整电极位置，或将患者一侧身体抬高，并使其与床面成适当的角度。

（三）呼吸门控技术

由于呼吸会干扰胸腹部的 MRI 成像，采用呼吸门控技术可使呼吸运动产生的伪影减少。在进行胸部的 MRI 成像时，如与心电门控一起使用，效果将会更好。采用呼吸门控技术，可通过选择采集呼吸某一时相的信号来实现的。用胸腹部气压感受器检测呼吸周期的频度，并选择呼气或吸气相，多采用呼气相采集 MRI 信号。为了充分发挥呼吸门控的作用和缩短检查时间，在使用呼吸门控之前，应训练患者，并使其保持有规律的呼吸。

（四）脂肪抑制技术

脂肪抑制在常规磁共振检查中为达到不同的目的而经常被应用。主要有两种适应证：首先，脂肪抑制被用来抑制正常脂肪组织的信号，从而达到降低化学位移伪影或提高增强效果的作用；其次是为了突出组织的特性，尤其是在肾上腺肿瘤、骨髓浸润、脂肪类肿瘤以及脂肪变性等情况下。应用脂肪抑制技术取决于需要被抑制的病变的脂肪含量。抑制含有大量脂质的白脂肪信号与抑制脂肪浸润或含少量脂肪病灶信号的方法不同。

1. 短时反转恢复法（STIR）

在反转恢复成像中，首先加一个 180° 射频脉冲，将磁化矢量从 Z 轴变为负 Z 轴。当脉冲停止后，磁化矢量将向 Z 轴方向恢复。脂肪的 T_1 时间比水的时间短，这将导致脂肪纵向磁化矢量恢复比水快。如果在脂肪组织纵向磁化矢量于纵轴此上恢复量为零时施加 90° 射频脉冲，脂肪组织将不产生信号。组织纵向弛豫过零的时间点（反转时间，TI）大约位于其 T_1 时间的 0.7 倍处。T_1 时间及 TI 时间有磁场依赖性，因此在进行抑制脂肪信号时，应根据不同场强选择不同的 T_1 时间。

优点：STIR 法可以抑制整个脂肪信号，包括其中水的成分。这是对磁场均匀性不敏感的方法，而且可以在低场强系统中应用；图像对比好，具有长 T_1 长 T_2 的组织都会表现为亮信号，可以提高肿瘤的检出率。

缺点：因为成像序列在 TI 时间开始，此时大部分质子在纵轴上还没有完全弛豫，因而处于部分饱和状态，将导致整体信号丢失，因此反转恢复成像的信噪比比较低。

2. 频率饱和法

在频率饱和法成像采集中，在没有梯度磁场的情况下，通过施加一个与脂肪共振频率相同的频率选择性饱和射频脉冲，紧接着施加均一的毁损梯度以使脂肪中的氢质子失相位，这样，被下一层选择性射频脉冲所激励产生的信号中就不包含来自脂肪的信号。

优点：频率饱和法是脂肪特异性的抑制序列。在对比剂增强 T_1 加权与突出组织特性方面，尤其是在含有大量脂肪组织的区域抑制效果非常可靠；频率饱和法可以更好地显示细微的解剖细节。

缺点：不可靠的脂肪抑制。频率选择性饱和脉冲的频率必须与脂肪共振的频率相同，然而，主磁场的不均匀将会使水和脂肪的共振频率发生偏移。这样，饱和脉冲频率此时不可能恰好等于脂肪共振的频率，这种偏移将导致较差的脂肪抑制效果。可采用减小视野、把感兴趣区置于视野中央以及自动匀场等技术加以纠正。射频脉冲场的不均匀性也会降低脂肪抑制的效果。水和脂肪间的化学位移伪影随场强的增加而增加，因此在低场强中频率饱和法效果较差。频率饱和法明显增加扫描时间。

3. 反相位成像

反向为成像技术是基于在不同回波时间所采集的图像相位不同。所谓相位是指磁化矢量在 X–Y 平面的角度。因为脂肪和水的氢质子有着不同的共振频率，经过初始激励以后，两者的相对相位会随着时间而变化。在激励刚结束时，两者处于同相位（相位差为零），然而，水的质子比脂肪质子进动快，因而经过几毫秒后，两者的相位差是 180°，再经过几毫秒，相对于脂肪的质子、水质子整整旋转了 360°，此时两者再次处于同相位。因而可通过设计恰当的回波时间从而在同相位或反相位是采集信号。通常，此项技术只用于梯度回波序列。在磁共振成像过程中，每个像素的信号是这个像素中水和脂肪信号的矢量和。在同相位图像中水和脂肪的信号是相加的。但是反相位图像中信号是两者的差值。所以，反相位成像可降低含脂肪组织的信号。反相位成像非常适合于抑制水和脂肪含量基本相同的组织信号。

优点：反相位成像简单、快速，而且在所有的磁共振系统中均可运用。检出少量脂肪以及水 – 脂混合物的能力是此项技术最大优点。

缺点：对于被大量脂肪组织包埋的小肿瘤的检出比较困难。此种缺陷发生在乳腺成像时。

4. 水激励技术

它使用的是一个复合式脉冲，包含几个独立的脉冲，彼此间有极其短暂的间隔，仅仅用来激励水氢质子，可以产生很好的抑脂效果。

优点：水激励比频率饱和法有时间优越性，可大大缩短成像时间，尤其在 T_1 加权像，几乎可以减少一半时间；相对于频率饱和法，水激励成像在各种加权像上有着更好的信噪比。

缺点：正像频率饱和法那样，水激励对磁场的不均匀性也非常敏感，需要自动或体积匀场。

5. Dixon 法及 Chopper 法

Dixon 法也是基于化学位移原理。它包括两次自旋回波成像，而不像常规同一反相位成像那样在梯度回波中进行。第 1 次为常规的自旋回波成像，采集到水和脂肪的信号之和；第 2 次自旋回波，在于 180° 重聚相位与第 1 次相比，被延迟了一小段时间，而回波时间保持不变，采集到水和脂肪的信号之差。两幅同、反相位图像的和将产生纯水图像；两幅同、反相位图像的差将产生纯脂肪的图像。Chopper 法是对 Dixon 法改进后的脂肪抑制技术，在获得图像的过程中就可以自动处理数据，省去了图像数据采集后的重建过程，因此可减少患者运动所造成的伪影，目前中场强的机器一般采用此脂肪抑制技术。

6. 混合法

实际上这并不是特别的脂肪抑制技术，它是应用两种独立的物理机制来消除脂肪信号，把各种抑脂技术整合到一个序列中，从而达到更好的抑脂效果。例如：SPIR 法，它代表的是选择性频率预饱和法和反转恢复成像法结合在一起，是一个适合于个体的脂肪频率抑制技术，对每一个患者都能做到抑脂完全，可与各种扫描方法结合使用。

（五）增强扫描技术

将对比剂经静脉注入人体，当对比剂通过组织细胞时，将改变组织的 T_1 或 T_2 弛豫时间，以达到增加组织之间、组织与病变之间的对比度；通过病灶增强方式和类型的识别帮助定性的目的。

1. 对比剂的种类

（1）顺磁性螯合物类对比剂：研究表明，改变质子周围的局部磁场，质子的 T_1 和（或）T_2 弛豫时间就会发生改变，能引起氢质子弛豫时间缩短的离子或小分子物质称为顺磁性物质。顺磁性对比剂含有多个不成对的电子，它们与质子一样具有磁矩。由于这些电子的磁矩比氢质子磁矩大 657 倍，将导致局部组织产生巨大的磁场波动，使附近的氢质子的 T_1 和 T_2 弛豫时间大为缩短，造成质子的弛豫增强。

该种对比剂缩短弛豫时间受下列因素的影像：①对比剂中顺磁性物质的浓度。浓度越高，T_1 缩短越明显。但当剂量过大时，反而会使含对比剂的组织呈低信号；②对比剂中顺磁性物质的磁矩。当不成对电子越多时，其磁矩也就越大，使 T_1 和 T_2 缩短越明显；③如果顺磁性物质结合的水分子数越多，顺磁作用将越强。

（2）超顺磁性和铁磁性粒子对比剂：它们都能使质子弛豫时间缩短。由于它们的磁矩和磁化率都高于人体组织，也高于顺磁性螯合物，将导致磁场不均匀。当质子通过这种不均匀磁场时，它们的横向磁化相位将发生变化，从而加速了去相位过程，使 T_2 大大缩短，即 T_2 弛豫增强。对比剂的磁化率越高，去相位作用也就愈快。此种对比剂将使 T_2 缩短，增强信号为低信号，图像为黑色。

2. 对比剂的应用剂量

Gd-DTPA 的注射剂量为成人 0.1 mmol/kg（0.2 mL/kg）；非离子型对比剂 Gadoterridol 的注射剂量为 0.3 mmol/kg。对比剂的应用剂量应根据情况而定，还可选用常规剂量的半量，或 1/4 剂量；为排除肿瘤的转移或复发，使用 0.6 mL/kg 体重的 Gd-DTPA 常常能提高诊断的可信度。

3. 对比剂的注射途径

对比剂的注射途径为静脉。

4. 对比剂的不良反应

资料统计表明：Gd-DTPA 的不良反应通常是轻至中度而且是一过性的。常见有头痛、不适、恶心、呕吐等反应；癫痫患者可能诱发癫痫发作；严重的不良反应较少发生。由于正常人体内钆离子含量极少，当少量自由钆离子进入体后，就可引起毒副作用。进入人体内的钆离子与血清蛋白结合后，将进入肝、脾、骨髓等器官，使这些器官中毒。患者的临床症状为共济失调，神经、心血管与呼吸抑制等。如果将对比剂中自由钆与 DTPA 络合成螯合物，它的毒性将大大减少。如果在 Gd-DTPA 中加入钙离子，将使副反应减轻。

5. 对比剂的排泄途径

Gd-DTPA 主要由肾脏排泄。当它们经肾脏排泄时，将受到浓缩，浓缩后的对比剂在肾盏、肾盂、输尿管和膀胱内的浓度较高。由于它们不透过细胞膜，在细胞外液，并与血浆蛋白结合较少，因此不易透过血脑屏障。当血脑屏障受到破坏时，它们才可能进入脑与脊髓。又由于在 Gd-DTPA 口服时，人体不吸收。因此可将它们作为胃肠对比剂，在体内不经代谢，直接被排出体外。

6. 对比剂应用的适应证、禁忌证及注意事项

（1）适应证：①肿瘤与非肿瘤组织的鉴别诊断；②脊髓肿瘤的发现；③肿瘤内部解剖结构的观察；④良、恶性肿瘤的鉴别诊断；⑤水肿组织鉴别诊断；⑥明确肿瘤的数目与范围；⑦肿瘤手术后的随诊等。

（2）禁忌证：①对对比剂注射液的任何成分过敏；②重度肾功能损伤；③妊娠三个月以内的孕妇。

（3）注意事项：哺乳期的妇女，在注射对比剂后 24 h 内，应禁止给婴幼儿哺奶。

（六）磁共振水成像技术

磁共振水成像（MR，water imaging）的原理是利用重 T_2WI 的效果，即长 TR 加特长的 TE 使含水器

官显影。长 TR（重复时间）指的是 TR 值 > 3 000 ms，特长的 TE（回波时间）指 TE 值 > 150 ms。体内静态或缓慢流动的液体具有长 T_2 弛豫值呈高信号，脑脊液（水）300 ~ 500 ms；周围组织 T: 弛豫值较短呈低信号，骨骼肌为 47 ms，肝 43 ms，肾 58 ms，脾 62 ms，脂肪 82 ms，脑灰质 101 ms，脑白质 92 ms，扫描所选的 TE 值如高于以上组织所具有的 T_2 值，其信号为低（组织呈黑色），如相接近，信号为中等（组织呈灰色）；所用的 TE 值低于组织的 T_2 值，则信号高（组织呈白色），如含水器官，因此达到水造影的目的。实际上长 TR 主要是为了取得 T_2 效果，特长的 TE 是为了增强 T_2 的效果，更重要的是将一般的组织结构信号压低（变黑），从而使含水的信号更加突出。因此 TE 值在水成像中非常重要，是成功的关键。也就是说此技术对流速慢或停滞的液体（如脑脊液、胆汁、尿液等）非常灵敏，呈高信号，而使实质性器官和流动液体呈低信号，再将原始图像采用最大强度投影法（MIP）重建时，得到类似于注射造影剂或行静脉肾盂造影一样的影像。临床上常见的运用水成像进行检查的技术主要包括磁共振胰胆管成像，磁共振脊髓成像、磁共振泌尿系成像、磁共振内耳成像、磁共振涎腺管成像、磁共振输卵管成像等等。

三、磁共振成像系统的质量控制

（一）信噪比（SNR）

1. 信噪比的概念

它是组织信号与随机背景噪声的比值，信噪比与图像质量成正比。当比值增大时，人体组织的信号成分越多，噪声越小，图像质量越好。

2. 影响信噪比的因素

①磁场强度：信噪比与磁场强度呈正比，磁场强度越大，信噪比越高。②射频线圈：MR 信号强度与射频线圈到被检部位之间的距离成反比关系，即距离越大信号强度越小；而线圈所接收到的噪声强度又和线圈敏感区域内组织的大小成正比关系，即线圈敏感区域内所包含的组织越多噪声强度越大，因此要提高 MR 图像的信噪比就必须选择合适的射频线圈，一是要尽量贴近被检查部位，以提高 MR 信号强度；二是要使线圈敏感区域所包含的组织尽可能的少。③体素容积：体素容积增大，MR 信号增强，信噪比也就增高。增加体素容积的方法有，一是保持图像矩阵不变，增加 FOV；二是保持 FOV 不变，降低图像矩阵；三是 FOV 和图像矩阵都保持不变，增加采集层厚。④重复测量次数：当平均次数增加时，导致扫捕时间增加，而信噪比的增加只与平均次数的平方根成正比。当扫描时间延长时，出现运动伪影的概率增大，将导致图像质量下降。⑤重复时间：重复时间决定纵向磁化恢复的程度，当重复时间延长时，导致组织的纵向磁化倾向最大限度增加。与此同时，信号强度也增加，使信噪比增加，但增加是有限的。因为组织一旦经过充分的纵向弛豫，它的信噪比将不会再增加。⑥回波时间：射频脉冲结束后，开始横向弛豫，而回波信号的大小取决于信号读出时横向磁化的大小，当回波时间延长时，会使横向磁化衰减增多，回波信号降低，引起信噪比相应减低，减低的程度各组织间有差异。⑦翻转角：所谓翻转角，就是在射频脉冲作用下，纵向磁化偏离 Z 轴的角度。翻转角增大，XY 平面内的横向磁化 MXY 也就提高，相应的 MR 信号就增强，信噪比就可以提高。

（二）空间分辨率

1. 空间分辨率的概念

图像的空间分辨率是指在一定对比度下，图像所能分辨的相邻物体的最小距离。也就是指对解剖细微结构的显示能力。一个像素代表一个体元大小，由观察视野面积除以像素值来表示空间分辨率。空间分辨率被分为常规分辨率，即像元大于 1 mm；高分辨率，即像元在 0.5 ~ 1.0 mm 之间；超高分辨率，即像元小于 0.5 mm。

2. 影响空间分辨率的因素

MR 图像灰度取决于断层内各体素所产生的 MR 信号的强度，因此 MR 图像无法把一个体素内的不同成分区分开来，而是把它们当成同一个物体，所以空间分辨率就取决于体素的大小，当体素减小时，图像空间分辨能力提高；当体素容积增大时，图像空间分辨能力降低。

体素的大小取决于断层厚度、FOV 和像素矩阵的大小：①断层越薄，空间分辨率越高；高分辨图像层厚应在 3 mm 以下；②当 FOV 一定时，像素矩阵越大，体素越小，空间分辨率就越高；③当像素矩阵一定时，FOV 越小，体素也就越小，空间分辨率就越高。

（三）对比度

1. 对比度的概念

对比度是指图像中不同区域在信号强度上所存在的相对差异。它有两个方面组成，即组织信号的对比度和由磁共振信号转换成影像的对比度，前者直接影响后者。

2. 影响对比度的因素

①噪声；②层面间距：层面间距越大，噪声就越小，图像对比度就越高；③不同的脉冲序列和不同的序列参数调整不同组织特性对图像对比度的影响，形成所谓的质子密度加权图像，T_1 加权图像或 T_2 加权图像。

（四）伪影

伪影是指在磁共振成像过程中，由于某种或某些因素，而出现了人体组织原来并不存在的影像，被称为伪影。当出现伪影时，应仔细分析伪影出现的原因，用有效的方法来防止、抑制，甚至消除伪影，提高影像质量。

1. 设备伪影

它是指 MRI 系统本身产生的伪影。此种伪影是由于在设计、生产、安装、调试和应用 MRI 系统过程中，某些人为因素、匹配不当、操作者设置的各种参数不当等因素所造成的伪影。

2. 化学位移伪影

在磁共振成像时，是用施加梯度磁场导致人体不同部位共振频率的差异的方法确定人体不同位置。由于脂肪和水分子内氢原子共振频率不同，导致两者在 MRI 图像上沿频率编码方向上产生化学位移伪影。

3. 卷摺伪影

当被扫描检查部位的范围超过了 FOV 范围时，造成扫描范围外的解剖结构的影像移位或卷摺到下一幅影像上。解决办法是：将被扫描检查部位的最小直径放置在相位编码方向上或扩大视场。

4. 截断伪影

在 MRI 信号发生突然跃迁时，在两个界面上可能发生信号振荡，沿频率编码方向上出现环形黑白条纹，被称为截断伪影。抑制和消除方法是：多采用增大矩阵的方法；或采用在傅利叶变换前对信号进行滤过的方法，此种方法有可能导致空间分辨率下降。

5. 部分容积效应

这是由于扫描层面过厚，或病变较小并骑跨于扫描切层之间，周围高信号组织将其掩盖而形成的假影，被称为部分容积效应。解决方法是：①采用薄层扫描；②调整扫描位置。

6. 运动伪影

这是由于人体生理性和自主性运动造成的伪影。消除方法是：①采用心电门控技术；②呼吸门控技术；③尽量减少检查时间；④在进行扫描检查前，应对患者进行训练，以得到患者的配合；⑤快速成像技术、改变矩阵、减少信号采集次数等。

7. 金属异物伪影

这是由于患者身体上的抗磁性物质与铁磁性物质引起的。消除方法是：在患者进入扫描检查室之前，请他们仔细地检查一下身上的此类物质，并将它们去除掉。

四、磁共振成像的新进展

（一）并行采集技术

并行采集技术是指使用相控阵线圈、多个独立射频采集通道和线圈敏感曲线来减少扫描时间的一种快速扫描技术。目前有两大类技术：

1. 敏感编码（sensitivity encoded，SENSE）

并行采集技术利用相控阵线圈的空间敏感性信息，部分代替了传统费时的空间编码过程，通过增加

K 空间中的采样距离，表示为加速因子（reduce factor，简称 R），减少相位编码线数目，从而减少图像采集时间。SENSE 技术中由于 K 空间原有 K 值未变，所以能保持原有的空间分辨率和图像的对比度不变。当然，图像的信噪比会降低，减少到加速因子的平方根倍。SENSE 技术是一种基于图像的算法，在获得准确的敏感性校准图的基础上重组出的图像信噪比最优，但受 FOV 的限制，FOV 的设定时要充分考虑到不同方向扫描时的区域大小，避免由于组织超出 FOV 造成的卷折伪影。

2. 空间谐波（Simultaneous acquisition of spatiall harmonics，SMASH）

并行采集技术 SMASH 技术是基于 K 空间算法的重组技术。如果有 n 个线圈单元，那么就有 n 个谐波信号，减少了相位编码线的数目，将扫描时间减少到原来的 1/n。临床上采用此技术的是西门子公司的 GRAPPA 技术，它只要求采集合适的 K 空间线，不受小 FOV 影响，允许小 FOV 成像，因此对心脏成像和骨科成像更有用。

（二）运动校正技术

为了控制在磁共振检查中出现的运动伪影，近几年出现了许多运动伪影校正技术，值得注意的两种方法就是螺旋桨技术（propeller）以及八分仪或叶型导航技术。

1. 螺旋桨技术（propeller）

全称是“周期旋转重叠平行线强化重建技术”。该技术采集以 K 空间原点为中心的多个矩形条带数据，每一个条带均在 K 空间中心区域采样，使人们可以对条带之间的相互位置、角度和相位空间不一致性进行校正。先根据校正测量指示，对无用的层面方向的运动数据加以抛弃；最后通过对低空间频率数据取平均的方法，进一步减少运动伪影的产生。目前，该技术主要用于两种场合。第一，应用于不能配合扫描检查的患者，如儿童和帕金森症患者，可以提供具有临床诊断意义的 MRI 图像。第二，改进了扩散 MRI 图像的质量。

2. 叶型导航技术

它是一种改良的 K 空间轨道填充技术，它与相应程序结合，可以在最短的额外采集时间内，做到快速的数据在线校正、在线旋转和平移。

（三）弥散加权成像（DWI）

弥散为分子在媒介中的一种随机热运动，即布朗运动（Brownian motion）。当温度高于绝对零度时，所有分子均有布朗运动。

弥散加权成像（diffusion weighted imaging，DWI）是建立在人体组织微观流动效应的基础之上，利用人体内不同情况下水分子弥散程度的不同所造成的信号改变而进行的磁共振成像。

DWI 是在常规 SE 序列基础上，在 180° 聚焦射频脉冲前后加上一个位置对称极性相反的梯度场。在梯度场作用下水分子扩散时其中的质子于横向磁化上发生相位分散，不能完全重聚，导致 MR 信号衰减，故形成了 DWI 上的异常信号。该过程受弥散系数和弥散梯度强度的影响。水分子在活体组织内的扩散与组织的空间结构有关。细胞膜、基底膜等膜结构的分布、核浆比以及胞浆内大分子物质如蛋白质的分布均影响组织内水分子的扩散。病理状态下，细胞内外的大分子分布发生变化，以及膜结构的完整性遭到破坏，使其中水分子的扩散速度发生改变，从而形成 DWI 上信号异常。目前国内外的 MR 扩散加权成像主要应用于中枢神经系统疾病，可早期发现脑梗死，鉴别脑囊肿与肿瘤性病变，以及用扩散的各向异性来判断脑组织的病理状态。近年来扩散加权成像已经应用于肝脏、椎体、四肢关节、脊髓、前列腺、乳腺及子宫肿瘤中。

DWI 的信号强弱与表观扩散系数（apparent diffusion coefficient，ADC）值有关，它们之间存在负指数函数关系，即 ADC 值增大，DWI 信号降低（即高弥散区，水分子运动区）；反之，ADC 值减小，则 DWI 信号增高（即低弥散区，水分子运动受限区）。如生物膜结构的阻挡和大分子蛋白的吸附作用在一定程度上限制了水分子的扩散，导致 ADC 值减小，DWI 信号增高。

（四）弥散张量成像（DTI）

弥散张量成像（diffusion tensor imaging，DTI）是由弥散加权成像（diffusion weighted imaging，DWI）技术改进和发展而来的一项新型磁共振成像技术，可利用弥散敏感梯度从多个方向对水分子的弥散各向异性进行量化，从而反映活体组织内的细微结构。此技术在中枢神经系统的应用已日趋成熟。

弥散各向异性，自由水的弥散是随机的，在不同方向上弥散程度相同，这种现象被称为各向同性（isotropy）；而在生物体组织结构中，水分子的弥散过程包括随机弥散、浓度梯度下的弥散、分子的跨膜弥散等，受到多种局部因素的限制，表现为单位体积内不同方向上分子弥散程度的总和各不相同，这种现象被称为各向异性（anisotropy）。水分子的各向异性与其所在介质的特定物理学排列特点或限制分子运动的障碍物的存在有关。在非自由的细胞间屏障或不规则的细胞形状存在的情况下，障碍方向上的分子弥散明显减少。大部分生物组织内水分子的弥散运动是各向异性的，获得了单位体积内的各向异性信息，即可研究生物体的细微解剖结构及功能改变。

弥散张量，弥散运动不是平面内的过程，而是发生于三维立体空间中的。普通的弥散成像只用一个标量参数描述，即表观弥散系数，弥散程度的测量限制在平面内，往往低估组织的各向异性。弥散各向异性的研究进展起始于 Basser 等，引入的弥散张量（diffusiontensor）成像的概念，从三维立体的角度分解、量化了弥散各向异性的信号数据，使组织微结构的显示更加精细准确。由于各向异性的存在，弥散需要用张量（tensor，D）进行描述。弥散张量可显示为一个 3×3 的对称矩阵，可分解为 6 个矢量成分、3 个对角线成分 D_{XX} $D_{YY}D_{ZZ}$ 和 3 个非对角线成分 $D_{XY}D_{XZ}D_{YZ}$。还可应用“各向异性椭圆体”的概念进行解释，椭圆体 3 个主轴不等长，由大到小分别为 λ1、λ2、λ3（即为弥散的 3 个本征值）。若 λ1 = λ2 = λ3 即为各向同性。扫描应用的梯度场方向越多，在椭圆体表面选取的点就越多，采样误差越小，各向异性的测量越准确。现阶段临床应用的 DTI 序列常采用 6 ~ 25 个方向（普通弥散加权成像仅应用 3 个正交方向）。

平均弥散度（各向同性弥散系数）：其数值不受组织 T_1、T_2 时间的影响，只表现出组织内水分子的弥散特性。平均弥散度越大，组织自由水含量越多。

弥散各向异性系数：弥散各向异性系数越大，组织的各向异性越强，组织结构排列越规律紧密。不同作者运用的各向异性系数各不相同。应用部分各向异性（faction anisotropy FA 值）的作者较多，原因有以下几点：① FA 值是不随坐标系旋转方向改变而改变的；② FA 图可提供较好的灰白质对比；③ FA 图信噪比较高；④ FA 值是组织的物理特性，在同一对象不同时间、不同对象间、不同成像设备获得的数值间具有可比性。

（五）磁共振波谱分析（MRS）技术

MRS 技术是一种无创伤检测体内化学成分的手段。MRI 信号的频率由磁旋比和原子核所处的磁场强度所决定，而这种磁场强度又由外加的磁场强度所决定。与此同时原子核也受自身周围电子与邻近原子核周围电子的作用，由于这些电子与外磁场的相互作用，导致原子核局部磁场强度的改变，此种现象被称为化学位移。

人体内不同化学成分的原子核，都以不同频率进行共振，产生不同的 MRI 波峰。利用化学位移的方法来研究分子结构，并对分子进行波谱定量分析，被称为波谱分析。波谱定量用两个参数，波峰的位置用 ppm 表示；而谱线所覆盖的、正比于原子核密度的面积表示磁共振信号的强度。MRS 技术要求采用较短的射频脉冲激励，然后再进行信号采集，最后将这种信号通过傅利叶变换成波谱。MRS 技术要求高场强和磁场均匀性较好的 MRI 系统。采用 MRS 技术可对人体内的肌肉、肝脏、脑、肾脏等进行代谢产物的研究。

（六）脑功能磁共振成像技术

大脑皮质微血管中血氧水平的变化，会引起局部磁场均匀性变化，从引起 MR 信号的变化，称之为血氧水平依赖性（BOLD）效应。当局部脑组织被激活时，将导致血红蛋白和脱氧血红蛋白的变化，和相应区域磁化率的变化。将这一变化记录下来，经处理后所得到的图像，被称为脑功能成像。由于脑功能区被激活时，该区域的血流量增加，但耗氧量增加不明显。又由于该区域的氧合血红蛋白和脱氧血红蛋白之间比例发生改变，导致在 T_2 加权像上，该区域的信号也随之发生变化。因为超高场强磁共振对局部磁化率变化的检测较为灵敏，再加上超高速成像技术等的应用，可显示较大范围的功能区，同时还能显示局部血流灌注情况。

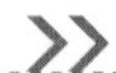

（七）磁共振灌注成像（PWI）

磁共振灌注成像（perfusion weighed imaging，PWI）是一种反映微血管分布及毛细血管血流灌注情况的磁共振检查技术，用于评估局部组织活力及功能。常用方法为对比剂首过灌注成像技术。

对比剂首过灌注成像技术：经静脉团注对比剂后，当对比剂首次通过受检组织时，由于对比剂主要分布在毛细血管内，而毛细血管外间隙分布量很少，血管内外浓度梯度最大，引起局部微观磁场的均匀性发生改变，邻近氢质子的横向弛豫加快，T_2缩短，表现为T_2WI上信号强度的下降。通过计算局部血管容量、平均通过时间、局部血流速度等数据来评估局部组织的灌注水平。

第五章

心脏与大血管超声诊断

第一节　二尖瓣疾病超声诊断

超声心动图检查已经成为诊断心脏瓣膜病最常用、最重要的无创性检查方法。其中二尖瓣是心脏 4 个瓣膜中最先得到超声心动图观测评估的瓣膜。这是因为在超声心动图技术出现早期风湿性心脏病发病率较高，二尖瓣瓣叶的运动幅度相对较大并且有特征性运动轨迹，最容易被早期使用的 M 型超声技术检测到。现在广泛使用的二维和多普勒超声心动图技术以及正在发展完善之中的三维超声心动图极大提高了对瓣膜病变的诊断能力，可以对不同类型的二尖瓣病变作出诊断和定量评估。

一、二尖瓣狭窄

（一）病理解剖与血流动力学改变

在我国二尖瓣狭窄患者中，风湿热作为病因者高达 90%。风湿热所导致的二尖瓣狭窄病理改变可分为 3 型。①隔膜型：二尖瓣前叶和后叶的边缘呈纤维性增厚、交界区粘连，偶有钙化点，使瓣孔狭窄。瓣膜的病变较轻，瓣体的活动一般不受限制。②隔膜漏斗型：除瓣孔狭窄外，前叶本身尤其后叶都有较严重病变，交界区粘连明显，同时腱索也发生粘连、缩短，使瓣膜边缘和部分组织受到牵拉，形成漏斗状。前叶的大部分仍可活动，但受到一定限制。③漏斗型：前叶和后叶的病变都发展为极严重的纤维化和（或）钙化，腱索和乳头肌异常缩短使整片瓣膜僵硬而呈漏斗状狭窄。由于前叶失去弹性活动，无论在收缩期或舒张期，二尖瓣均为一漏斗状的通道，故此型除狭窄外均伴有明显关闭不全。

二尖瓣狭窄形成之后，舒张期左心房血流排出受阻，左心房血液凝滞，可形成血栓。左心房压力增高，左心房扩大。左心房压力增高后，导致肺循环阻力增加，右心室负荷加重，后期有右心室扩大。如不合并二尖瓣关闭不全，左心室一般不扩大。

（二）超声心动图表现

1. 二尖瓣狭窄的定性诊断

（1）M 型超声：二尖瓣运动曲线呈“城墙”样改变。其中包括二尖瓣前叶 EF 斜率减低、运动幅度（D–E 或 E–E' 间距）减小，曲线增粗回声增强。后叶与前叶同向运动，同时伴左心房继发性增大（图 5–1）。

（2）二维超声：左心室长轴可见二尖瓣瓣叶增厚，回声增强，瓣口开放活动减低，在风湿性心脏病患者呈“圆顶”征；左心室短轴可见前后叶交界区粘连，瓣口开放面积减小呈“鱼口”征（图 5–2），瓣叶散在或弥漫性强点片或团块样强回声。同时伴有左心房增大，肺动脉增宽，右心腔增大等继发性改变。单纯性二尖瓣狭窄时，左心室较正常相对偏小。

（3）多普勒超声：频谱多普勒显示过二尖瓣流速增快，E 峰减速时间延长，湍流导致的“空窗”充填，彩色多普勒显示瓣口左心房侧有血流汇聚，左心室侧有五色镶嵌的表现（图 5–3）。

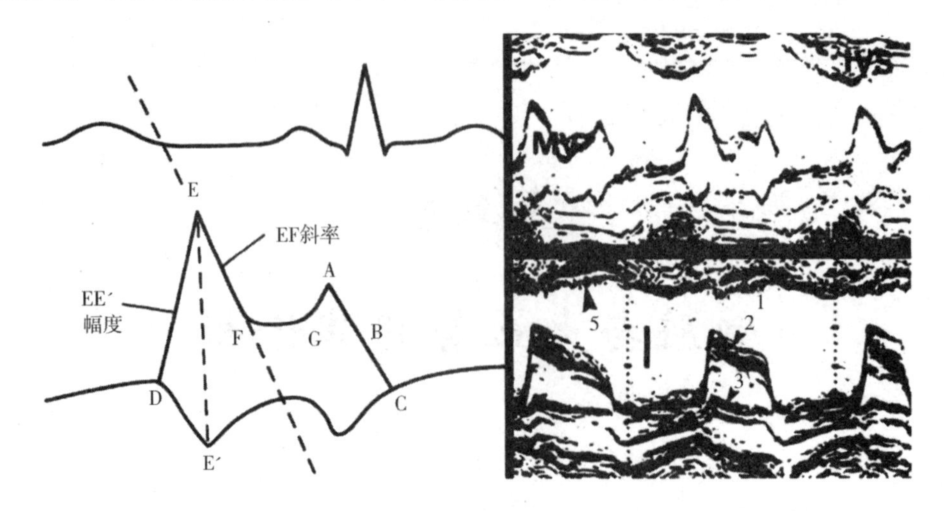

图 5–1　风湿性心脏病二尖瓣狭窄 M 型超声表现

A. 二尖瓣 M 型运动曲线模式图；B. 正常二尖瓣的运动曲线；C. 风湿性心脏病二尖瓣狭窄的运动曲线

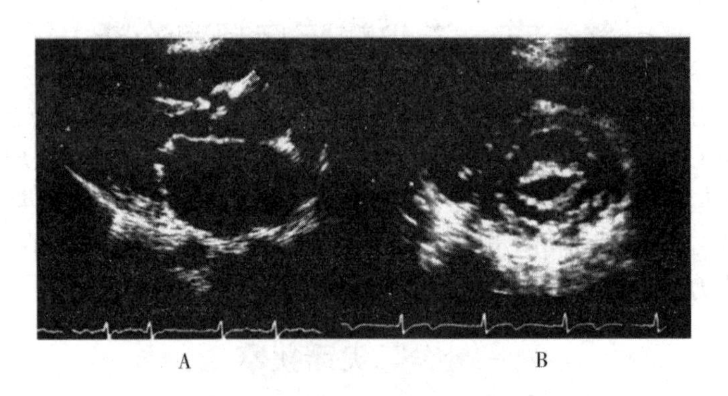

图 5–2　风湿性心脏病二尖瓣狭窄二维超声表现

A. 胸骨旁长轴二尖瓣开放呈“圆顶”征；B. 胸骨旁短轴二尖瓣开放呈“鱼口”征

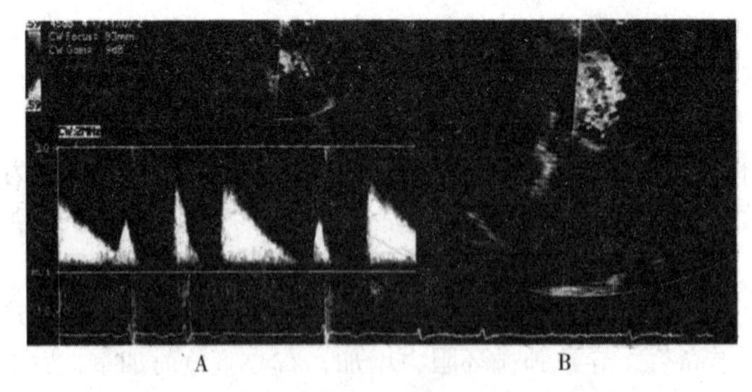

图 5–3　风湿性心脏病二尖瓣狭窄多普勒超声表现

A. 频谱多普勒显示二尖瓣口流速加快，“空窗”充填；B. 彩色多普勒显示二尖瓣口左心房侧血流汇聚及左心室侧湍流

2. 二尖瓣狭窄的半定量和定量诊断

1）M 型超声：①根据二尖瓣 EF 斜率半定量狭窄程度，EF 斜率越慢，狭窄程度越重，正常人 70 ~ 160 mm/s。轻度狭窄 35 ~ 55 mm/s；中度狭窄 10 ~ 35 mm/s；重度狭窄 < 10 mm/s。②根据 D–E 间距半定量狭窄程度，正常人 D–E 间距约 28 mm。轻度狭窄 13 ~ 20 mm；中度狭窄 9 ~ 12 mm；重度狭窄 < 8 mm。

2）二维超声。

（1）根据瓣口面积定量狭窄程度：在左心室短轴二尖瓣口平面用仪器轨迹球沿瓣口回声内缘勾画瓣口面积，正常人为 3.5 ~ 6.0 cm^2，轻度狭窄 > 1.5 cm^2；中度狭窄 1.0 ~ 1.5 cm^2；重度 < 1.0 cm^2。此方法简便易行，在正确掌握操作要领的前提下准确性较高。本方法在操作时须注意几点：①声束方向须垂直通过前后叶瓣尖，即扫查到瓣口最狭小的平面。如果声束偏高通过的不是瓣尖而是瓣体部位，势必造成瓣口面积检测结果偏大。②采用电影回放功能，在舒张早期瓣口开放最大时进行检测，必要时以同步心电信号作为时间坐标。③当钙化明显，声影较重时，应适当减低仪器灵敏度和增益，避免回声增粗导致的测量误差。④以左心室长轴瓣尖开放间距作为短轴瓣口开放间距的参考对照，沿瓣口内缘勾画面积。取多次检测平均值，特别是当心房纤颤或操作欠熟练时多次检测取平均值更为重要。

（2）根据二尖瓣前后叶瓣尖开放间距半定量狭窄程度：正常人开放间距约 25 ~ 30 mm。极轻度狭窄 17 ~ 20 mm；轻度狭窄 12 ~ 16 mm；中度狭窄 8 ~ 11 mm；重度狭窄 < 8 mm。须注意二尖瓣开放间距的检测与瓣口面积检测相同，应该在舒张早期瓣口开放最大时进行，否则结果出入较大。

（3）根据二尖瓣的运动性、瓣叶厚度、瓣下组织增厚程度以及瓣叶钙化程度 4 个方面对二尖瓣狭窄进行综合评分（表 5–1）。每个方面分为 1 ~ 4 级表 5–1。1 级记 1 分，随级别增加记分分数递增，4 级记 4 分。每个患者从 4 个方面打分，最低 4 分，最高 8 分。当得分≤ 8 分时可考虑采用介入性球囊扩张术治疗二尖瓣狭窄。

表 5–1 二尖瓣狭窄综合评分

记分	瓣膜活动度	瓣下装置	瓣叶厚度	瓣叶钙化
1 分	仅瓣尖活动受限，其余部分活动尚好	仅二尖瓣叶下的腱索局限性轻度增粗	瓣叶厚度接近正常（4 ~ 5 mm）	回声光点增强局限于瓣尖的一个区域内
2 分	瓣叶下部活动受限，中部和基底部尚正常	腱索上 1/3 区域受累增粗	瓣叶中部正常，瓣尖明显增厚（5 ~ 8 mm）	回声光点增强弥散到整个瓣尖区域
3 分	瓣叶中下部活动受限，基底部尚好	腱索增粗扩展到远端 1/3 处	整个瓣叶均有增厚（5 ~ 8 mm）	回声增强扩展到瓣叶中部
4 分	舒张期瓣叶无或仅有微小前向运动	所有腱索广泛增粗缩短并累及到乳头肌	整个瓣叶明显增厚（> 8 mm）	大部分瓣叶组织都有回声增强

3）多普勒超声：①根据二尖瓣血流频谱的压力减半时间（PHT）半定量狭窄程度：正常人 PHT < 60 ms，轻度 90 ~ 150 ms，中度 150 ~ 220 ms，重度 > 220 ms。须注意本方法属于经验公式，适用于瓣口面积 < 1.8 cm^2 的单纯性二尖瓣狭窄，当存在二尖瓣反流或主动脉瓣病变时可能导致对瓣口面积的过低或过高评估，准确性欠佳。②二尖瓣口瞬时最大压力阶差（PPG）和平均压力阶差（MPG）定量狭窄程度：正常人 PPG < 4 mmHg； MPG ≤ 1 mmHg。轻度狭窄 PPG 8 ~ 12 mmHg，MPG 3 ~ 6 mmHg；中度狭窄 PPG 12 ~ 25 mmHg，MPG 6 ~ 12 mmHg；重度 PPG > 25 mmHg，MPG > 12 mmHg。须注意当合并二尖瓣反流时可能高估瓣口面积，当合并左心室功能减低时可能低估瓣口面积。

4）连续方程法测定二尖瓣口面积：根据流体力学的连续方程原理，在一个连续的管道内，不同截面处的流量相等，即 $A_1 \times V_1 = A_2 \times V_2 = A_3 \times V_3$。公式中 A = 截面的面积，V = 截面处的血流速度。因为心血管系统内的血流为搏动性，所以公式中的流速（V）实际上要采用各截面的平均流速乘以射血时间，即血流速度时间积分。假设公式中的 A_2 为二尖瓣平面，只要知道了其上游或下游任一平面的流量，同时得到过二尖瓣的血流流速时间积分，就能求出二尖瓣口面积。即 $A_2 = (A_1 \times V_1)/V_2$ 或 $(A_3 \times V_3)/V_2$。换言之，只要把二维和多普勒超声在主动脉瓣平面或肺动脉瓣平面检测到的相关参数代入上述公式即可求出二尖瓣口面积。主动脉瓣或肺动脉瓣的面积可将相应瓣环的直径代入圆的面积公式（$\pi D^2/4$）而求出。此方法涉及的测量参数较多，必须保证每一个参数检测的准确性，否则造成误差的机会和程度增大。另外，连续方程法不适用存在二尖瓣反流或其他瓣膜有功能异常的患者。

5）血流会聚法测定二尖瓣口面积：应用血流会聚法评价二尖瓣狭窄严重程度，不受二维超声直接瓣口面积测量法和多普勒压力减半时间法许多影响因素的限制（如瓣口形状、增厚度、钙化度、合并反流、操作手法、仪器条件等），经胸超声检查时可在心尖左心长轴切面、两腔切面或四腔切面上进行，经食管超声心动图检查时，由于左心房内血流会聚区显示范围大而清晰，尤其适宜应用该法进行定量研究（图 5-4）。

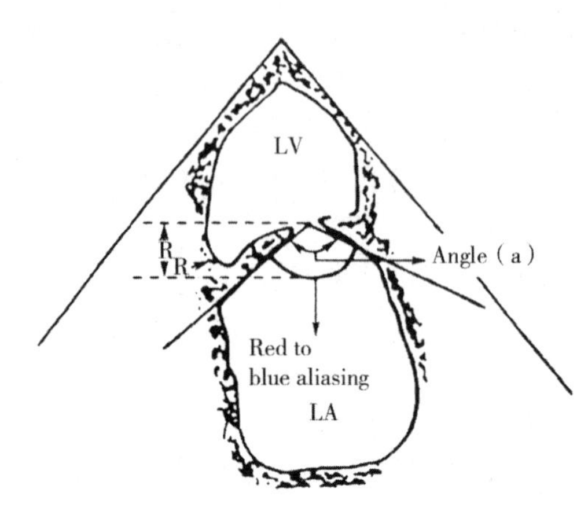

图 5-4　血流汇聚法检测二尖瓣口面积示意图

R 为会聚区的半径，Angle（α）为血流会聚区二尖瓣前后叶间夹角，Red to blue aliasing 为血流红色转为蓝色的 Nyquist 速度倒错线

计算方法为：

$$MVA = Q/V$$

$$Q = 2 \times \pi \times R^2 \times AV \times \alpha/180$$

式中 MVA 为二尖瓣口面积（cm^2），Q 为经过二尖瓣口的最大瞬时流量（mL/s），V 为经过二尖瓣口的最大流速（cm/s），R 为心动周期中最大血流会聚区红蓝交错界面至二尖瓣口（两瓣尖连线）的距离，AV 为 Nyquist 速度（cm/s），α 为二尖瓣前后叶瓣尖的夹角。

6）三维超声观测二尖瓣口面积：二尖瓣口的三维成像更直观形象，可以实现外科医师的手术切面观（图 5-5）。

理论上在三维立体图像上配合相应软件检测瓣口面积更精确，特别是对于瓣口形态不规则，二维超声难以寻找与瓣尖平面真正平行的切面时用三维超声检测瓣口面积更具优势。但目前三维超声成像技术和相应的定量检测软件尚在研究发展成熟中，临床尚未普及应用。

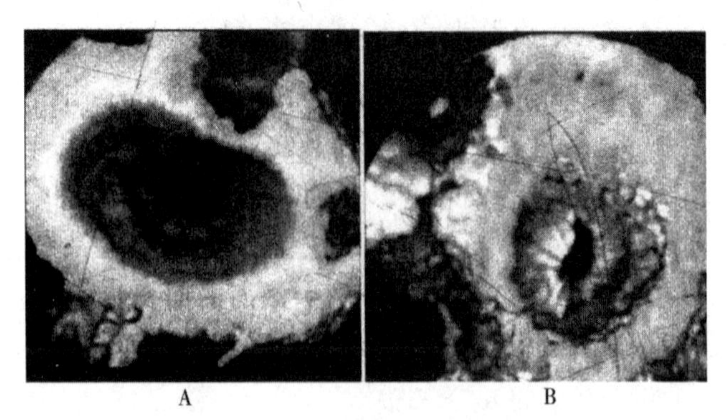

图 5-5　二尖瓣狭窄三维超声图像

A. 从左心房往左心室方向观察；B. 从左心室往左心房方向观察，均可见瓣口缩小

3. 二尖瓣狭窄并发症的超声所见

（1）心房纤颤：M 型二尖瓣运动曲线 E-E 间距或室壁运动曲线的收缩顶点间距绝对不等。二尖瓣血流频谱 A 峰消失，呈高低、宽窄、间距不等的单峰波。

（2）左心房血栓：二维超声表现为轮廓清晰的回声团，形状不规则，边界不规整，基底部较宽与左心房侧后壁或左心耳壁紧密相连，一般无活动性。少数随心房运动存在一定活动性，血栓内回声强度可不均匀甚至存在钙化（图 5-6）。左心耳的血栓经胸超声有时难以显示，需经食管超声检查明确诊断。

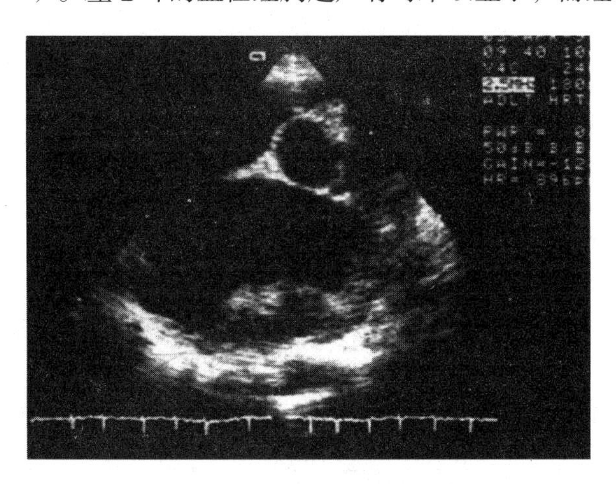

图 5-6 二尖瓣狭窄心底短轴切面

左心耳血栓延伸到左心房侧后壁（箭头指向左心耳内血栓）

（3）肺动脉高压：二维超声可见主肺动脉增宽，右心腔扩大。多普勒超声可见不同程度的肺动脉瓣和（或）三尖瓣反流。肺动脉瓣反流速度增加≥ 2 m/s。三尖瓣反流速度增加≥ 3 m/s。肺动脉高压明显时还可伴有下腔静脉扩张，塌陷指数减低。肝脏扩大、瘀血等表现。

（三）鉴别诊断

1. 左心房黏液瘤

为最常见的心脏原发性肿瘤。临床症状和体征与二尖瓣狭窄相似，但存在间歇性，随体位而变更，心房颤动少见而易有反复的周围动脉栓塞现象等特征。超声心动图表现为二尖瓣后面收缩期和舒张期均可见一团云雾状团块样回声，多数有一窄蒂附着于房间隔上，活动度大，往往随心脏舒张运动甩到二尖瓣瓣口甚至进入左心室流入道，导致舒张期过二尖瓣血流受阻，流速加快。同时超声动态观察二尖瓣瓣叶本身的活动度、厚度以及回声无明显异常。能造成类似血流动力学改变的左心房内占位还有左心房内活动性血栓。

2. 主动脉瓣关闭不全

当存在中度以上特别是向二尖瓣前叶一侧偏心性的主动脉瓣反流时，二尖瓣在心室舒张期受主动脉反流血液的冲击，同时还有主动脉瓣反流致左心室血容量增多，左心室舒张压增高等因素，二尖瓣前叶开放受限表现为相对性二尖瓣狭窄，听诊在心尖区可闻及舒张期隆隆样杂音（Austin-Flint 杂音）。二维和 M 型超声心动图可见舒张期二尖瓣前叶开放受限，同时存在震颤现象，而二尖瓣后叶的结构形态及开放活动正常。同时明显主动脉瓣反流时往往存在左心室扩大，升主动脉增宽等超声表现。彩色多普勒在左心室长轴（包含主动脉瓣的五腔切面）可见舒张期来自主动脉瓣的反流束冲击二尖瓣前叶，但同时通过二尖瓣的血流也加速明亮，此时要特别注意如果仅在左心室长轴四腔切面观察彩色多普勒可能把主动脉瓣的偏心性反流误认为过二尖瓣的高速血流。只要多角度进行全面的超声观察，抓住上述与典型二尖瓣狭窄的不同之处，两者的鉴别并不困难。

3. 扩张型心肌病

当左心收缩功能明显减低，左心室舒张压力明显增高时，二尖瓣开放活动幅度减小，特别是个别患者由于存在较长时间的二尖瓣关闭不全，瓣叶长时间受高速反流的冲击还存在轻度增厚回声增强。某些缺乏经验的超声工作者可能将其误诊为二尖瓣狭窄。鉴别的关键点在于扩张型心肌病舒张期过二尖瓣的血流速度在正常范围内。同时注意 M 型超声虽存在 D-E 或 E-E' 间距减低，EF 斜率减低等表现，但前后叶运动始终呈镜像。而且超声存在着与“二尖瓣狭窄”明显不相称的左心室扩大，收缩功能明显减低。

二、二尖瓣关闭不全

（一）二尖瓣关闭不全的病理分类

为了阐明二尖瓣关闭不全的机制，以便指导二尖瓣关闭不全的外科治疗，二尖瓣修复术的开创者，Dr.Alain Carpentier 根据二尖瓣瓣叶开放和关闭运动特征，将二尖瓣关闭不全分为 3 类，又称 Carpentier 分类。以后经过补充修改分为 4 类及相应亚型，后者又称为改良的 Carpentier 分类：

Ⅰ类：二尖瓣叶运动正常并二尖瓣关闭不全，进一步分为Ⅰ a 和Ⅰ b 两个亚型，Ⅰ a 是由于瓣环扩大导致二尖瓣关闭不全，Ⅰ b 是由于瓣叶穿孔导致二尖瓣关闭不全。

Ⅱ类：二尖瓣叶运动过度并二尖瓣关闭不全，即二尖瓣脱垂或连枷运动导致收缩期二尖瓣叶越过二尖瓣环平面，到了左心房一侧。进一步分为Ⅱ a、Ⅱ b、Ⅱ c 和Ⅱ d 4 个亚型，Ⅱ a 是由于瓣叶和（或）腱索冗长所致；Ⅱ b 是由于腱索断裂所致；Ⅱ c 是由于乳头肌梗死或瘢痕所致；Ⅱ d 是由于乳头肌断裂所致。

Ⅲ类：二尖瓣叶运动受限并二尖瓣关闭不全，进一步分为Ⅲ a 和Ⅲ b 两个亚型，Ⅲ a 是由于风湿性瓣膜病变导致瓣叶（腱索）收缩期运动受限引起的关闭不全；Ⅲ b 是由于心脏扩大、乳头肌移位导致瓣叶运动受限不能有效关闭。

Ⅳ类：二尖瓣叶运动状态不定并二尖瓣关闭不全，即由于动态乳头肌功能异常导致二尖瓣关闭活动呈动态变化并关闭不全。

（二）二尖瓣关闭不全的血流动力学变化

二尖瓣关闭不全的病理生理和临床表现取决于反流血量、左心室功能状态和左心房顺应性。多数慢性轻中度二尖瓣关闭不全患者可保持长期无症状。因为根据 LaPlace 定律，室壁张力与心室内压力和左心室半径的乘积相关。而二尖瓣关闭不全患者在收缩早期就有血液反流入左心房，从而左心室壁张力显著降低，心肌纤维缩短较多，表现为总的心搏量增加，EF 通常增高，但需注意有效心搏量并未增大，因此，二尖瓣关闭不全患者 EF 在正常低值范围，意味着心肌收缩功能已有减退。而患者的 EF 轻度降低（40% ~ 50%），意味着患者已有明显心肌损害和心功能减低。一般单纯慢性二尖瓣反流患者的左心室压力低，左心室腔无明显变化，左心室和左心房往往有一个较长时间功能代偿期，在相当长时间内无明显左心房增大和肺瘀血。然而，慢性中度以上反流，较多的血液在收缩期返回左心房，舒张期又进入左心室。这部分无效循环的反流血液导致左心房和左心室的容量负荷增加，长期的容量负荷加大可导致左心房压力逐渐升高，并进一步出现肺淤血和肺动脉高压，甚至右心负担加重，右心室肥大。同时导致左心室逐渐扩大和左心室功能失代偿，一旦出现左心室功能失代偿，不仅心搏出量降低，而且加重反流，病情往往短期内急转直下表现为全心力衰竭。急性严重二尖瓣反流，早期阶段左心房、左心室扩大不明显，由于起病急骤，左心房未能适应突然增多的反流充盈量，左心房来不及增大，顺应性差，左心房压力迅速升高，于是肺血管床压力升高，出现肺水肿、肺高压。有时肺动脉压力可接近体循环压力，但及时矫治二尖瓣关闭不全后仍可恢复正常。如未及时治疗，不长时间后左心室扩张，相对慢性二尖瓣关闭不全，左心室来不及产生代偿性肥厚，左心室心肌质量与舒张末期容积比值减小，左心室心肌质量与左心室舒张末压不相称，同时加上左心房顺应性差，左心室迅速衰竭。

（三）超声心动图表现

1. M 型超声心动图

由于超声心动图的飞速发展，彩色多普勒与二维超声已成为二尖瓣反流检测及反流病因诊断的主要手段，但 M 型超声在某些情况下，特别是对个别具有特征改变的疾病协助诊断方面仍有一定作用。

（1）二尖瓣波群：收缩期二尖瓣 CD 段明显下凹呈“吊床样”改变，提示二尖瓣脱垂，可能伴有反流（图 5-7）。腱索断裂时收缩期左心房内可见高速扑动的二尖瓣叶。

（2）心室波群：表现为左心室内径和室壁运动幅度增大。

2. 二维超声心动图

二维超声可以观察心脏形态，腔室大小，在提供反流原因与机制方面有其独特的价值，对评判瓣膜形态学与功能学方面有其重要的临床意义。不同病变的二尖瓣形态结构往往有某些特征性改变，这些改变常常是病因诊断的重要依据。

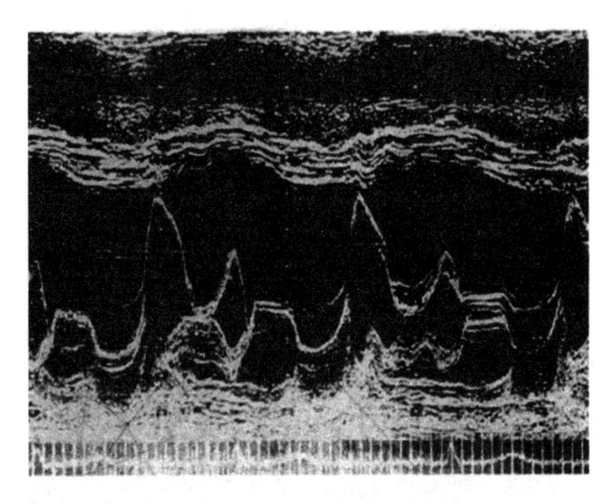

图 5-7 二尖瓣脱垂 M 型图像

箭头标识处显示收缩中晚期二尖瓣后叶呈“吊床”样改变

1）二尖瓣反流的病因诊断。

（1）风湿性二尖瓣关闭不全：可单独存在或与狭窄合并存在。超声往往有前后叶瓣尖增厚，回声增强。重度关闭不全者，大部分或整个瓣叶、腱索及乳头肌明显增厚、增粗，边缘不规则，回声反射增强，腱索间互相粘连缩短，腱索与瓣叶间结合点常已无法分辨，局部呈杂乱征象。部分重度关闭不全者可见前后叶对合不良或其间有裂隙。

（2）二尖瓣脱垂：胸骨旁左心长轴切面为诊断二尖瓣脱垂的标准切面。二尖瓣瓣环前缘与瓣环后缘两点相连为瓣环线。正常二尖瓣收缩期前后叶关闭时，瓣叶不超过瓣环的连线，前后叶与左心房后壁的夹角均 > 90° 。二尖瓣前叶或后叶脱垂收缩期瓣叶呈弧形弯曲进入左心房，弯曲的最大处至少超过瓣环线上 2 mm。二尖瓣前叶脱垂时，瓣叶活动幅度大，收缩期前叶与后叶的结合点后移，偏向左心房侧，两叶对合点错位。前叶体部与主动脉后壁之间夹角变小成锐角。二尖瓣后叶脱垂时，瓣体部活动幅度大，瓣环向左心房侧弯曲，前后瓣的结合点移向左心房侧，可有错位，二尖瓣后叶与左心房后壁间夹角亦变小（图 5-8）。此外收缩期左心房内出现脱垂瓣膜，舒张期消失。

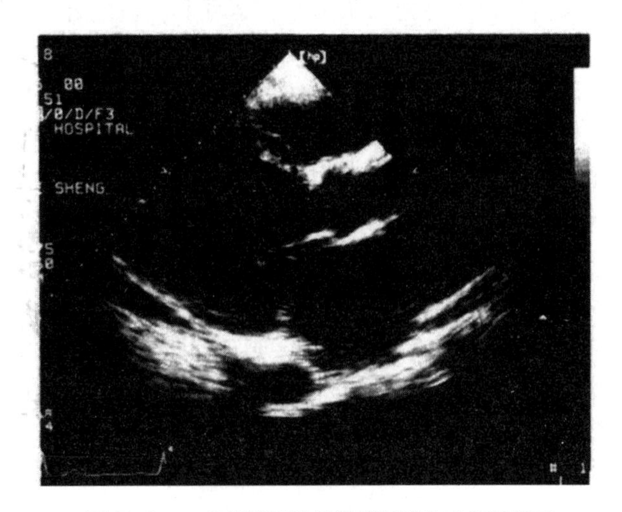

图 5-8 二尖瓣脱垂收缩期胸骨旁左心长轴切面

图中箭头所指处为脱垂的二尖瓣后叶

（3）二尖瓣腱索或乳头肌断裂：其典型超声特征是受损瓣叶以瓣环附着处为支点呈 180° 或更大幅

度的挥鞭样运动，又称连枷样运动，此时的病变瓣膜称为连枷瓣。舒张期瓣尖进入左心室腔，体部凹面朝向左心室，收缩期则全部瓣叶脱入瓣环水平以上，瓣尖进入左心房，体部凹面亦向着左心房（这种特征与瓣膜脱垂刚好相反；后者体部凹面始终朝向左心室），前后叶收缩期对合点消失（图 5-9）。由于连枷瓣常由腱索、乳头肌断裂引起，故瓣叶尖端或边缘常有断裂的腱索或乳头肌回声附着。

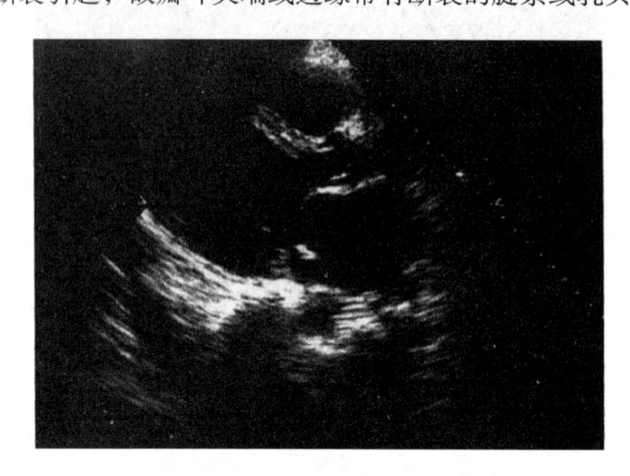

图 5-9 二尖瓣乳头肌断裂胸骨旁左心室长轴

收缩期二尖瓣前叶呈连枷样运动甩入左心房，顶端附着断裂的乳头肌残端，前后叶不能对合，前叶凹面朝向左心房

（4）二尖瓣环钙化：是一种老年性退行性病变，随年龄增大发病率增高，糖尿病患者更易罹患，女性发病较男性多见，尤其是在超过 90 岁的女性患者可高达 40%。二尖瓣环钙化可与钙化性主动脉瓣狭窄、肥厚型心肌病、高血压、二尖瓣脱垂等同时存在，但病理机制尚不明确。钙化通常局限于二尖瓣环，以后叶基底部钙化多见，病变可延伸到前叶，沿着纤维层或瓣叶的下面进行，但较少累及瓣叶体部。由于瓣叶基底部钙化使瓣叶正常活动受限，易出现二尖瓣反流。此外，钙化的瓣环在收缩期不能缩小，可能是引起瓣膜关闭不全的另一机制。直接征象为二尖瓣环后叶或前叶基底部（即二尖瓣后叶与左心室后壁、前叶与室间隔之间）出现浓密的反射增强的新月形回声。

（5）乳头肌功能不全：乳头肌功能不全指房室瓣腱索所附着的乳头肌由于缺血、坏死、纤维化或其他原因，发生收缩功能障碍或位置异常，导致对二尖瓣牵拉的力量改变而产生的二尖瓣反流。急性心肌梗死后的二尖瓣关闭不全发生率平均约为 39%，其中下后壁心肌梗死发生二尖瓣反流的比例高于前壁心肌梗死。对此类患者，在超声检查时除了注意二尖瓣对合运动和反流之外，还需注意观察室壁运动异常等相关改变。

（6）先天性二尖瓣异常：可引发二尖瓣关闭不全的瓣膜畸形包括瓣叶裂、双孔型二尖瓣、二尖瓣下移畸形与瓣膜缺损；乳头肌发育不良包括拱形二尖瓣、乳头肌缺失、吊床形二尖瓣；腱索发育障碍包括腱索缩短、腱索缺失等。其中最常见引起二尖瓣关闭不全的先天性畸形是二尖瓣叶裂，多为心内膜垫发育异常的一部分，系二尖瓣某一部分发育不全形成完全或不完全的裂隙，多发生在二尖瓣前叶，常伴原发孔房间隔缺损或完全性房室通道。

（7）感染性心内膜炎：以二尖瓣赘生物为主要表现，同时可能存在二尖瓣穿孔、膨出瘤、腱索断裂等瓣膜装置被破坏的表现，前叶受累多于后叶。往往同时存在主动脉瓣的赘生物。不少二尖瓣感染性心内膜炎原发部位为主动脉瓣，当发生主动脉瓣反流后，由于反流冲击二尖瓣前叶使之产生继发感染。超声可见病变二尖瓣瓣叶局部有絮状或团块状回声随瓣膜运动在二尖瓣口来回甩动，穿孔部位可见开放和关闭时形态异常甚至裂隙，形成膨出瘤时可见局部菲薄呈“球形”膨出，腱索断裂时可见瓣膜脱垂或连枷样运动。

2）二尖瓣反流的继发改变。

（1）左心房：较短时间的轻度二尖瓣反流，一般无继发改变。中度以上反流，或时间较长的轻度反流，往往有相应的左心房容积及前后径扩大表现。

（2）左心室：中度以上反流，左心室腔多扩大，左心室短轴切面可见圆形扩大的左心室腔，室间隔略凸向右心室侧。室壁运动幅度相对增强，呈左心室容量负荷过重现象。

（3）肺动、静脉和右心腔：肺静脉因为淤血和压力增加常常增宽。晚期患者肺动脉增宽，肺动脉压力增高，右心房右心室也可扩大，右心室流出道亦较正常增宽。

（4）心功能：在心功能代偿期，各种心功能参数的检测可正常，重症晚期心功能失代偿时，左心室运动幅度减低，但射血分数减低程度与其他病变导致的收缩功能减低有所不同，由于大量反流的原因，射血分数减低幅度相对较小，有时与临床心力衰竭表现程度不成比例。

3）二尖瓣瓣叶病变的定位诊断：二尖瓣关闭不全的治疗最主要和有效的手段是二尖瓣修复或二尖瓣置换。对于二尖瓣修复手术，术前明确二尖瓣叶的病理损害性质和位置十分重要。因为术中心脏停搏状态下的注水试验结果与正常心跳状态下的实际情况不完全相同，甚至有较大出入。而超声心动图是目前无创观测正常心跳状态下瓣膜状况首选方法。经过大量实践和总结，现已归纳出二尖瓣前后瓣分区与二维超声检查不同切面之间的关系。如果将二尖瓣前后瓣的解剖结构按照 Carpenter 命名方法分区，即从左到右将前叶和后叶分别分为 A_1、A_2、A_3，以及 P_1、P_2、P_3 共 6 个区域（图 5-10）；则标准的左心室长轴切面主要显示 A_2 和 P_2 区；标准的左心室两腔心切面主要显示 A_3 和 P_3 区，A_3 位于前壁一侧，P_3 位于后壁一侧；标准的左心室四腔心切面主要显示 A_1 和 P_1，A_1 位于室间隔一侧，P_1 位于左心室游离壁一侧。在左心室两腔与四腔心切面之间，还可观测到前后叶交界区，此切面主要显示 P_1、A_2 和 P_3 区，P_1 和 P_3 位于两侧，A_2 位于中间。需注意，每个患者病变累及的部位可能不止一个区域，检查时不但应对所有切面认真观察，还需要与短轴切面，以及多角度的非标准切面结合才能更全面和准确地定位。

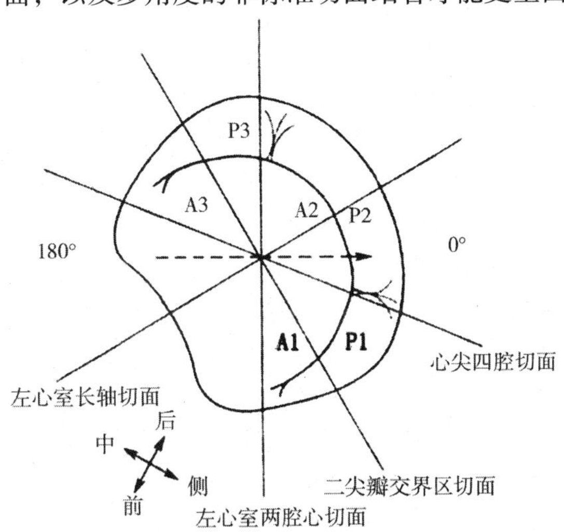

图 5-10　常规检查切面与二尖瓣瓣叶分区关系

3. 三维超声心动图

三维超声心动图可以从心房向心室角度，或从心室向心房的角度直观地显示整个二尖瓣口及瓣叶的形态、大小、整个对合缘的对合和开放状态，而这些是二维超声所无法显示的。在上述三维直观显示的基础上可以直接定量检测二尖瓣口甚至反流口的开放直径和面积。当存在瓣膜结构和功能异常时，可以从多角度取图观察测量瓣叶的对合状态、当病变明显时可直接观测到增厚的瓣膜、瓣膜交界处的粘连、增粗的腱索、对合缘存在的细小裂隙、前后叶错位、某个瓣叶或瓣叶的一部分呈“瓢匙状”脱垂（图 5-11）、附着在瓣膜上的团块样赘生物、随连枷瓣运动而甩动的断裂的腱索或乳头肌。

4. 经食管超声心动图

经食管超声心动图相对于经胸超声心动图在二尖瓣关闭不全中的作用有如下特点。

（1）扫查二尖瓣反流束更敏感：有研究比较 118 例患者使经食管超声与经胸壁超声两种方法扫查的结果，发现有 25% 的二尖瓣反流仅能由经食管多普勒探及，其中 14% 反流程度达到 2 ~ 3 级。

（2）判断病变的形态与性质准确率更高：经食管超声对细微病变（ < 5 mm 赘生物）的高分辨力以

及更近距离和更多角度的观察，明显提高了对瓣膜赘生物、穿孔、腱索断裂、脓肿、瘘管等病变的诊断能力。

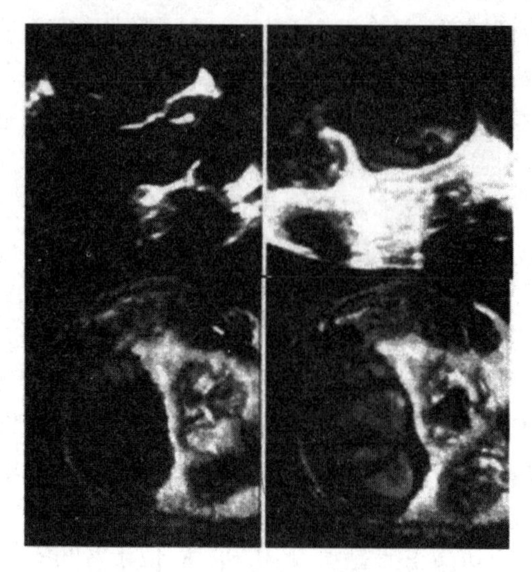

图 5-11　二尖瓣脱垂三维超声图像

图中箭头所指处示脱垂呈“瓢匙状”

（3）经食管超声在二尖瓣手术中有重要作用：由于经食管扫查不妨碍手术视野，故在二尖瓣关闭不全成形的外科治疗中可进行实时监测。在手术前可再次评估瓣膜结构与反流量的改变是否属整形术适应证、整形后可即刻观察反流改善情况、决定是否还需进一步整形或改做换瓣手术。在二尖瓣置换手术中经食管超声也可及时观察术后机械瓣的活动情况、判断有无瓣周漏等并发症。

5. 彩色多普勒超声心动图

（1）二尖瓣反流的定性诊断：二尖瓣口左心房侧出现收缩期反流束是二尖瓣关闭不全的特征性表现，是诊断二尖瓣反流最直接根据。比较严重的二尖瓣反流，在二尖瓣反流口的左心室侧可见近端血流会聚区。由左心扩大、二尖瓣环扩张导致的继发性二尖瓣关闭不全多为中心型反流。由瓣叶、腱索、乳头肌等器质性损害造成的反流多为偏心型。如果反流的原因为瓣膜运动过度所致，如瓣膜脱垂、腱索或乳头肌断裂、瓣叶裂缺等病变，偏心反流走行偏向正常或病变相对病变较轻的瓣膜一侧，例如，后瓣脱垂时，偏心反流朝向前瓣一侧走行，在心尖四腔切面表现为向房间隔一侧走行。

（2）二尖瓣反流的半定量诊断：现临床应用最广泛、最简便易行的方法是通过彩色多普勒观测左心房内反流束长度、宽度、面积以及反流束宽度等参数作出半定量评估。必须注意，反流束大小除与反流量有关外，还受血流动力学状态（如动脉血压）和仪器参数设置（如 Nyquist 速度、彩色增益、壁滤波）、评估切面与时相的选择等有关。

（3）彩色多普勒血流会聚法测定反流量：二尖瓣关闭不全时，大量左心室血通过狭小的反流口反流入左心房中，在反流口的左心室侧形成血流会聚区，根据此血流会聚区的大小可定量计算二尖瓣反流量，其计算公式为：

$$Q = 2 \times \pi \times R^2 \times AV \times VTI/V$$

式中 Q 为反流量（mL），R 为血流会聚区半径（cm），AV 为 Nyquist 速度（cm/s），VTI 为二尖瓣反流频谱的速度时间积分（cm），V 为二尖瓣反流峰值流速（cm/s）。

最新的实时三维超声心动图除能对二尖瓣关闭不全的相关结构进行立体观测外，还可对二尖瓣反流束进行三维成像。这有利于客观评价反流束的起源、走行途径、方向及其截面，尤其对附壁的偏心性反流的评价更有价值。理论上讲，在三维成像基础上对反流束进行容量计算可使定量评估二尖瓣反流程度更具有可信度及客观性。但目前这一技术还未完全成熟普及，相信随着电子技术的进步，这一技术将在不远的将来真正应用于临床。

6. 频谱多普勒超声心动图

（1）二尖瓣舒张期血流频谱变化：由于舒张期左心房除排出由肺静脉回流血液外，尚需将收缩期二尖瓣反流的血液一并排出，故舒张期二尖瓣口血流速度较正常人增快。E 波峰值升高 > 1.3 m/s 时，提示反流严重。

（2）肺静脉血流频谱变化：肺静脉血流频谱在二尖瓣反流尤其是中重度反流时出现明显改变，收缩期正向 S 波低钝或消失并出现负向波形。

（3）主动脉瓣血流频谱变化：二尖瓣反流较重时，收缩期主动脉血流量减少，主动脉瓣血流频谱峰值降低、前移，减速支下降速度增快，射流持续时间缩短。在重度二尖瓣反流时，有可能仅记录到收缩早中期的主动脉瓣血流信号。当收缩期主动脉流速低于舒张期二尖瓣流速时，提示为重度反流。

（4）流量差值法测定反流量与反流分数：利用脉冲多普勒检测二尖瓣和主动脉瓣前向血流速度积分（VTImv 和 VTIav）并结合二维检测二尖瓣和主动脉瓣口面积（MVA 和 AVA），可以计算二尖瓣反流分数作为二尖瓣关闭不全的一种定量诊断参数。根据连续方程的原理，在无二尖瓣反流的患者中，通过主动脉血流量（AVF = AVA × VTIav）等于通过二尖瓣血流量（MVF=MVA × VTImv），而在单纯二尖瓣反流的患者中，主动脉血流量加上二尖瓣反流量才是全部左心室心搏量，亦即收缩期二尖瓣反流量应为舒张期二尖瓣前向血流量（代表总的每搏排血量）与收缩期主动脉瓣前向射血量（代表有效的每搏排血量）的差值，各瓣口血流量计算方法是各瓣口的多普勒速度时间积分乘以该瓣口的面积。由于反流量随心搏量变化而变化，瞬间测值代表性差，计算反流分数可克服此缺点。用公式表示为：

$$RF=\frac{(MVF-AVF)}{MVF}=1-\frac{AVF}{MVF}$$

RF 为反流分数。反流分数可具体计算出反流血流占每搏排血量的百分比，有较大的定量意义。这一评估反流程度的方法已得到临床与实验室的广泛验证，有较高的准确性。一般认为轻度反流者反流分数为 20% ~ 30%，中度反流者反流分数为 30% ~ 50%，重度反流者反流分数为 > 50%，其结果与左心室造影存在良好相关性，相关系数为 0.82。但此方法也有其局限性：①必须排除主动脉瓣反流。②当二尖瓣口变形严重时需进行瓣口面积的校正，或应改用二尖瓣环水平计算流量。③计算步骤烦琐，需要参数值较多，测算差错的概率增加。④对于轻度二尖瓣反流不敏感。

（5）流量差值法测算有效反流口面积：有效反流口面积（effective regurgitant orifice area；EROA）不受腔内压力变化的影响，故而逐渐受到临床重视。由上述流量差值法可进一步计算有效反流口面积，具体计算公式为：

$$EROA=\frac{(MVF-AVF)}{VTI}$$

公式中 EROA 为二尖瓣反流口有效面积，VTI 为二尖瓣反流流速积分。有效反流口面积大小与反流程度的关系见彩色多普勒一节中血流会聚法测定 EROA 的相关论述。

（6）连续多普勒频谱特征：连续多普勒取样线通过二尖瓣口可记录到收缩期负向、单峰、充填、灰度较深、轮廓清晰完整的反流频谱，在左心室和左心房压力正常者，在整个收缩期均存在着较高的压力阶差，因此频谱的加速支和减速支均较陡直，顶峰圆钝，频谱轮廓近于对称。左心室收缩功能减退者，左心室压力上升迟缓，故频谱的加速支上升缓慢，流速相对于心功能正常者减低。左心室收缩功能正常情况下，二尖瓣关闭不全的反流频谱峰值速度一般均超过 4 m/s。反流量大、左心房收缩期压力迅速升高者，左心室 – 左心房间压差于收缩中期迅速减低，故频谱曲线减速提前，顶峰变尖、前移，加速时间短于减速时间，曲线变为不对称的三角形。

（四）诊断要点及鉴别诊断

二尖瓣反流的定性诊断并不困难。诊断要点是彩色多普勒超声和频谱多普勒超声在收缩期发现起自二尖瓣口左心室侧进入左心房的异常血流。罕见碰到需要与之鉴别的病变。极少数情况下，需要与位于二尖瓣口附近的主动脉窦瘤破入左心房以及冠状动脉左心房瘘相鉴别。前者的鉴别点在于异常血流呈双期连续性，后者的鉴别点在于异常血流以舒张期为主。加上相应的主动脉窦和冠状动脉结构形态异常不难作出鉴别。

第二节 三尖瓣疾病超声诊断

大量临床实践表明，三尖瓣狭窄与关闭不全时缺乏特异性症状与体征，多普勒超声心动图是诊断三尖瓣疾病的首选方法，具有极高的敏感性与特异性，可正确判断病因和病变程度，为治疗提供重要诊断依据。

一、三尖瓣狭窄

三尖瓣狭窄较少见，主要由慢性风湿性心脏病所致，常合并有二尖瓣或（和）主动脉瓣病变。其他少见病因包括先天性三尖瓣畸形、后天性系统性红斑狼疮、类癌综合征、右心房黏液瘤、心内膜弹力纤维增生症和心内膜纤维化等。病理解剖发现器质性三尖瓣病变约占慢性风湿性心脏病的 10% ~ 15%，但临床仅靠症状和体征的诊断率约为 1.7% ~ 5%。随着多普勒超声心动图的广泛应用和手术方式的进步，临床诊断率已大幅提高。

（一）病理解剖与血流动力学改变

风湿性三尖瓣狭窄时病理改变为三尖瓣叶增厚、纤维化及交界处粘连，使瓣口面积减小，舒张期由右心房流入右心室的血流受阻，造成右心室充盈减少，右心排血量减低。同时瓣口狭窄致右心房血流瘀滞，右心房压力逐渐升高，超过 0.67 kPa（5 mmHg）时可引起体循环回流受阻，出现颈静脉怒张、肝大、腹水和水肿。由于正常三尖瓣口面积达 6 ~ 8 cm^2，轻度缩小不致引起血流梗阻，通常认为当减小至 2 cm^2 时方引起明显的血流动力学改变。

（二）超声心动图表现

1. M 型超声心动图

三尖瓣狭窄造成右心室充盈障碍，舒张期压力上升缓慢，推动三尖瓣前叶向后漂移的力量减弱，致使三尖瓣 EF 段下降减慢，常 $<$ 40 mm/s（正常为 60 ~ 125 mm/s），典型者曲线回声增强、增粗，呈“城墙样”改变。但轻度狭窄者常难以见到典型曲线改变。

2. 二维超声心动图

三尖瓣回声增强、增厚，尤以瓣尖明显。前叶活动受限，瓣体于舒张期呈圆顶状膨出，后叶和隔叶活动度减小。瓣膜开口减小，前叶与隔叶间的开放距离减小。腱索和乳头肌回声可增粗缩短。右心房呈球形扩大，房间隔向左侧弯曲。下腔静脉可见增宽。

3. 三维超声心动图改变

二维超声心动图不能同时显示三尖瓣的 3 个瓣膜，因此无法同时显示 3 个瓣膜的几何形态及其病变特征。实时三维超声心动图可以从右心室面清晰地观察三尖瓣的表面及交界。

4. 彩色超声多普勒

（1）M 型彩色多普勒：可显示舒张期右心室腔内红色为主、间杂有蓝白色斑点的血流信号，起始于三尖瓣 E 峰处，终止于 A 峰，持续整个舒张期。

（2）二维彩色多普勒血流成像：在狭窄的三尖瓣口处，舒张期见一窄细血流束射入右心室，射流距较短，一般显示为红色，中央部间有蓝、白色斑点。吸气时射流束彩色亮度明显增加，呼气时彩色亮度减弱。

5. 频谱多普勒

（1）脉冲型频谱多普勒：可记录到狭窄所致的舒张期正向射流频谱。频谱形态与二尖瓣狭窄相似，但流速较低，一般不超过 1.5 m/s（正常三尖瓣流速为 0.30 ~ 0.70 m/s），吸气时出现 E 波升高，呼气时流速下降。

（2）连续型频谱多普勒：频谱形态与脉冲多普勒相似。许多学者应用与研究二尖瓣狭窄相似的方法估测三尖瓣狭窄的程度。

（三）鉴别诊断

（1）右心功能不良时，三尖瓣活动幅度可减小，EF 斜率延缓，但无瓣叶的增厚粘连，三尖瓣口不会探及高速射流信号。

（2）房间隔缺损与三尖瓣反流时，因三尖瓣口流量增大，舒张期血流速度可增快，但通过瓣口的彩色血流束是增宽而非狭窄的射流束，脉冲多普勒显示流速的增加并不局限于三尖瓣口，而是贯穿整个右心室流出道。E 波的下降斜率正常或仅轻度延长。

二、三尖瓣关闭不全

三尖瓣关闭不全亦称为三尖瓣反流，三尖瓣的器质性病变或功能性改变均可导致三尖瓣关闭不全。由右心室扩大、三尖瓣环扩张引起的功能性关闭不全最为常见。凡有右心室收缩压增高的心脏病皆可继发功能性三尖瓣关闭不全，如重度二尖瓣狭窄、先天性肺动脉瓣狭窄、右心室心肌梗死、艾森曼格综合征、肺源性心脏病等。器质性三尖瓣关闭不全的病因可为先天畸形或后天性疾病。先天畸形（如 Ebstein 畸形、心内膜垫缺损等）将在有关章节中详述；而在后天性器质性三尖瓣关闭不全中，风湿性心脏病是主要病因，其次为感染性心内膜炎、外伤、瓣膜脱垂综合征等所引起。近年来，由于静脉吸毒、埋藏起搏器、机械肺通气、室间隔缺损封堵术引起的三尖瓣关闭不全有上升趋势。

大量临床研究发现，应用多普勒超声在许多正常人中（35% 以上）发现轻度三尖瓣反流，称之为生理性反流。据报道儿童和老年人的检出率高于青壮年人。经食管超声心动图的检出率高于经胸检查。

（一）病理解剖与血流动力学改变

风湿性心脏病、感染性心内膜炎等疾病累及三尖瓣时所产生的病理解剖学改变与二尖瓣相似。而在功能性三尖瓣关闭不全时，瓣叶并无明显病变，瓣环因右心室收缩压升高、右心室扩大而产生继发性扩张，乳头肌向心尖和外侧移位，致使瓣叶不能很好闭合。在收缩期，右心室血液沿着关闭不全的瓣口反流入右心房，使右心房压力增高并扩大，周围静脉回流受阻可引起腔静脉和肝静脉扩张，肝淤血肿大、腹水和水肿。在舒张期，右心室同时接受腔静脉回流的血液和反流入右心房的血液，容量负荷过重而扩张，严重者将导致右心衰竭。反流造成收缩期进入肺动脉的血流减少，可使肺动脉高压在一定程度上得到缓解。

（二）超声心动图表现

1. M 型超声心动图

除出现原发病变的 M 型曲线改变外，常见三尖瓣 E 峰幅度增大，开放与关闭速度增快。由腱索或乳头肌断裂造成者，可见瓣叶收缩期高速颤动现象。右心房室内径均增大，严重的右心室容量负荷过重可造成室间隔与左心室后壁呈同向运动。由肺动脉高压引起者可见肺动脉瓣 a 波消失，收缩期呈“W”形曲线。下腔静脉可因血液反流而增宽，可达 24 mm ± 4 mm（正常 18 mm ± 4 mm），严重时可见收缩期扩张现象。

2. 二维超声心动图

三尖瓣活动幅度增大，收缩期瓣叶不能完全合拢，有时可见对合错位或裂隙（需注意除外声束入射方向造成的伪像）。由风湿性心脏病所致者瓣叶可见轻度增厚，回声增强。有赘生物附着时呈现蓬草样杂乱疏松的强回声。瓣膜脱垂时可见关闭点超越三尖瓣环的连线水平，或呈挥鞭样活动。右心房、右心室及三尖瓣环均见扩张。下腔静脉及肝静脉可见增宽。

3. 三维超声心动图

应用实时三维超声心动图可对三尖瓣环、瓣叶及瓣下结构的立体形态进行观察。有学者应用实时三维超声心动图研究正常人三尖瓣环的形态，沿瓣环选择 8 个点，分别测量这些点随心动周期的运动，发现三尖瓣环为一个复杂的非平面结构，不同于二尖瓣环的“马鞍形”结构，从心房角度看最高点位于瓣环前间隔位置，最低点位于瓣环后间隔位置。另有学者发现在右心衰竭或慢性右心室扩张时三尖瓣环呈倾斜角度向侧方扩张，几何形态与正常三尖瓣有显著性差异。分析三尖瓣环运动和右心室收缩功能之间的关系，发现两者有很好的相关性。这些研究在一定程度上加深了对三尖瓣反流机制的认识。对反流束的三维容积测定有望成为定量诊断的新途径。

4. 经食管超声心动图

经胸超声心动图基本可满足三尖瓣关闭不全的诊断需求，经食管超声心动图仅用于经胸超声图像质量不佳，或需要观察心房内有无血栓以及三尖瓣位人工瓣的评价。经食管超声心动图可从不同的视角观察三尖瓣的形态与活动，所显示三尖瓣关闭不全的征象与经胸超声检查相似，但更为清晰。

5. 彩色多普勒

（1）M型彩色多普勒：在三尖瓣波群上，可见CD段下出现蓝色反流信号。多数病例反流起始于三尖瓣关闭点（C点），终止于三尖瓣开放点（D点）。三尖瓣脱垂时，反流可起于收缩中、晚期。在房室传导阻滞患者中，偶见三尖瓣反流出现于舒张中、晚期。这是由于房室传导延缓，导致舒张期延长，心室过度充盈，舒张压力升高；而心房收缩过后，心房压迅速降低，故心室压力相对升高，造成房室压差逆转，推动右心室血流沿着半关闭的三尖瓣返回右心房。

在下腔静脉波群上，正常人与轻度三尖瓣关闭不全者，肝静脉内均显示为蓝色血流信号，代表正常肝静脉的向心回流。在较严重的三尖瓣关闭不全时，收缩中、晚期（心电图ST中后段及T波处）因右心室血液反流，右心房与下腔静脉压力上升，故肝静脉内出现红色血流信号，但舒张期仍为蓝色血流信号。

（2）二维彩色多普勒：三尖瓣关闭不全时，收缩期可见反流束自三尖瓣关闭点处起始，射向右心房中部或沿房间隔走行。在肺动脉压正常或右心衰竭患者，反流束主要显示为蓝色，中央部色彩鲜亮，周缘渐暗淡。继发于肺动脉高压且右心室收缩功能良好者，反流速度较快，方向不一，呈现五彩镶嵌的收缩期湍流（图5-12）。在较严重的三尖瓣反流病例，肝静脉内可见收缩期反流，呈对向探头的红色血流信号；舒张期肝静脉血仍向心回流，呈背离探头的蓝色血流信号，因随心脏舒缩，肝静脉内红蓝两色血流信号交替出现。在胸骨上窝扫查上腔静脉时，亦可见类似现象。

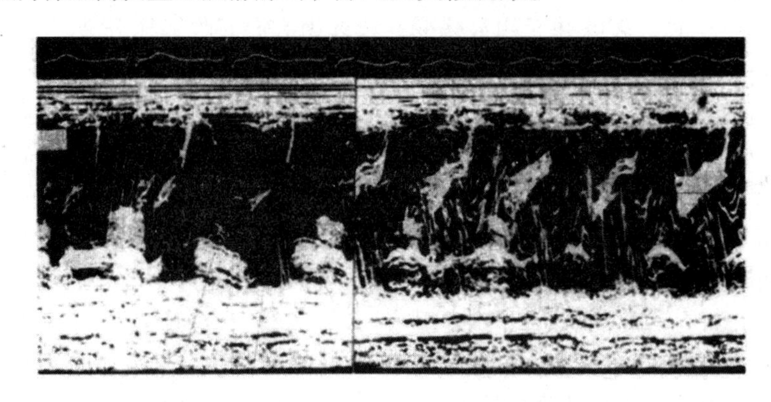

图5-12 三尖瓣关闭不全声学造影三尖瓣曲线

注射过氧化氢溶液后，右心房、室内可见造影剂反射，收缩期见造影剂由右心室穿过三尖瓣反流至右心房，形成与CD段交叉的流线

6. 频谱多普勒

（1）脉冲型频谱多普勒：在三尖瓣反流时，脉冲多普勒频谱主要出现以下3种异常：①右心房内出现收缩期反流信号：在三尖瓣关闭不全时，右心房内可记录到收缩期负向、频率失真的湍流频谱，为离散度较大的单峰实填波形，可持续整个收缩期，或仅见于收缩中、晚期。②腔静脉、肝静脉内出现收缩期反流信号：正常的肝静脉血流频谱呈3峰窄带波形，第一峰（S峰）发生于收缩期，第二峰（D峰）发生于舒张期，均呈负向，S峰高于D峰。在D峰与下一S峰间，可见一正向小峰（A峰），由心房收缩所致。在轻度三尖瓣反流时，频谱与正常人相似，但在中重度反流时，由于右心房内反流血液的影响，收缩期负向S峰变为正向，D峰仍为负向，但峰值增大。上腔静脉血流频谱与肝静脉血流变化相似；下腔静脉血流方向与上述相反，反流较重时出现负向S峰，D峰为正向，但由于下腔静脉血流与声束间角度过大，常难以获得满意的频谱图。③三尖瓣舒张期血流速度增快：在三尖瓣关闭不全较重时，通过瓣口的血流量增加，流速亦增快，故频谱中E峰值增高。

（2）连续型频谱多普勒：三尖瓣关闭不全时，连续多普勒在三尖瓣口可记录到清晰的反流频谱，其特征是：①反流时相：绝大多数三尖瓣反流频谱起自收缩早期，少数病例起于收缩中、晚期，反流多持续全收缩期乃至等容舒张期，直至三尖瓣开放时方才停止。②反流方向：自右心室向右心房，故频谱为负向。③反流速度：最大反流速度通常为 2 ～ 4 m/s。④频谱形态：反流频谱为负向单峰曲线，峰顶圆钝，频谱上升与下降支轮廓近于对称。在右心室功能减低者，由于收缩期右心室压力上升缓慢，频谱上升支加速度减低，呈现不对称轮廓。⑤离散幅度：反流频谱离散度较大，呈实填的抛物线形曲线，轮廓甚光滑。

7. 心脏声学造影

经周围静脉注射声学造影剂后，四腔心切面显示云雾影首先出现于右心房，而后心室舒张，三尖瓣开放，造影剂随血流到达右心室。当三尖瓣关闭不全时，收缩期右心室内部分造影剂随血流经过瓣叶间的缝隙退回右心房而形成反流。这种舒张期流向右心室，收缩期又退回右心房的特殊往返运动，称为造影剂穿梭现象，此为三尖瓣关闭不全声学造影的一个重要特征。M 型曲线显示造影剂强回声从右心室侧穿过三尖瓣 CD 段向右心房侧快速运行，当加快 M 型扫描速度时，其活动轨迹更易于观察（图 5-12）。为观察下腔静脉有无反流血液，应由上肢静脉注射造影剂。显示下腔静脉长轴切面时，可见收缩期造影剂强回声从右心房流入下腔静脉。

（三）鉴别诊断

1. 生理性与病理性三尖瓣反流的鉴别

最重要的鉴别点是二维超声心动图显示生理性反流无心脏形态及瓣膜活动的异常。其次，生理性三尖瓣反流多发生于收缩早期，持续时间较短，反流束范围局限，最大长度 < 1 cm，最大流速 < 2 m/s。

2. 器质性与功能性三尖瓣反流的鉴别

鉴别的关键点是二维超声心动图显示三尖瓣本身有无形态学的改变，如增厚、脱垂、附着点下移等。功能性三尖瓣反流时瓣叶形态可保持正常，但瓣环扩张。连续多普勒测定反流的最大流速亦可作为鉴别参考：器质性三尖瓣反流的流速极少 > 2.7 m/s，而功能性反流速度常 > 3.5 m/s。

第六章

骨关节、四肢及脊柱疾病 CT 诊断

第一节 正常骨关节、四肢及脊柱 CT 表现

一、正常骨

人体骨骼因形态而异分为长骨、短骨、扁骨和不规则骨，但结构大致相同，均由骨膜、骨皮质、骨松质和骨髓腔组成。现以长骨为例叙述其 CT 表现。在正常情况下 CT 图像不能显示骨膜。骨皮质呈极高密度的环状、线状或带状影，CT 值可达数百到 1 000 HU 以上，骨皮质外缘较光整，内缘可略不整齐。骨松质由高密度的骨小梁和低密度的骨髓间隙组成，在干骺端尤为明显，CT 图像上显示为高密度的骨小梁纵横交错构成细密的网状影，网格内是低密度的骨髓组织。骨髓腔内含有多量脂肪为均匀的低密度区，在骨干中段尤为典型，小儿含有红髓为软组织密度影。小儿骨骺 CT 上为软组织密度影，其中骨化中心的结构和密度类似于骺端，骺线在 CT 片上的密度和与骺软骨相似。

二、正常关节

关节为两骨或数骨的连接部分，关节的正常解剖结构包括关节骨端、关节腔、关节囊、关节骨端被覆的关节软骨、关节囊内层衬以的滑膜、关节腔内的少量滑液。有些关节如膝关节内还有交叉韧带和半月板。关节骨端由组成关节的骨端的骨皮质构成，CT 图像上显示为高密度结构，被覆的关节软骨 CT 不能使其显影；关节腔在 CT 矢状面和冠状面重建图像上显示为低密度的间隙，膝关节软骨在 CT 横断面上显示为轮廓光整，密度均匀的“C”形或“O”形结构，在矢状和冠状重建图像上为领结状或三角形均匀密度影，CT 值在 70 ~ 90 HU。关节囊在 CT 上呈窄条状软组织密度影，厚约 3 mm。滑膜在 CT 图像上通常不能显示。某些大的关节如膝关节、髋关节在适当调节窗位和窗宽时可观察到关节周围韧带的断面，为线条状或短的带状软组织影，CT 密度与肌肉相仿。

三、正常脊柱

脊柱由脊椎和其间的椎间盘所组成。除寰椎外，每个脊椎分椎体及椎弓两部分。椎弓由椎弓根、椎弓板、棘突、横突和上下关节突组成。同侧上下两个关节突组成脊椎小关节，有关节软骨和关节囊。椎间盘由髓核与纤维环组成。椎体与椎弓形成椎孔，上下椎孔相连椎管，内容脊髓及其被膜。

（一）椎体

在脊椎 CT 横断像上，椎体在骨窗上显示为由周边薄层骨皮质包绕的海绵状松质骨结构。椎体自颈

椎、胸椎至腰椎其体积逐渐增大。由椎体、椎弓根和椎弓板构成椎管骨环，硬膜囊居椎管中央，呈低密度影，与周围结构有较好的对比。在 CT 图像上可对椎管的矢状径和横径及横断面上的椎管面积进行测量，一般认为椎管的矢状径（前后径）测量较为重要。正常颈椎其下部颈段矢状径的下限为 12 mm，C_1 和 C_2 的矢状径下限分别为 16 mm 和 15 mm，其正常矢状径的上限在 C_1 为 27mm，下部颈段为 21 mm。胸段椎管的大小相对较为一致，略呈圆形，前后径和横径相似，其矢状径平均为 14 ~ 15 mm。正常腰段椎管在 CT 上测得矢状径可以从 15 ~ 25 mm，通常腰 4 及腰 5 节段的矢状径大于腰 1 ~ 3 节段，椎管之横径和横断面积也是以下部腰段较上部腰段稍大。黄韧带为软组织密度，附着在椎弓板和关节突的内侧，正常厚 2 ~ 4 mm。腰段神经根位于硬膜囊前外侧，呈圆形中等密度影，两侧对称。侧隐窝呈漏斗状，其前方是椎体后外面，后方为上关节突，侧方为椎弓根内壁，其前后径不 < 3 mm，隐窝内有穿出的神经根。

（二）椎间盘

椎间盘由髓核与纤维环组成，表现为均匀的软组织密度影，CT 值为 50 ~ 110 HU。通常 CT 上椎间盘的周缘密度比中央高，主要因为周缘含有大量纤维组织及与邻近椎体终板相连的部分容积效应所致。

（三）椎间小关节及韧带

椎间小关节和由上、下关节突构成的关节突关节，在 CT 上表现为相邻关节突皮质间的狭窄间隙；正常关节突关节的间隙为 2 ~ 4 mm，包括其间的关节软骨和真正的关节间隙。矢状面和冠状面的图像重建可帮助显示这些小关节。

前纵韧带覆盖着椎体和椎间盘的前缘和侧缘，后纵韧带覆盖着椎体和椎间盘的后缘。黄韧带附着在椎弓板和关节突的内侧，正常厚 2 ~ 4 mm，其在 CT 上的密度介于鞘膜囊和椎间盘之间，与肌肉的 CT 值相似。棘间韧带和棘突的后方为纵行的棘上韧带。

（四）脊髓

脊髓位于椎管的中央，在蛛网膜下隙内脑脊液的衬托下可在 CT 上显示脊髓的形态结构，增强扫描可使脊髓的形态显得更清楚。颈髓的前后径，从颈 3 ~ 7 前后径大致相似，平均为 6 ~ 7 mm。胸髓在横断面上呈圆形，前后径平均为 7.5 ~ 8.5 mm，在 $T_{9~12}$ 椎体节段胸髓其前后径可相对稍增粗，增粗段可略向头端上移或向尾端下移，依脊髓终端的平面而有所不同。在过了腰膨大段后，脊髓变细并形成脊髓圆锥。在骨性椎管和硬脊膜之间为硬膜外间隙，硬脊膜与蛛网膜间的潜在腔隙为硬膜下腔，蛛网膜内侧为蛛网膜下隙。硬膜外间隙含有神经、血管、脂肪和结缔组织。椎内静脉丛密布于椎管的骨膜和硬脊膜之间，可分为前、后两部。由于在神经孔附近存有较多的脂肪组织，在低密度的脂肪结构衬托下，常可使脊神经及其根鞘在这些部位得以显示。硬膜和与其紧密相贴的蛛网膜围绕着蛛网膜下隙形成了一管状结构，这些结构连同硬膜外的血管、结缔组织等由于在 CT 上的密度大致相似，在横断层上表现为在脑脊液和骨性椎管间的一薄层的环状结构。椎管造影 CT 检查可显示脊髓、神经根和终丝等的形态，由于是有创检查，现在很少用，多由 MRI 代替。

四、软组织

CT 平扫可清楚显示皮肤层、皮下及肌间隙脂肪组织、筋膜和骨周围的肌肉肌腱及其走行其中的大的血管、神经等软组织结构。最外围皮肤层呈环状软组织密度影，厚 1 ~ 2 mm，均匀而连续。脂肪组织密度极低，CT 值在 - 80 HU ~ - 130 HU，大部分位于皮下，与皮肤间对比明显，部分脂肪组织位于肌肉及筋膜间隙。肌肉为软组织密度，CT 值约 40 HU，每块肌肉之间分界清楚，被含脂肪的低密度筋膜分隔。走行在肌间和皮下的神经血管在 CT 平扫时也为软组织密度。CT 增强后扫描可显示脂肪组织无明显强化，肌肉明显强化，血管显著强化，呈圆点状或条状高密度影。关节软骨在平扫和增强上均为中等密度。骨髓因脂肪成分而表现为低密度（图 6–1）。

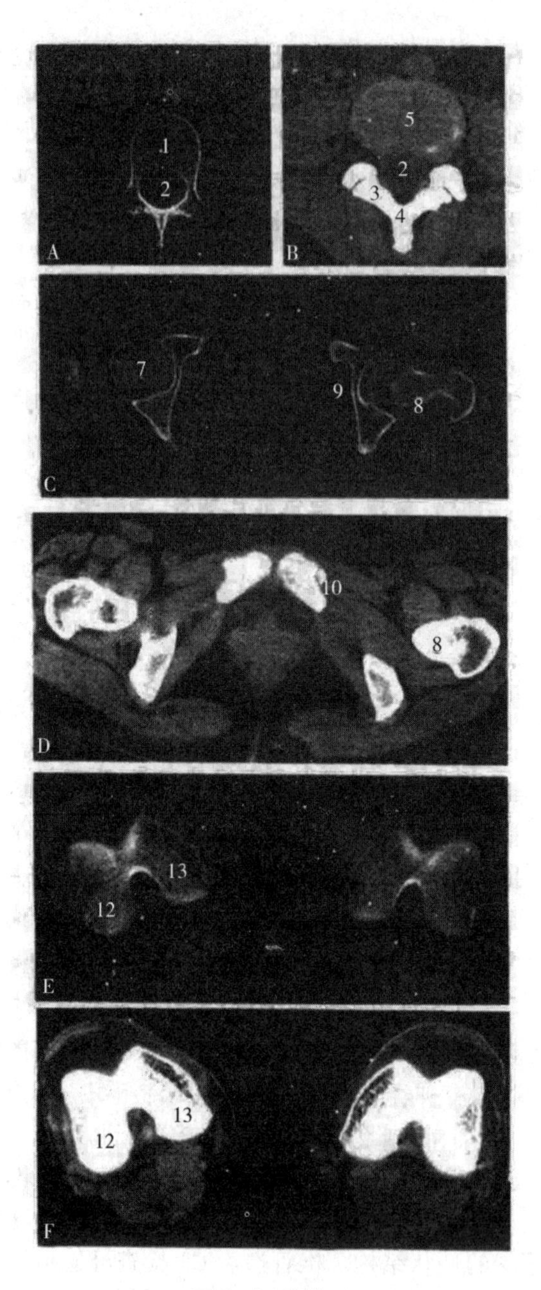

图 6-1 脊椎

A、B. 正常腰椎；C、D. 正常髋部层面；E、F. 正常膝关节上方层面 1. 椎体；2. 脊髓；3. 椎弓根；4. 棘突；5. 椎间盘；6. 腰大肌；7. 股骨头；8. 股骨颈；9. 髋臼；10. 耻骨；n. 髂骨；12. 外侧髁；13. 内侧髁

第二节 基本病变 CT 表现

一、骨与软组织

（一）骨质疏松

骨质疏松是指单位体积内正常钙化的骨组织减少，即骨组织的有机成分和钙盐含量减少，但其比例仍正常。组织学变化是骨皮质变薄，哈氏管扩大和骨小梁减少。骨质疏松的 X 线表现主要是骨密度减低。在长骨可见骨松质中骨小梁变细、减少、间隙增宽，骨皮质出现分层和变薄现象。在脊椎，椎体内结构呈纵形条纹，周围骨皮质变薄，严重时，椎体内结构消失。椎体有时可压缩呈楔状。疏松的骨骼易发生骨折。骨质疏松的 CT 表现和征象评价与 X 线表现基本相同，但可用 QCT 的方法量化测定。骨质疏松见

于多种疾病。广泛性骨质疏松主要是由于成骨减少，老年、绝经期后妇女营养不良、代谢或内分泌障碍可继发骨质疏松。局限性骨质疏松多见于骨折后、感染、恶性骨肿瘤等和因关节活动障碍而继发骨质疏松。只根据骨质疏松，难以对病因做出判断。

（二）骨质软化

骨质软化是指单位体积内骨组织有机成分正常，骨矿物质含量减少，因此，骨内的钙盐含量降低，骨发生软化。组织学上显示骨样组织钙化不足，常见骨小梁中央部分钙化，而外面围一层未钙化的骨样组织。骨质软化主要是由于骨内钙盐减少而引起的骨密度减低，以腰椎和骨盆最为明显。与骨质疏松不同的是骨小梁和骨皮质边缘模糊，系因骨组织内含有大量未经钙化的骨样组织所致。由于骨质软化，承重骨骼常发生各种变形，如膝内翻、三叶形骨盆等。此外，还可见假骨折线，表现为宽 1 ~ 2 mm 的光滑透明线，与骨皮质垂直，边缘稍致密，好发于耻骨支、肱骨、股骨上段和胫骨等。在成骨过程中，骨样组织的钙盐沉积发生障碍，即可引起骨质软化。造成钙盐沉积不足的原因可以是维生素 D 缺乏，肠道吸收功能减退，肾排泄钙磷过多和碱性磷酸酶活力减低。骨质软化系全身性骨病，发生于生长期为佝偻病，于成年为骨软化症。亦可见于其他代谢性骨疾患。

（三）骨质破坏

骨质破坏是局部骨质为病理组织所代替而造成的正常骨组织消失。可以由病理组织本身或由其引起的破骨细胞生成和活动增强所致，骨松质或骨皮质均可发生破坏。CT 易于区分骨松质和骨皮质的破坏。骨松质的破坏表现为斑片状松质骨缺损区；骨皮质破坏表现为其内的筛孔样破坏和其内外表面的不规则虫蚀样改变、骨皮质变薄或斑块状的骨皮质缺损。骨质破坏见于炎症、肉芽肿、肿瘤或肿瘤样病变。如炎症的急性期或恶性肿瘤，骨质破坏常较迅速，轮廓多不规则，边界模糊。炎症的慢性期或良性骨肿瘤，则骨质破坏进展缓慢，边界清楚，有时还可见致密带状影围绕，且可使局部骨骼轮廓膨胀等。骨质破坏是骨骼疾病的重要 CT 征象，观察破坏区的部位、数目、大小、形状、边界和邻近骨质、骨膜、软组织的反应等，进行综合分析，对病因诊断有较大的帮助。

（四）骨质增生硬化

骨质增生硬化是单位体积内骨量增多，组织学上可见骨皮质增厚、骨小梁增粗增多，这是成骨增多或破骨减少或两者同时存在所致。大多是因病变影响成骨细胞活动所致，属于机体代偿性反应，少数是因病变本身成骨，如肿瘤细胞成骨。骨质增生硬化的 X 线表现是骨质密度增高，伴有或不伴有骨骼的增大。骨小梁增粗、增多、密集，骨皮质增厚、致密，明显者则难以分清骨皮质与骨松质。发生于长骨者可见骨干粗大，骨髓腔变窄或消失。骨质增生硬化的 GT 表现与其 X 线平片的表现相似。骨质增生，硬化见于多种疾病。多数是局限性骨增生，见于慢性炎症、外伤和某些原发性骨肿瘤，如骨肉瘤、成骨性转移瘤。少数为普遍性骨增生，骨皮质与骨松质多同时受累，亦见于某些代谢或内分泌障碍如甲状旁腺功能低下或中毒性疾病，如氟中毒。

（五）骨膜增生

骨膜增生又称骨膜反应，是因骨膜受刺激，骨膜内层成骨细胞活动增加形成骨膜新生骨，通常表示有病变存在。组织学上，可见骨膜内层成骨细胞增多，有新生的骨小梁。骨膜增生的 CT 表现 X 线相同，在早期是一段长短不定、与骨皮质平行的细线状致密影，与骨皮质间可见 1 ~ 2 mm 宽的透亮间隙。继而骨膜新生骨增厚，常见的有与骨皮质表面平行排列的线状，层状或花边状骨膜反应。骨膜增生的厚度与范围同病变发生的部位、性质和发展阶段有关。一般发生于长骨骨干的较明显，炎症较广泛，而肿瘤较局限。随着病变的好转与痊愈，骨膜增生可变得致密，逐渐与骨皮质融合，表现为皮质增厚。如引起骨膜反应的病变进展，已形成的骨膜新生骨可被破坏，破坏区两侧的残留骨膜新生骨呈三角形，称为 Codman 三角。痊愈后，骨膜新生骨还可逐渐被吸收。骨膜增生多见于炎症、肿瘤、外伤、骨膜下出血等。只根据骨膜增生的形态，不能确定病变的性质，需结合其他表现才能做出判断。在恶性骨肿瘤中，骨膜增生可受肿瘤侵蚀而被破坏。

（六）骨内与软骨内钙化

骨内与软骨内钙化原发于骨的软骨类肿瘤可出现肿瘤软骨内钙化，骨梗死所致骨质坏死可出现骨髓内钙化，少数关节软骨或椎间盘软骨退行性变也可出现软骨钙化。CT 表现为颗粒状或小环状无结构的致密影，分布较局限。

（七）骨质坏死

骨质坏死是骨组织局部代谢的停止，坏死的骨质称为死骨。形成死骨的原因主要是血液供应的中断。组织学上是骨细胞死亡、消失和骨髓液化、萎缩。死骨的 CT 表现是骨质局限性密度增高。其原因：一是死骨骨小梁表面有新骨形成。骨小梁增粗，骨髓内亦有新骨形成，即绝对密度增高；二是死骨周围骨质被吸收，或在肉芽、脓液包绕衬托下，死骨亦显示为相对高密度。死骨的形态因疾病的发展阶段不同而不同，并随时间延长而逐渐被吸收。骨质坏死多见于慢性化脓性骨髓炎，也见于骨缺血性坏死和外伤骨折后。

（八）矿物质沉积

铅、磷、铋等进入体内，大部沉积于骨内，在生长期主要沉积于生长较快的干骺端。X 线表现为多条横行相互平行的致密带，厚薄不一。于成年则不易显示。氟进入人体过多，可激起成骨活跃，使骨量增多。亦可引起破骨活动增加，骨样组织增多，发生骨质疏松或软化。氟与骨基质中钙质结合称为氟骨症。骨质结构变化以躯干骨为明显，有的 X 线表现为骨小梁粗糙、紊乱，而骨密度增高。

（九）骨骼变形

多与骨骼大小改变并存，可累及一骨、多骨或全身骨骼。局部病变或全身性疾病均可引起。如骨肿瘤可使骨局部膨大、变形；发育畸形可使一侧骨骼增大；脑垂体功能亢进使全身骨骼增大；骨软化症和成骨不全使全身骨骼变形。

（十）周围软组织病变

骨和肌肉系统的软组织，包括肌肉、血管、神经、关节囊、关节软骨等。对软组织病变的观察，CT 明显优于 X 线。CT 上水肿表现为局部肌肉肿胀、肌间隙模糊，密度正常或略低，邻近的皮下脂肪层密度增高并可出现网状影。血肿表现为边界清楚或不清楚的高密度区。软组织肿块在 CT 上易于观察，肿块的密度可均匀或不均匀，边缘可光整或不规则，肿块的边界常能清楚显示。软组织或软组织肿块的坏死表现为类圆形或不规则形低密度区，单发或多发，并可因出血或坏死组织碎屑的沉积而出现液—液平面，其上层为液体呈水样密度，下层为沉积的坏死组织或血细胞而呈较高密度。脂肪瘤因其密度与脂肪组织相似而易于诊断，肿瘤或病变内含的脂肪成分也可通过测量其 CT 值而得以确认。开放损伤、产气细菌的感染，于皮下或肌纤维间可见气体。软组织肿瘤或恶性骨肿瘤侵犯软组织，可见软组织肿块影。肢体运动长期受限，可见肢体变细、肌肉萎缩变薄。增强扫描可区别血管和血供丰富的病变。如需做细致地观察，则可做 MRI 检查。

二、关节

CT 能很好显示关节骨端和骨性关节面，后者表现为线样高密度影。关节软骨常不能显示。在适当的窗宽和窗位时，可见关节囊、周围肌肉和囊内外韧带的断面，这些结构均呈中等密度影。膝关节半月板在横断面上可以显示，表现为轮廓光滑、密度均匀的“C”形或“O”形结构，其 CT 值为 60 ~ 90 HU。正常关节腔内的少量液体在 CT 上，难以辨认。关节间隙为关节骨端间的低密度影，有的关节在横断像上关节间隙难以显示，在矢状或冠状重建图像上关节间隙则显示得很清楚。关节病变的基本 CT 表现的病理基础和临床意义与其 X 线表现相同，但 CT 是断面显像且密度分辨率高于 X 线，因此关节病变的基本 CT 表现的形式和内容与 X 线表现有所不同。

（一）关节肿胀

关节肿胀常由于关节积液或关节囊及其周围软组织充血、水肿、出血和炎症所致。在 CT 上可见关节囊肿胀、增厚，关节腔内大量积液 CT 上表现为关节腔内水样密度影，如合并出血或积脓，其密度可较高。关节附近的滑膜囊积液在 CT 上呈关节邻近含液的囊状影。关节肿胀常见于关节炎症、外伤和出血性疾病。少量关节积液，关节囊肥厚，滑膜增厚均对关节病诊断有重要意义。

（二）关节破坏

关节破坏是骨性关节面骨质及其覆盖在其表面的关节软骨为病理组织侵犯、代替所致。CT 可清晰地显示骨性关节面骨质破坏，表现为骨性关节面连续性中断，能清楚地发现微细改变。对软骨破坏导致的关节间隙狭窄易于发现，尤其是与健侧对比时。对关节半脱位和变形显示更清楚。关节破坏是诊断关节疾病的重要依据。破坏的部位与进程因疾病而异。急性化脓性关节炎的软骨破坏开始于关节持重面，或从关节边缘侵及软骨下骨质，软骨与骨破坏范围可十分广泛。关节滑膜结核的软骨破坏常开始于边缘，逐渐累及骨质，表现为边缘部分的虫蚀状破坏。类风湿关节炎到晚期才引起关节破坏，也从边缘开始，多呈小囊状。

（三）关节退行性改变

关节退行性变早期始于软骨，为缓慢发生的软骨变性、坏死和溶解，并逐渐为纤维组织或纤维软骨所代替。软骨广泛坏死可引起关节间隙狭窄，继而造成骨性关节面骨质增生硬化，并于骨缘形成骨赘，关节囊肥厚、韧带骨化。关节退行性变的 CT 表现，早期主要是骨性关节面模糊、中断、消失。中晚期表现为关节间隙狭窄、软骨下骨质囊变，其大小不等，边缘清晰；骨性关节面局部增厚，边缘骨赘形成。不发生明显骨质破坏，一般无骨质疏松。关节真空是指关节腔内出现异常气体聚积，主要为氮气，腰椎最常见，其次为髋关节、膝关节、肩关节和耻骨联合。CT 的应用使关节真空的诊断率明显提高。主要表现为关节间隙内的低密度影像，CT 值极低，为- 200 HU 左右。气体范围大小不等，最大者充满椎间隙，小者如米粒大。故关节真空可以认为是某些关节退变的指征。关节软骨钙化、膝关节半月板，脊柱椎间盘发生率最高。由于 CT 分辨率高，腕关节三角软骨钙化亦能显示。除关节软骨钙化外，关节腔内还可见到滑膜钙化，以膝关节滑膜钙化为常见。关节退行性变多见于老年人，以承受体重的脊柱和骶、膝关节为明显，是机体衰退的表现。

（四）关节强直

关节强直可分为骨性与纤维性两种。骨性强直是关节明显破坏后，关节骨端由骨组织所连接。CT 和 X 线表现相同，关节间隙明显变窄或消失，并有骨小梁通过关节连接两侧骨端，多见于急性化脓性关节炎愈合后。纤维性强直也是关节破坏的后果，虽然关节活动消失，CT 能清楚显示与对侧关节间隙相比变狭窄，且无骨小梁贯穿，常见于关节结核。应对各个层面做仔细观察才能对关节强直情况做出全面的评价，诊断需结合对侧比较。

（五）关节脱位

关节脱位是指组成关节骨骼的脱离、错位。有完全脱位（原相对的关节面彼此不接触）和半脱位（相对的关节面尚有部分接触）两种，一般部位的关节脱位 X 线平片可做出诊断。CT 图像避免了组织的重叠，易于显示一些 X 线平片难以发现的关节脱位，如胸锁关节前、后脱位，骶髂关节脱位。任何关节疾病造成关节破坏后都可能发生关节脱位。第三节常见疾病诊断充满椎间隙，小者如米粒大。故关节真空可以认为是某些关节退变的指征。关节软骨钙化、膝关节半月板，脊柱椎间盘发生率最高。由于 CT 分辨率高，腕关节三角软骨钙化亦能显示。除关节软骨钙化外，关节腔内还可见到滑膜钙化，以膝关节滑膜钙化为常见。关节退行性变多见于老年人，以承受体重的脊柱和骶、膝关节为明显，是机体衰退的表现。

（四）关节强直

关节强直可分为骨性与纤维性两种。骨性强直是关节明显破坏后，关节骨端由骨组织所连接。CT 和 X 线表现相同，关节间隙明显变窄或消失，并有骨小梁通过关节连接两侧骨端，多见于急性化脓性关节炎愈合后。纤维性强直也是关节破坏的后果，虽然关节活动消失，CT 能清楚显示与对侧关节间隙相比变狭窄，且无骨小梁贯穿，常见于关节结核。应对各个层面做仔细观察才能对关节强直情况做出全面的评价，诊断需结合对侧比较。

（五）关节脱位

关节脱位是指组成关节骨骼的脱离、错位。有完全脱位（原相对的关节面彼此不接触）和半脱位（相对的关节面尚有部分接触）两种，一般部位的关节脱位 X 线平片可做出诊断。CT 图像避免了组织的重叠，易于显示一些 X 线平片难以发现的关节脱位，如胸锁关节前、后脱位，骶髂关节脱位。任何关节疾病造成关节破坏后都可能发生关节脱位。

第七章

胸部疾病 CT 诊断

第一节 气管支气管疾病

一、气管肿瘤

气管肿瘤较少见，绝大多数发生于成人，良性肿瘤以软骨瘤、乳头状瘤、纤维瘤、血管瘤和颗粒细胞母细胞瘤较常见，鳞状细胞乳头状瘤呈无蒂或乳头状结节性肿块局限于气管黏膜。气管恶性肿瘤少见，约占恶性肿瘤的 0.1%。在成人，气管恶性肿瘤多于良性肿瘤，鳞状上皮癌来自气管鳞状上皮最多见，其次为囊腺样癌，来自气管壁上黏液腺体。两者占气管恶性肿瘤之 80% ~ 90%。

气管肿瘤最好发的部位是气管下 1/3，鳞状细胞癌最多见于隆突上方 3 ~ 4 cm 之远段气管，其次为上段气管。临床症状多为非特异性的，主要为呼吸时有哮鸣音，严重者可发生呼吸困难，并有咳嗽、咯血等；接近声门部肿瘤可引起声音嘶哑，远段气管肿瘤可突入一侧支气管，引起气管阻塞；鳞状细胞癌和囊腺癌均可广泛转移至肺、肝和骨以及淋巴结。

CT 表现：CT 主要用于观察肿瘤侵犯气管的范围以及侵犯气管壁的深度。良性肿瘤境界清楚，呈带蒂或无蒂突向腔内，通常侵犯气管壁不深，钙化常见于软骨瘤和错构瘤恶性肿瘤显示气管壁受肿瘤浸润增厚（图 7–1），或气管壁上软组织密度肿块，气管之侧后壁为最常见部位，多数不带蒂，偏心生长，有时呈乳头状突向气管腔内，使气管腔呈不对称狭窄（图 7–2A）。30% ~ 40% 的恶性肿瘤直接向纵隔内扩展并侵犯纵隔结构。气管癌容易转移至纵隔内淋巴结（图 7–2）。

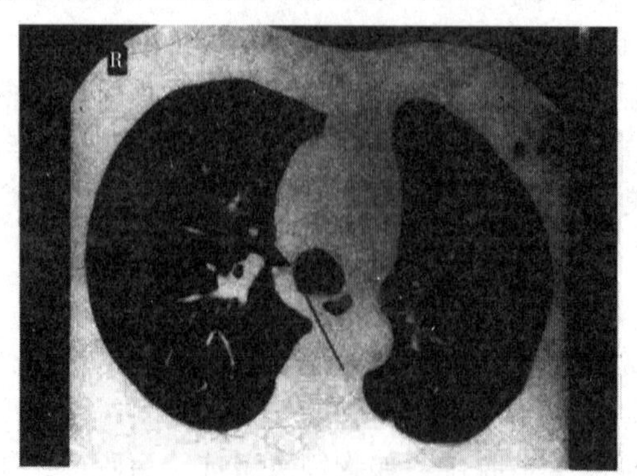

图 7–1 气管肿瘤

注：气管下段近隆突部右侧壁局限性稍隆起（↑），内表面欠光整，（气管镜）病理证实为气管鳞癌

CT 用以确定气管恶性肿瘤外科手术切除之可能性；有两个决定因素，一是气管上下侵犯的长度；二是气管侵犯的范围，在这两方面 CT 均优于普通 X 线。

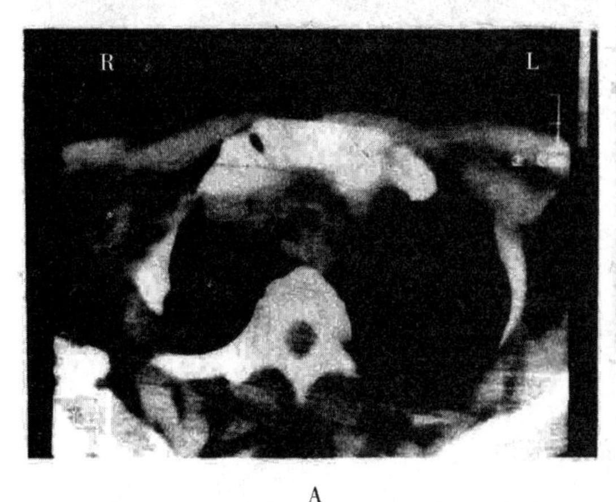

A

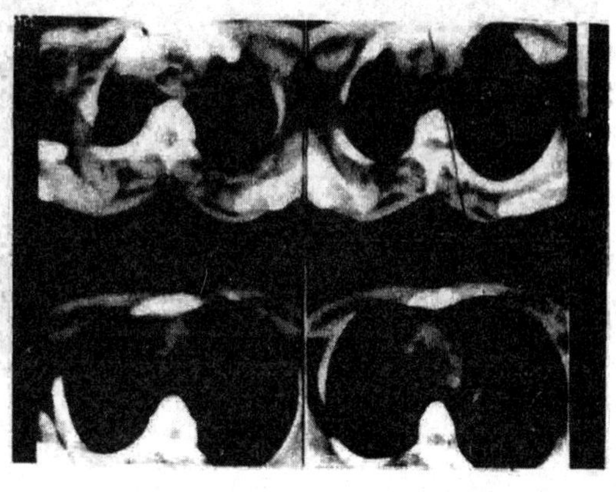

B

图 7-2 气管肿瘤

A. 胸骨切迹层面。B. 自 A 向下相邻的 4 个层面，示气管胸骨切迹平面向下，气管左后壁局限性增厚并有一乳头样肿物向腔内突出，使其变形，变窄。病变长度约 4 cm。于气管前与无名动脉、右头臂静脉之间有一软组织密度结节影。所见为气管癌并有纵隔淋巴结（4R）转移

二、先天性支气管囊肿（肺囊肿）

支气管囊肿是一种先天性疾病，与呼吸系统的发育障碍有关，发病多在青年或幼年期。部分发生于肺野，部分发生于纵隔；前者又称为肺囊肿。

（一）病理

支气管囊肿的形成与肺芽发育障碍有关。从胚胎第 6 周起，两侧肺芽开始分叶，右侧三叶，左侧二叶，形成肺叶的始基，支气管在肺内一再分支，形成支气管树，其末端膨大则形成肺泡。

支气管的发育是从索状组织演变成中空的管状组织，如由于胚胎发育的停滞，不能使索状结构成为贯通的管状结构，远端支气管腔内的分泌物不能排出，可积聚膨胀，形成囊肿。

囊肿的壁一般菲薄，内层为上皮层，有纤毛上皮或柱状上皮，有支气管壁内容，如平滑肌、软骨、黏液腺和弹力纤维组织. 壁内无尘埃沉积，易与后天性囊肿区别。囊肿可单发或多发，可为单房或多房，含液囊肿中的液体可为澄清液或血液或凝固的血块，若囊和支气管相通可成为含气囊肿或液气囊肿。

临床表现：大部分患者无症状，胸部 X 线检查时偶尔发现。如囊肿甚大可压迫邻近组织或纵隔产生呼吸困难和发绀等，少数患者有咯血，如继发感染则有发热、咳嗽、胸痛等。

（二）CT 表现

1. 孤立性囊肿

多见于下叶。含液囊肿表现为圆形或椭圆形水样密度影，密度均匀，边缘光滑锐利，CT 值一般在 0 ~ 20 Hu，可高达 30 Hu 以上（图 7-3），静脉注入造影剂后无强化。囊肿有时可呈分叶，因含黏液其 CT 值较高呈软组织密度，如位于肺野外周，可误诊为周围型肺癌（图 7-4）。如囊肿和支气管相通，有空气进入，则成含气囊肿或液气囊肿。

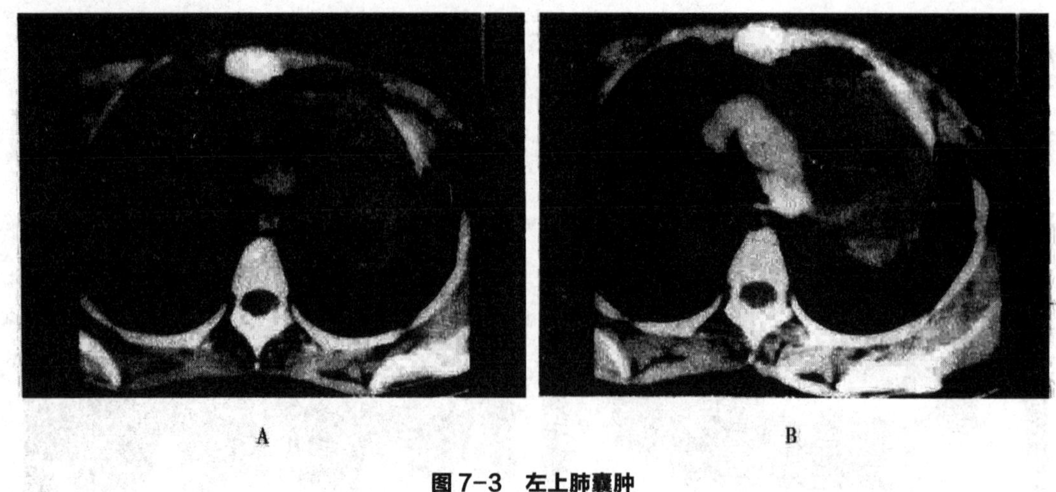

图 7–3 左上肺囊肿

左上肺野内 6 cm × 8 cm 类圆形囊性肿物，边缘光滑锐利，密度均匀。肿物与纵隔紧贴纵隔内血管有受压移位改变，增强扫描，囊壁略有增强，囊内容无强化

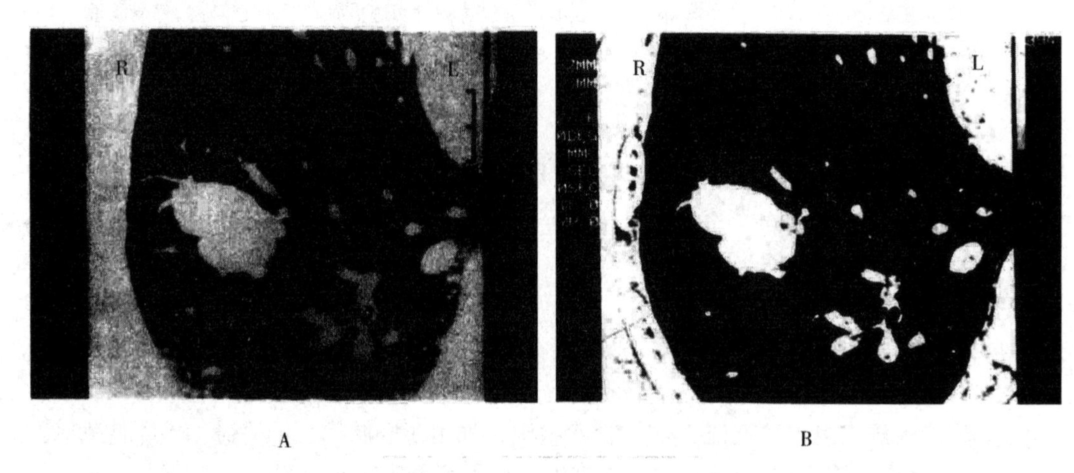

图 7–4 右下肺细支气管囊肿

A. 肺实质像，右下肺前基底段近胸膜处有一分叶状肿块，约 2.5 cm × 3.6 cm 大小，轮廓清楚，边缘光滑。B. 肺纵隔窗像，显示病变密度均匀，测 CT 值为 34 Hu，术前诊为周围性肺癌，手术病理证实为细支气管囊肿

2. 多发性囊肿

根据发育障碍的产生情况，多发性肺囊肿一般为气囊肿，在一侧或两侧肺野内呈弥漫性多数薄壁环形透亮影，有些含有小的液平面。气囊影大小不等，边缘锐利（图 7–5），若囊肿并发感染则在其周围出现浸润性炎症影，囊壁增厚。

三、支气管扩张

支气管扩张可为先天性或后天性，以后天性多见，先天性支气管扩张为支气管壁先天发育缺陷薄弱所致。后天性支气管扩张因支气管感染或肺内病变牵拉引起，如肺结核，慢性肺炎及间质性纤维化，晚期可伴有局部支气管扩张，支气管近端梗阻，引起远端支气管扩张。

支气管扩张可分为四型：①柱状扩张；②囊状扩张；③混合型；④尚有一种少见类型为限局性梭形扩张。柱状扩张为支气管腔呈柱状或杵状不均等扩张，或远端稍大，病变部位主要在亚肺段及其分支，病变程度严重者可累及肺段支气管；囊状扩张为病变支气管远端膨大呈囊状，病变多时呈葡萄串或蜂窝状，病变多侵犯 5 ~ 6 级以下小支气管；混合型为柱形扩张与囊状扩张同时存在，病变往往比较广泛明显。

CT 扫描可采用 4 ~ 5 mm 中厚度自肺尖扫至肺底，也可采用薄层 1.5 ~ 2.0 mm 层厚，高分辨 CT 扫描，间隔 8 ~ 10 mm，自肺尖扫至肺底。

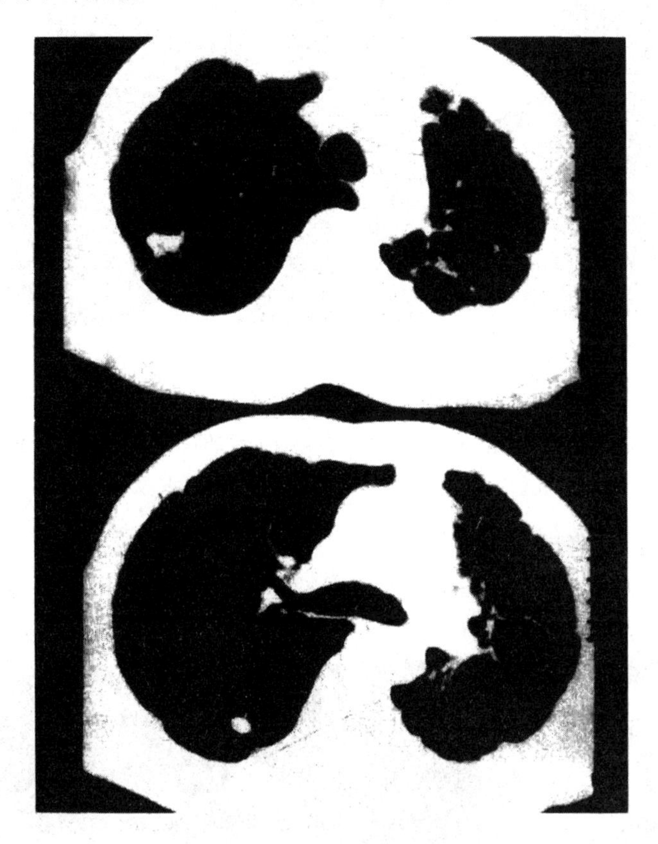

图 7-5 多发性肺囊肿

两肺野有多个薄壁含气囊腔，境界清晰

CT 表现：CT 能提示有无支气管扩张及支气管扩张的类型、程度与范围。

囊状支气管扩张特征性 CT 表现为厚壁的囊腔聚集成堆或簇状或成串排列，合并感染时可见液面或因渗出物充满囊腔成多个圆形或类圆形之致密影（图 7-6）。这一型支气管扩张应与肺大泡与泡性肺气肿相鉴别，肺大泡与小泡其壁薄，位于肺野外围，不与肺动脉伴随。

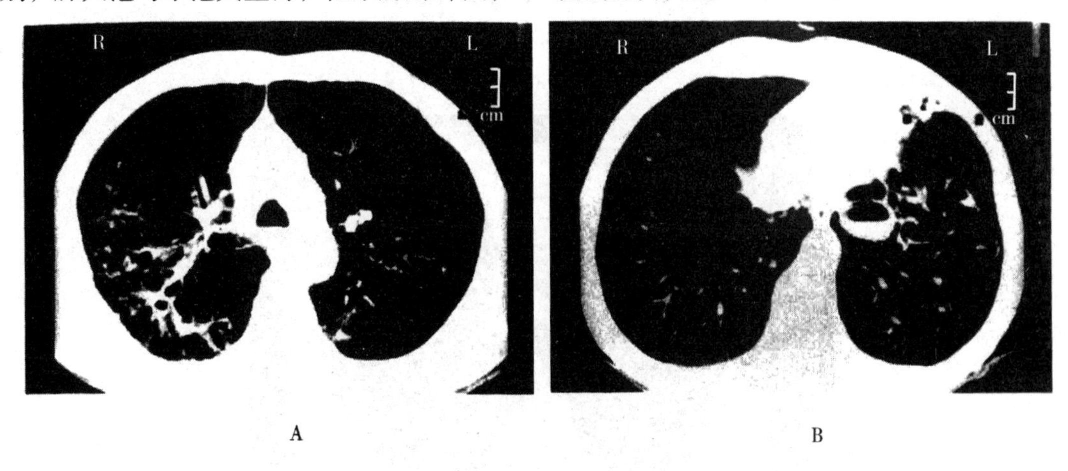

图 7-6 囊状支气管扩张

A. 右上肺后段，前段；左上肺尖后段支气管扩张；B. 左下肺心缘旁囊状支气管扩张，一囊内有气液面为合并感染

柱状支气管腔扩张：CT 表现为较伴行肺动脉管径明显增加，管壁增厚（图 7-7），以高分辨 CT 显示佳，当扩张支气管内充满积液时可呈柱状或结节状高密度影。

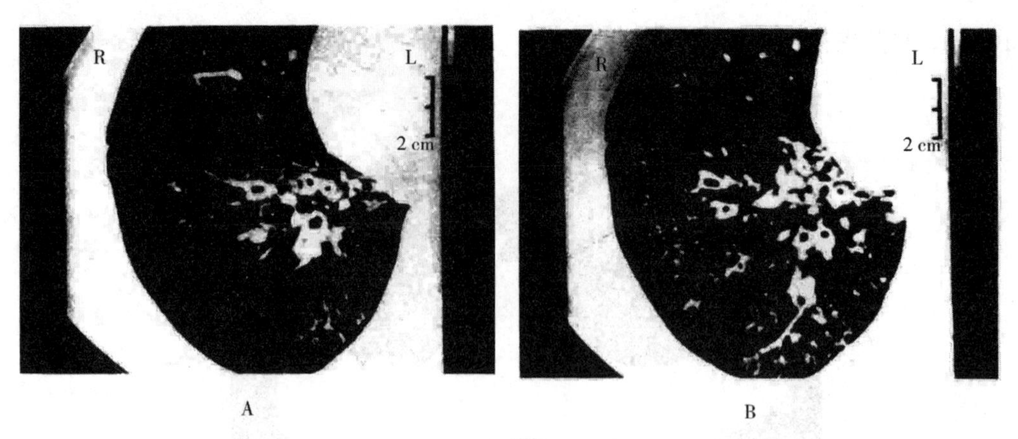

图 7-7　柱状支气管扩张

A. 右下肺诸基底段支气管管壁明显增厚，管腔较伴行的肺动脉断面明显增粗；B. 为 A 下方 9 mm 层面，CT 表现与 A 相仿，支气管造影证实为柱状支气管扩张

混合型：兼有上述两型 CT 表现（图 7-8）。

局限性梭形扩张也称串珠状扩张（varicosis），这一型 CT 上发现较困难。因肺内纤维化所引起的支气管扩张，病变局限于纤维化部位（图 7-9）

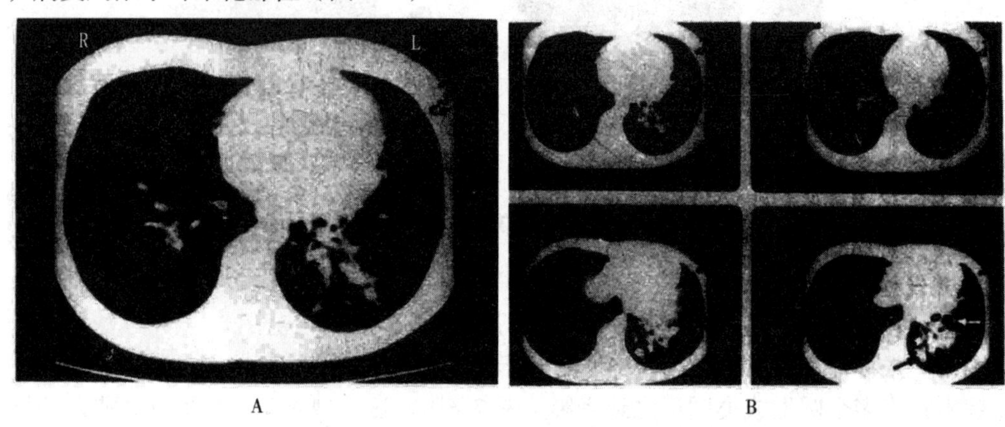

图 7-8　混合型支气管扩张并合并感染

A. 左下肺叶基底段支气管呈柱状扩张（↑）；B. 囊状扩张（白↑），部分小囊内有液体充盈（黑↑）少数可见液平面

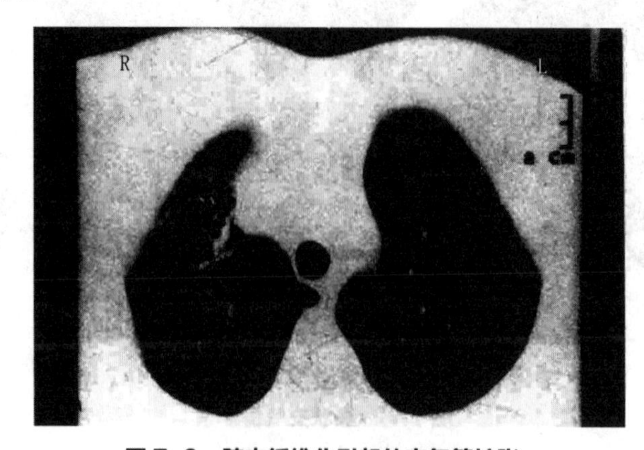

图 7-9　肺内纤维化引起的支气管扩张

右上肺尖段有数个小环状透亮影，壁较厚，周围有条索状影，右侧胸腔轻度塌陷。所见为肺结核引起的支气管扩张

CT 诊断支气管扩张有较高的准确性。文献报道用 5 mm 层厚扫描与支气管造影做比较，对于各种型

的支气管扩张，CT 检查的特异性为 100%，对于囊状与棱形支气管扩张，CT 的敏感性为 100%，对柱状支气管扩张，CT 的敏感性为 94%。

四、慢性支气管炎

慢性支气管炎是支气管的慢性炎症，其临床诊断标准与 X 线检查所见为大家所熟知，一般 CT 扫描很少单独用于慢性支气管炎的诊断，胸部 CT 检查主要是在普通 X 线检查基础上用于鉴别诊断。当临床症状不明确，胸片上发现网状纹理，常为排除其他疾病而进行胸部 CT 扫描。对于慢性支气管炎诊断明确，临床症状加重，胸部 X 线片不能除外肿瘤时也可做胸部 CT 扫描。

（一）病理

慢性支气管炎的病理变化是支气管黏膜充血、水肿、杯状细胞增生，黏液腺肥大，管腔内分泌物增加并有表皮细胞脱落，萎缩及鳞化。由于炎症的反复发作，支气管壁内结缔组织增生，并可见炎性细胞浸润，管壁内弹力纤维破坏，软骨变性萎缩，支撑力减弱，易于扩张或塌陷，慢性支气管向其周围蔓延可引起支气管周围炎，若炎症反复发作可引起支气管周围纤维化，慢性支气管可引起支气管扩张，肺间质性纤维化，肺炎及肺心病等并发症。

（二）CT 表现

慢性支气管炎的 CT 表现反映了它的病理变化，主要有以下几点：

1. 轨道征

慢性支气管炎时，由于支气管壁炎性增厚呈轨道征（图 7–10）；呈平行线状高密度影与支气管走行方向一致，此征以高分辨 CT 扫描显示更加清晰。

2. 肺气肿与肺大泡

CT 较普通 X 线更为敏感地显示小叶中心性肺气肿，全小叶肺气肿以及肺大泡等征象。

3. 弥漫性慢性炎症

肺野内可见多个斑点状与小斑片状密度增高影；多数代表小叶性肺炎或有部分不张。

4. 中叶慢性炎症

慢性支气管炎时合并中叶慢性炎症较常见，胸部 CT 扫描可发现胸片上不易显示的中叶慢性炎症与并发的支气管扩张，在 CT 上于中叶区可见不规则索条状与斑片状高密度影及比较厚的环形影。

5. 间质性纤维化改变

肺纹理增多紊乱，可呈网状，以肺野外周明显（图 7–11）。

6. 肺动脉高压

CT 可准确测量肺动脉的直径，肺动脉高压时右肺动脉直径 > 15 mm，肺中内带肺动脉增粗，周围肺动脉纤细，扭曲（图 7–12）。

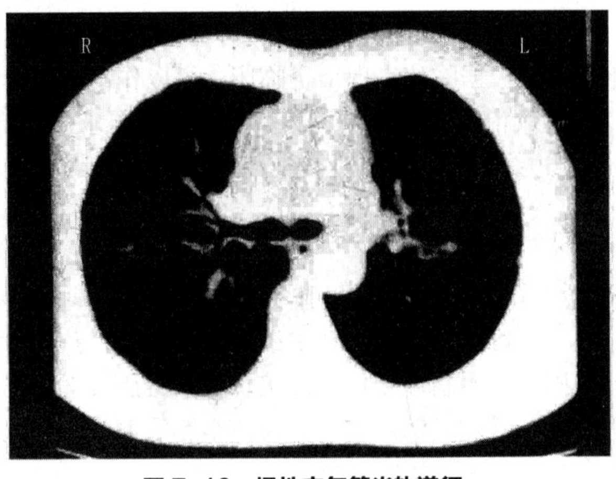

图 7–10 慢性支气管炎轨道征

两肺纹理紊乱，右上叶前段支气管及其分支与后段支气管壁均显示增厚

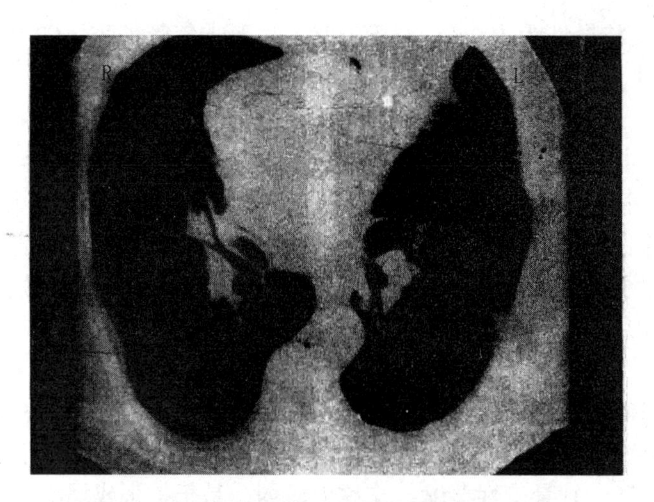

图 7-11　慢性支气管炎伴有轻度肺间质纤维化

两下肺纹理增多紊乱，于胸膜下可见网状与小蜂窝状结构

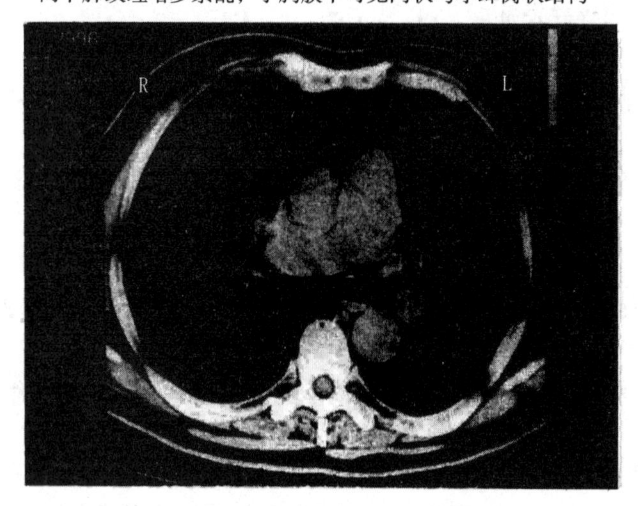

图 7-12　慢性支气管炎合并肺动脉高压

主肺动脉高度扩张，直径达 31 mm，右肺动脉明显增粗，直径约 20 mm

第二节　肺部感染性疾病

一、肺炎

大多数肺炎诊断不困难，一般根据胸片表现结合临床，可以作出正确诊断。有时肺炎的 X 线表现比较特殊，临床症状不典型，抗生素治疗效果较差，为了鉴别诊断要求做胸部 CT 检查。经验证明，胸部 CT 扫描对于肺炎病灶的形态、边缘、分布、病灶内支气管情况，纵隔肺门淋巴结及胸膜病变的观察，是对普通 X 线检查的重要补充。

（一）病理

肺部炎症可主要发生在肺实质或肺间质，也可肺实质和间质性炎症同时存在。细菌、病毒、支原体、卡氏囊虫、放射线照射及过敏，均可引起肺炎。其中以细菌性肺炎及病毒性肺炎较常见。尤其是细菌性肺炎。肺炎时，肺实质与肺间质的主要病理变化为渗出，炎性细胞浸润，增生及变质。急性炎症以渗出及炎性细胞浸润为主要病理变化，慢性炎症以增殖及炎性细胞浸润为主要病理变化。在病理大体标本上可表现为结节实变，不规则实变区，肺段及肺实变。

（二）临床表现

肺炎的主要症状是发热、咳嗽、咯血及胸痛，急性肺炎以发热为主要症状，而慢性肺炎则以咳嗽，咯痰及咯血为主要症状。急性肺炎多起病较急，但有的起病亦不明显。慢性肺炎无明确急性肺炎阶段，此时根据临床和 X 线诊断比较困难，常需与其他疾病鉴别。急性细菌性肺炎时的白细胞常增加，而其他性质肺炎及慢性肺炎白细胞总数及分类改变不明显。

（三）CT 表现

CT 检查可准确反映肺部炎变大体形态和分布。肺炎的主要 CT 表现如下：

1. 肺段或肺叶实变

病变为均匀一致的密度增高，以肺叶或肺段分布，密度均匀，体积略小，常可见典型的空气支气管造影的表现（图 7–13、14），肺段与肺叶支气管多不狭窄阻塞，肺门与纵隔多无肿大淋巴结。

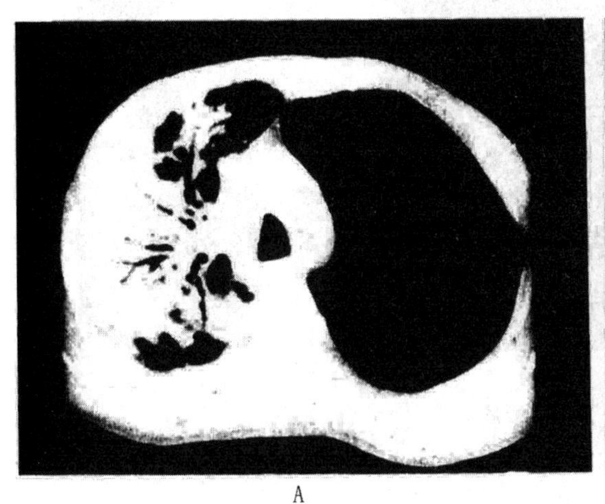

A

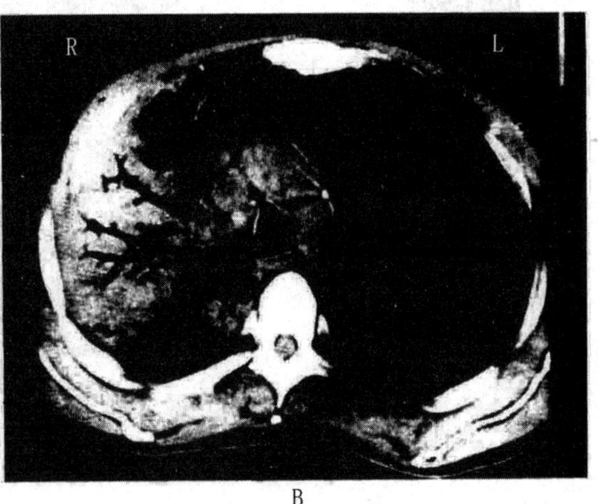

B

图 7–13　右上肺大叶性肺炎

A. 肺实质像，B. 纵隔窗像。示右上肺实变，体积稍缩小，可见空气支气管造影征，支气管镜检查为炎症

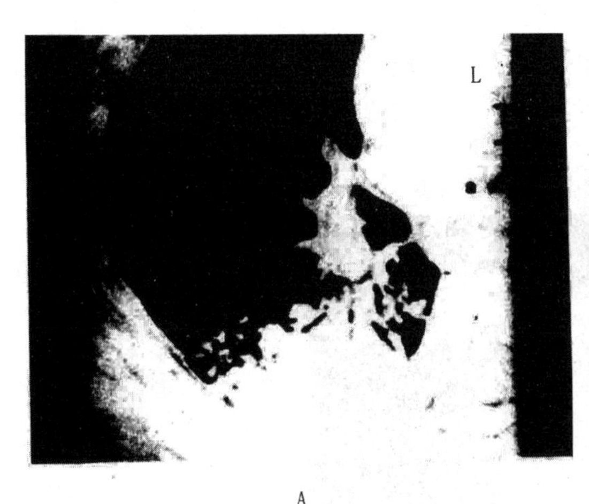

A

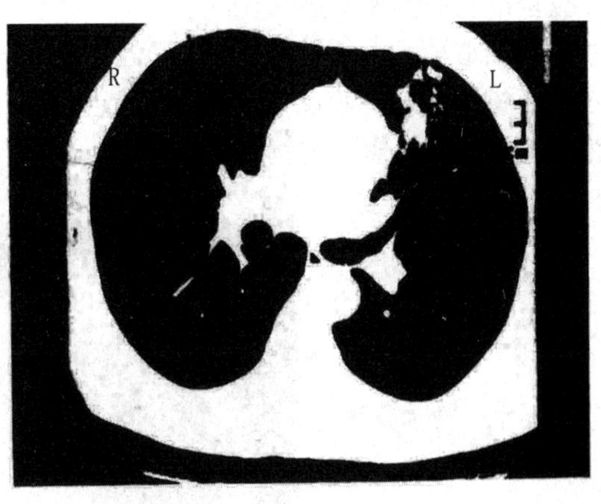

B

图 7–14　肺段性炎症

A. 右下肺背段大片实变，密度不均，边缘模糊，可见空气支气管造影。后胸壁胸膜肥厚较明显。

B. 另一患者左上肺前段斑片状影，支气管通畅

2. 两肺多发片状密度增高影

病灶形态不规则，多呈楔形或梯形，边缘多不规则且模糊，病变沿支气管走行分布，多位于两中、下肺野内、中区（图 7–15）。病变区可见含支气管影像。

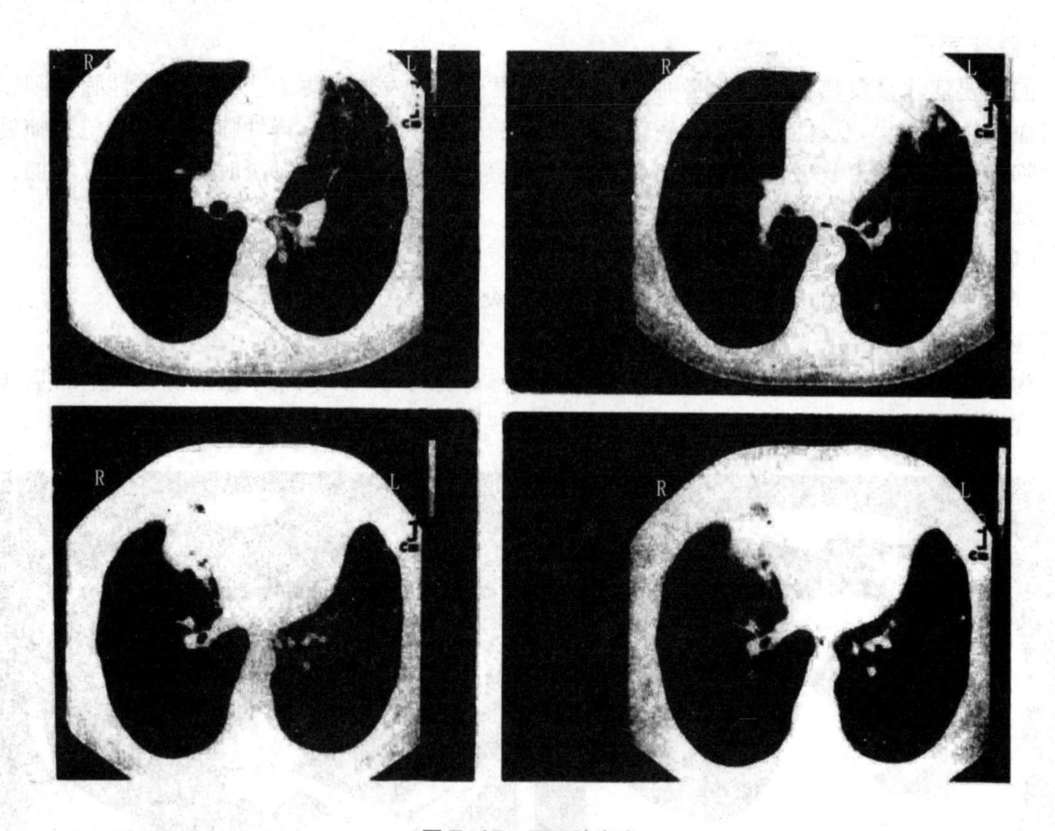

图 7-15 两下肺炎症

两下肺片状密度增高影，边缘模糊，可见含支气管影像

3. 结节与肿块

病变呈球形，即所谓球形肺炎，病变边缘比较规则；或呈波浪状，也可有毛刺，有时边缘较模糊，常可见粗大纹理或参差不全的毛刺样结构.（图 7-16、17），密度多均匀，CT 值稍低于软组织密度；有的病变之边缘部密度稍低于中央部；有时可见空洞，病灶在胸膜下时常有局限性胸膜增厚及粘连带，其胸膜反应程度较周围型肺癌明显。

球形肺炎酷似肿瘤，易被误诊肺癌而手术，应注意两者之鉴别，前者一般有感染历史，血象增高，病变边缘较模糊，邻近胸膜反应较广泛；无空泡征与细支气管充气征。其周围可有粗大血管纹理，但走行较自然，追随观察，短期内就有吸收改变。

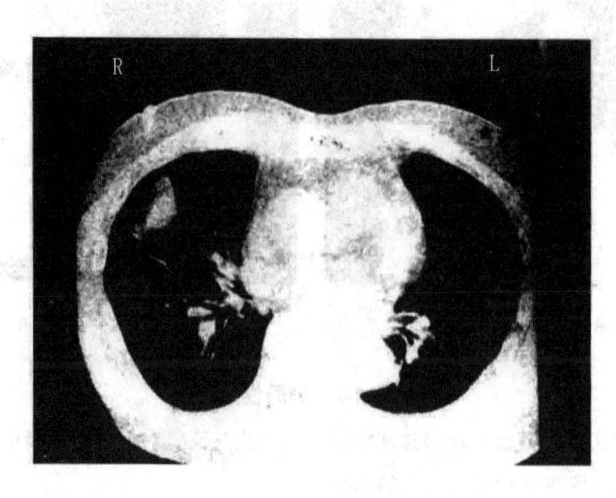

图 7-16 球形肺炎

胸片发现右肺中野球形病灶，有感冒发热史。CT 示右肺中叶外侧段类圆形密度增高影，轮廓清楚，其外 1/3 带密度较淡，病变周围血管纹理增多，增粗。10 个月后，CT 扫描示病变已吸收

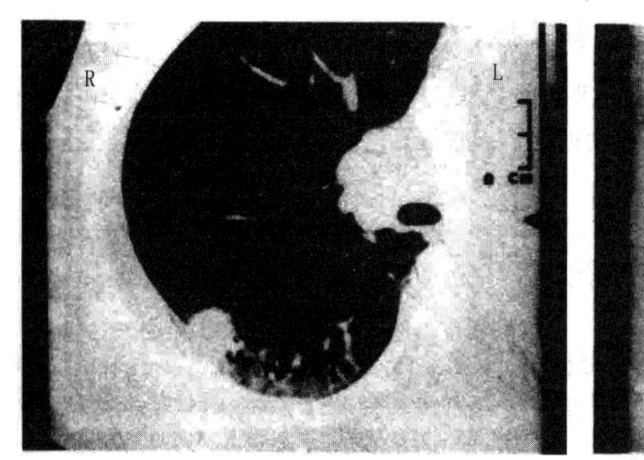

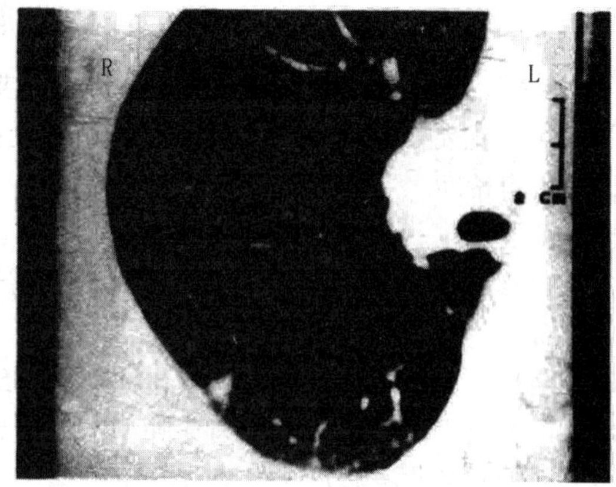

图 7-17　球形肺炎

A. 示右上肺背段球形病变，直径约 1.5 cm 轮廓尚清楚，边缘欠光整，有小毛刺，斜裂胸膜反应较明显。

B. 抗感染一月后 CT 复查示病灶已基本吸收

4. 两肺多发结节状密度增高影

此种表现少见，病灶大小多不足 1 cm，边缘较清楚，但不锐利，病灶密度均匀，多分布在中下肺野，其 CT 表现颇似肺转移瘤，两者鉴别较困难。

二、肺脓肿

肺脓肿是一种伴有肺组织坏死的炎性病灶，由化脓性细菌性感染所引起，X 线上常呈圆形肿块，其周围有压缩和机化的肺组织所包绕，其中心常有气液面，此表明已与气道相通：肺脓肿常合并胸膜粘连，脓胸或脓气胸，肺脓肿的诊断一般不困难，有时需与肺癌、结核及包裹性脓胸鉴别。

CT 表现：在 CT 上，肺脓肿呈厚壁圆形空洞者居多，也可呈长圆形，有的厚壁空洞，内外缘均不规则，有时可显示残留的带状肺组织横过脓腔，常可见支气管与脓腔相通。在主脓腔周围常有多发小脓腔。如脓肿靠近胸壁，则可显示广泛的胸膜改变，可有明显的胸膜肥厚或少量的胸腔积液（积脓）（图 7-18）。有时肺脓肿可破入胸腔引起脓胸。

肺脓肿常需与包裹性脓胸相鉴别。脓胸的脓腔 CT 表现一般比较规则，没有周围的小脓腔，脓腔内壁较规整，不呈波浪状，脓腔壁一般较窄，宽度较均匀一致，变换体位扫描脓胸的外形可有改变。

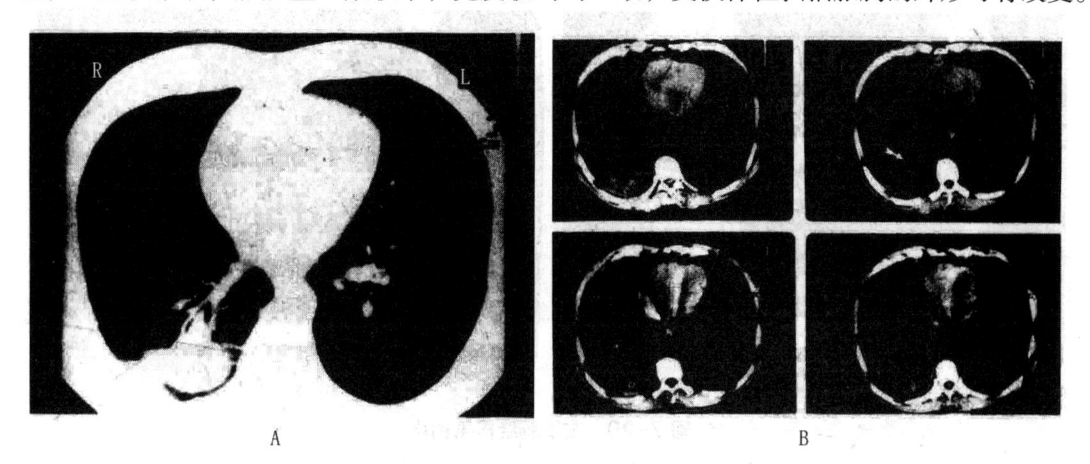

图 7-18　右下肺脓肿

A. 肺窗像；B. 纵隔窗像，右下肺后外基底段大片密度增高影，内有不规则密度减低区，内缘较模糊，右下叶后基底段支气管（↑）伸入片影内。后胸壁胸膜有显著增厚伴少量胸腔积液

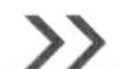

三、肺结核

对于肺结核，普通X线检查一般能满足诊断需要，但当在中、老年遇到一些X线表现不典型病例时，诊断颇为困难，主要是与原发支气管肺癌鉴别常无把握。经验证明有针对性地应用CT检查对于肺结核的鉴别诊断很有帮助。

（一）CT表现

肺结核的CT表现多种多样，可归纳为以下几个方面：

1. 肺结核瘤

病理上结核瘤为干酪样肺炎的局限化，周围有纤维组织包绕成为球形，或由多个小病灶的融合，与单个病灶的逐渐增大而成（后者称肉芽肿型），境界清楚者为纤维包膜完整，而境界不清楚者，纤维包膜不完整，周围有炎性浸润及纤维增殖组织。

CT表现客观地反映了结核瘤病理变化。结核瘤通常为直径≥2 cm的单发或多发球形高密度影，多呈圆形，类圆形，亦有呈轻度分叶状者，边缘多清楚规整（图7–19），少数模糊，密度多不均匀，多数可见钙化（图7–20）。有空洞者亦不少见，空洞为边缘性呈裂隙状或新月状（图7–21）。结核瘤周围，一般在外侧缘可见毛刺状或胸膜粘连带，大多数病例可见卫星灶，有的病例可见引流支气管。

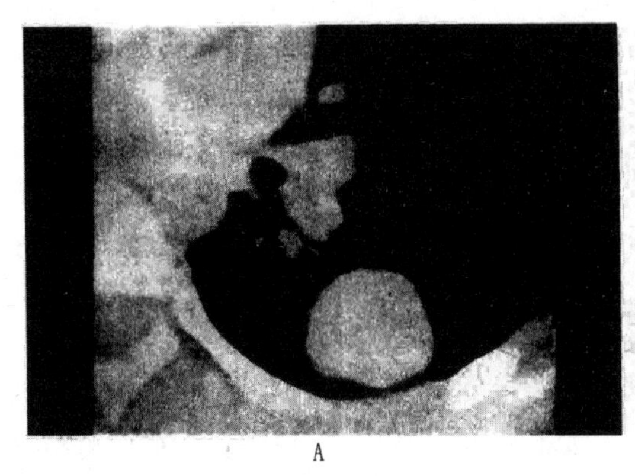

A

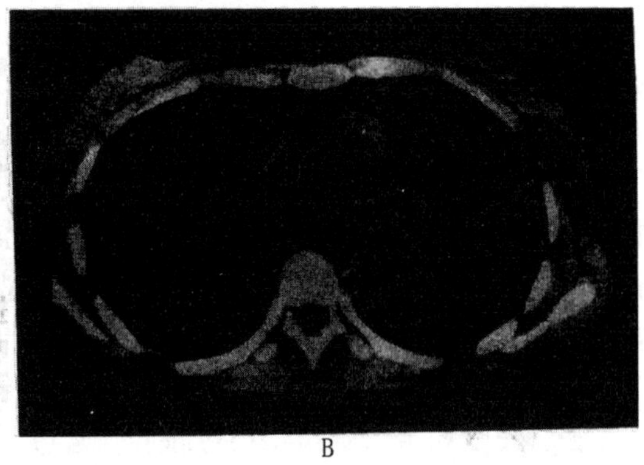

B

图7–19　左下肺结核瘤

A. 肺实质像。B. 纵隔像，后下肺背段有一直径约3 cm类圆形肿块，轮廓清楚，边缘光滑无明显分叶，密度均匀，未见钙化。左肺门影增大示淋巴结肿大

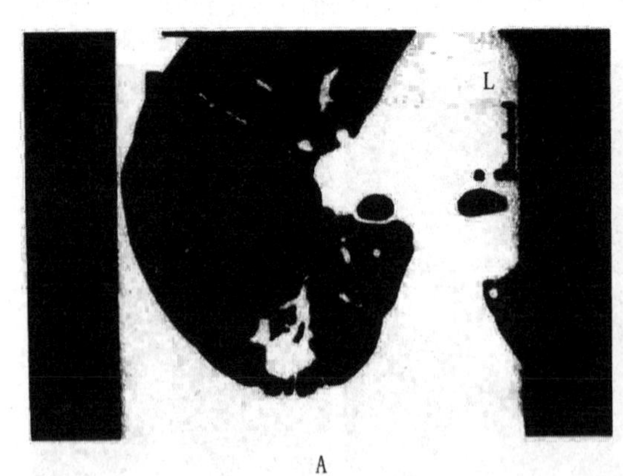

A

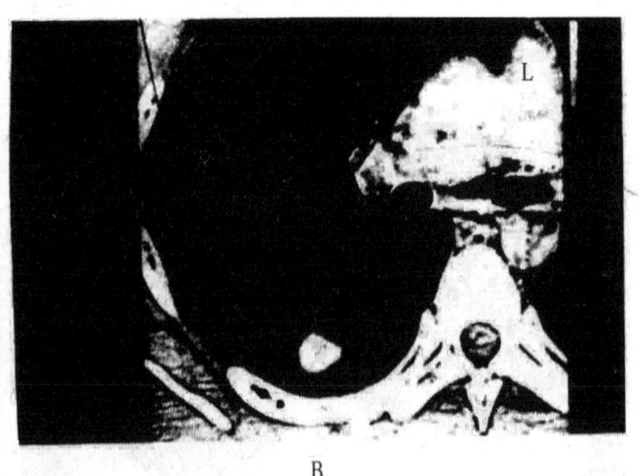

B

图7–20　左下肺结核瘤钙化

A. 肺实质像，右下肺背段类圆形病变，直径约2 cm，胸膜侧有粘连束带，周围有斑点状影。B. 纵隔像，病变大部分钙化

2. 结节性阴影

为直径0.5 ~ 2.0 cm圆形，类圆形高密度阴影，可单发或多发（图7–22）可有钙化，小空洞或小空泡状低密度，贴近胸膜者可见胸膜肥厚粘连带。

3. 肺段或肺叶阴影

在 CT 上可表现为肺段或肺叶的实变区，体积缩小，密度多不均匀，可见支气管充气像（图 7-23），少数可见空洞，病理上，这些病变为干酪样或（和）渗出性病变，或干酪增殖样病变。

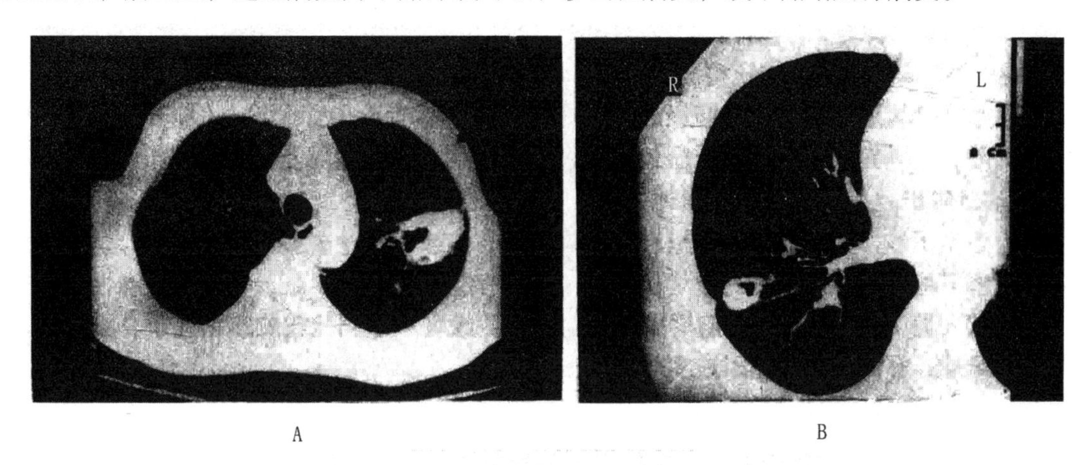

图 7-21 结核瘤合并空洞

左上肺类圆形病变，约 4 cm × 3 cm 大小，内侧可见新月状低密度影。病变周围有多数小斑点状影。B. 另一病例，右下肺外基底段类圆形病变，其内侧可见边缘性空洞呈新月状、周围有斑点状卫星灶

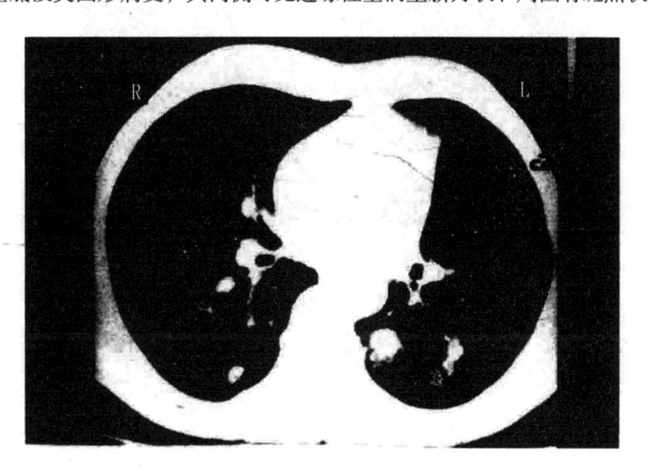

图 7-22 两肺结节性阴影

两下肺多个直径 0.5 ~ 1.3 cm 结节状影，轮廓清楚

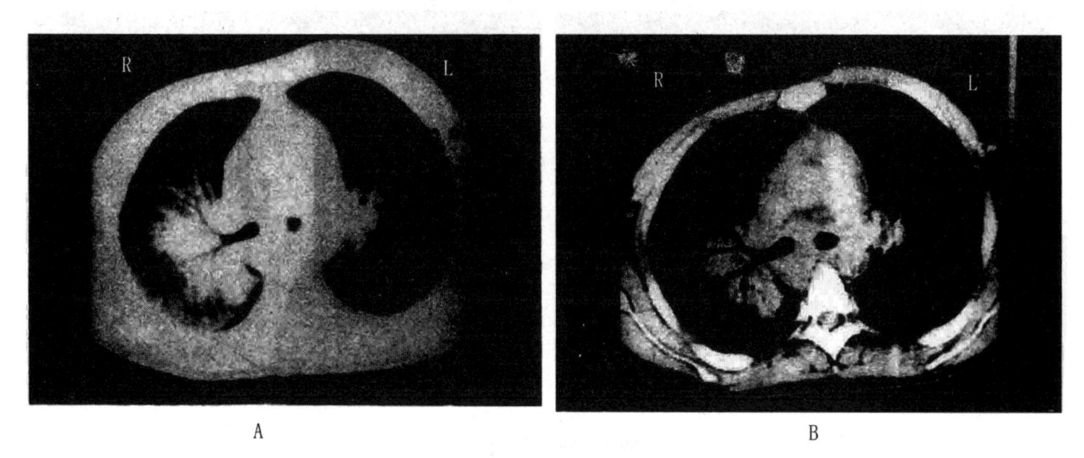

图 7-23 肺结核呈肺叶实变

确诊为慢性粒细胞性白血病两年，现乏力，低热。A. 肺窗像；B. 纵隔窗像；CT 示右上肺大片实变，边缘模糊，可见空气支气管造影征。右侧胸廓稍缩小，支气管黏膜活检为结核

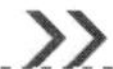

4. 斑点状与斑片状影

与普通X线一样，多为散在分布的斑点状与斑片状软组织密度影，边缘模糊，密度不均，病灶内可见钙化与小空洞，亦可见小支气管充气像（图7-24）。

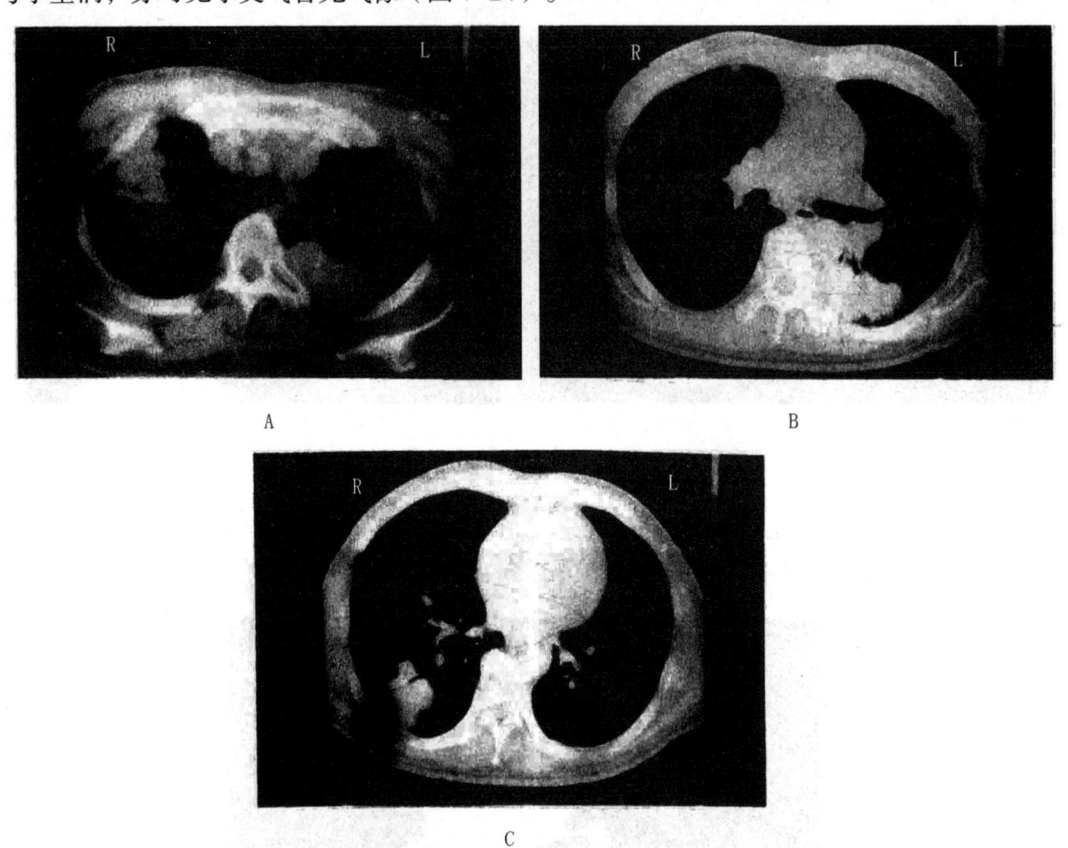

图7-24 肺结核呈斑片状影

A. 右上肺尖段斑片状影，内有小泡状低密度影，左上肺尖后段紧贴后胸壁片状密度增高阴影，内可见两个小钙化点。B. 同一患者，左下肺背段斑片状密度增高影，边缘较模糊，右上肺前段，胸膜下有小斑点影。C. 与A同一患者，右下肺后基底段斑片状影，可见支气管充气像

有的病灶由多个小结节，直径2 ~ 5 mm，堆集在一起成小片状（图7-25），这些小结节为腺泡结节样病灶，病理上，上述阴影为干酪增殖性结核。

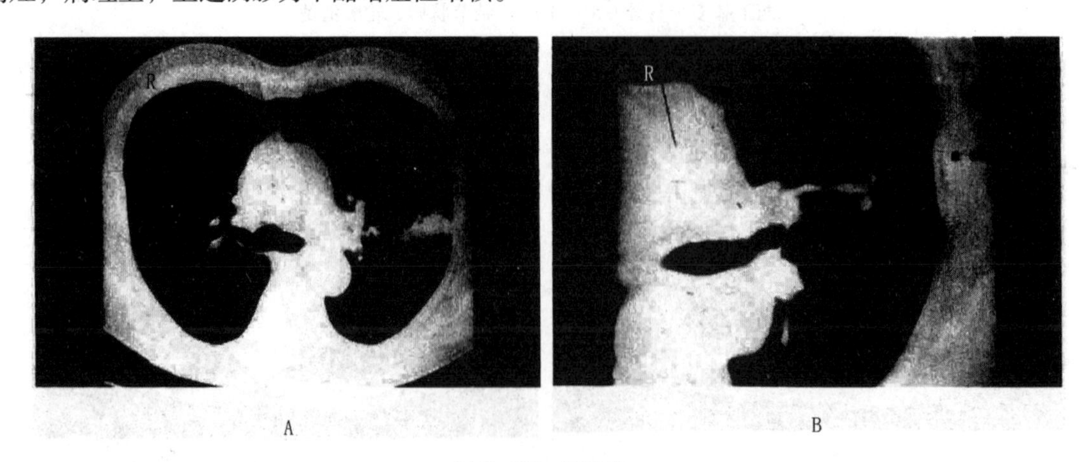

图7-25 肺结核

左肺上叶尖后段见一斑片状影，略呈楔形底向外侧；该阴影内有多个斑点状影，直径约2 ~ 3 mm。B. A下方1 cm层面，肺门外方可见4个直径约3 ~ 5 mm之小结节堆集成小片，为腺泡结节性病变。手术证实为干酪增殖性结核

5. 空洞性阴影

多为薄壁空洞，呈中心透亮的环形阴影（图 7–26），慢性纤维空洞性结核，其壁较薄，内壁光滑，周围可见扩张的支气管与纤维化改变。

6. 粟粒性阴影

急性粟粒性肺结核，阴影直径在 5 mm 以下，密度均匀，边界欠清晰，与支气管走行无关，与血管纹理走行一致：亚急慢性粟粒结核者，病变边缘多较清晰，病变大小不很均匀（图 7–27）。

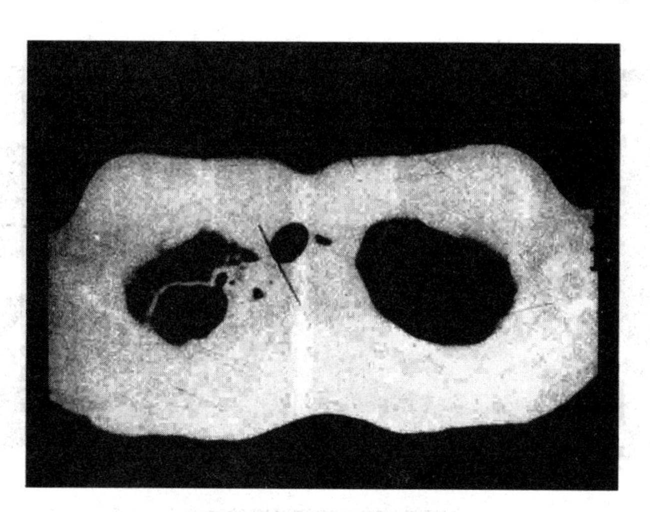

图 7–26　肺结核薄壁空洞

右上肺尖后段浸润性肺结核，薄壁空洞

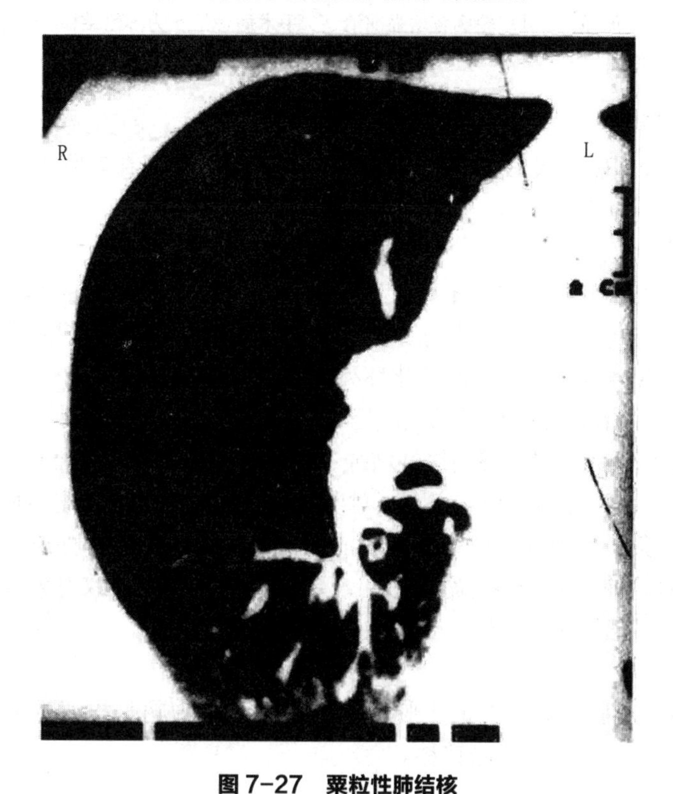

图 7–27　粟粒性肺结核

右肺弥漫分布粟粒样阴影，边缘欠清晰

7. 纤维条索影

病变为纤维条索状致密影，边界清晰，它与正常肺纹理不同，没有从内到外的由粗变细及逐渐分支的树枝样分布，而是粗细均匀，僵直，并与正常肺纹理的行走方向不一致。病变可局限于一个肺段或肺叶或位于一侧肺；肺体积缩小，纵隔向患侧移位。

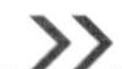

8. 肺门纵隔淋巴结肿大和钙化

大于 2 cm 以上淋巴结增强扫描常显示为周边环形增强，增强厚度一般不规则，其病理基础与淋巴结中央为干酪样坏死，周围为肉芽组织（图 7-28）。较小淋巴结可均匀增强，淋巴结钙化可为圆形，类圆形，簇状及不规则斑点状。

9. 胸膜病变

急性期可见游离胸腔积液，慢性期见局限性或广泛性胸膜肥厚，局限性包裹性积液，胸膜结核瘤及胸膜钙化。

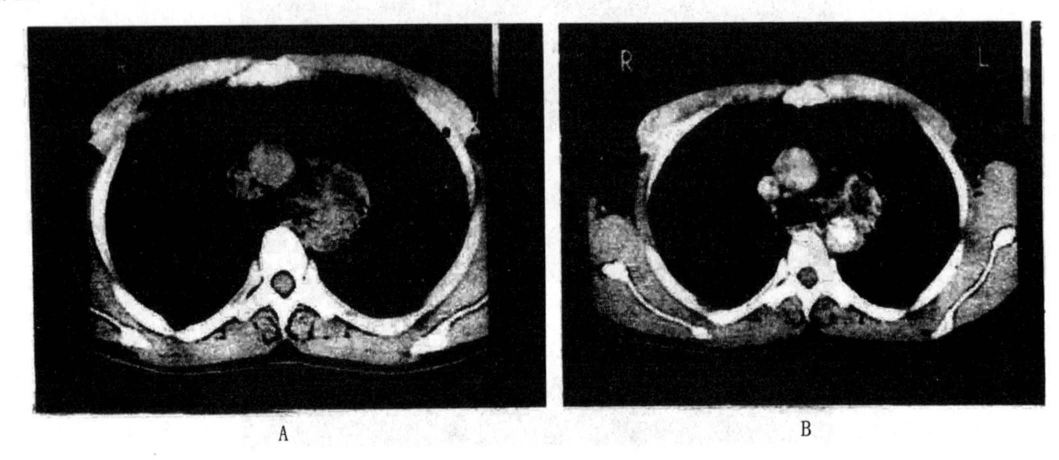

图 7-28 肺门淋巴结核

A. 平扫，左肺门有一肿块影，轮廓欠清晰，其密度不均。B. 增强扫描，上述肿块呈周边环形增强，中央为低密度，无强化，肿块轮廓较增强前清楚，手术病理证实为淋巴结核，中心为干酪样物，周围高密度为肉芽肿

（二）诊断与鉴别诊断

根据上述 CT 表现结合临床与 X 线所见一般能做出正确诊断；但在实际工作中，与肺癌、结节病及淋巴瘤等的鉴别有时困难，应注意鉴别。

1. 周围型肺癌

原发性肺癌的肿块形态不规则，边缘不整，有分叶且较深，边缘多有锯齿状或小棘状突起，或细短毛刺，常有支气管充气征与空泡征，钙化少见，常伴有胸膜皱缩征。两肺结核结节或结核瘤形态较规则，边缘多光整，病灶内有边缘性空洞或小圆形液化坏死所致的低密度，常有钙化，周围多有卫星灶。

2. 肺门与纵隔淋巴结核需与肺癌肺门纵隔淋巴结转移以及结节病相鉴别

结核性淋巴结肿大于增强后扫描呈现边缘性增强，中心相对低密度是特征性所见，且好发于右气管旁（2R、4R），气管与支气管区（10R）和隆突下区对鉴别也有帮助；恶性肿瘤转移性淋巴多数 > 2 cm，增强扫描多呈均匀一致性增强，其转移部位与原发肿瘤的淋巴引流一致。恶性淋巴瘤的淋巴结增大常常多组淋巴结受累，可位于血管前间隙，多有融合趋向，包绕与侵犯血管，致血管壁境界不清，结节病的淋巴结肿大，多为两侧肺门淋巴结呈对称性，土豆块样；多无钙化。

3. 胸腔积液

CT 发现胸膜实性结节或肿块时，有助于肿瘤诊断，仅表现为胸腔积液时不能鉴别结核或转移瘤；包裹性积液以结核多见，但也可见于肺癌转移。

第八章

颅脑疾病MR诊断

第一节　脑血管疾病MR诊断

一、高血压脑出血

（一）临床表现与病理特征

高血压脑动脉硬化为脑出血的常见原因，出血多位于幕上，小脑及脑干出血少见。患者多有明确病史，突然发病，出血量一般较多，幕上出血常见于基底核区，也可发生在其他部位。脑室内出血常与尾状核或基底神经节血肿破入脑室有关，影像学检查显示脑室内血肿信号或密度，并可见液平面。脑干出血以脑桥多见，由动脉破裂所致，由于出血多，压力较大，可破入第四脑室。

（二）MRI表现

高血压动脉硬化所致脑内血肿的影像表现与血肿发生时间密切相关。对于早期脑出血，CT显示优于MRI。急性期脑出血，CT表现为高密度，尽管由于颅底骨性伪影使少量幕下出血有时难以诊断，但大多数脑出血可清楚显示，一般出血后6～8周，由于出血溶解，在CT表现为脑脊液密度。血肿的MRI信号多变，并受多种因素影响，除血红蛋白状态外，其他因素包括磁场强度、脉冲序列、红细胞状态、凝血块的时间、氧合作用等。

MRI的优点是可以观察出血的溶解过程。了解出血的生理学改变，是理解出血信号在MRI变化的基础。简单地说，急性出血由于含氧合血红蛋白及脱氧血红蛋白，在T_1WI呈等至轻度低信号，在T_2WI呈灰至黑色（低信号）；亚急性期出血（一般指3 d～3周）由于正铁血红蛋白形成，在T_1WI及T_2WI均呈高信号（图8-1）。随着正铁血红蛋白被巨噬细胞吞噬、转化为含铁血黄素，在T_2WI可见在血肿周围形成一低信号环。以上出血过程的MRI特征，在高场强磁共振仪显像时尤为明显。

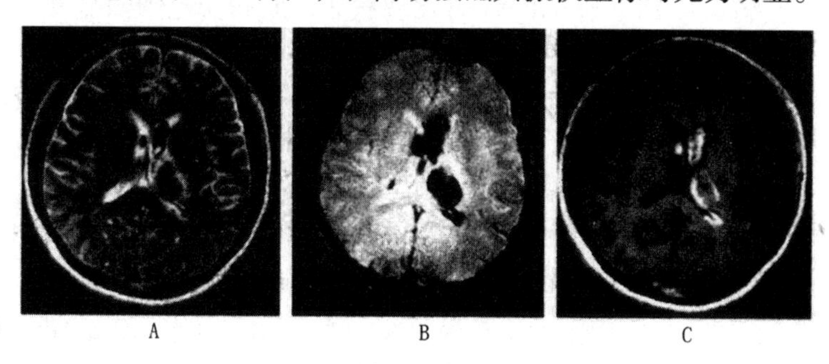

图8-1　脑出血

A. 轴面T_2WI；B. 轴面梯度回波像；C. 轴面T_1WI；MRI显示左侧丘脑血肿，破入双侧侧脑室体部和左侧侧脑室枕角

二、超急性期脑梗死与急性脑梗死

（一）临床表现与病理特征

脑梗死是常见疾病，具有发病率、死亡率和致残率高的特点，严重威胁人类健康。伴随着脑梗死病理生理学的研究进展，特别是提出“半暗带”概念和开展超微导管溶栓治疗后，临床需要在发病的超急性期及时明确诊断，并评价缺血脑组织血流灌注状态，以便选择最佳治疗方案。

MRI 检查是诊断缺血性脑梗死的有效方法。发生在 6 h 内的脑梗死称为超急性期脑梗死。梗死发生 4 h 后，由于病变区持续性缺血缺氧，细胞膜离子泵衰竭，发生细胞毒性脑水肿。6 h 后，血－脑屏障破坏，继而出现血管源性脑水肿，脑细胞出现坏死。1 ~ 2 周后，脑水肿逐渐减轻，坏死脑组织液化，梗死区出现吞噬细胞，清除坏死组织。同时，病变区胶质细胞增生，肉芽组织形成。8 ~ 10 周后，形成囊性软化灶。少数缺血性脑梗死在发病 24 ~ 48 h 后，可因血液再灌注，发生梗死区出血，转变为出血性脑梗死。

（二）MRI 表现

常规 MRI 用于诊断脑梗死的时间较早。但由于常规 MRI 特异性较低，往往需要在发病 6 h 以后才能显示病灶，而且不能明确病变的范围及半暗带大小，也无法区别短暂性脑缺血发作（TIA）与急性脑梗死，因此其诊断价值受限。随着 MRI 成像技术的发展，功能性磁共振检查提供了丰富的诊断信息，使缺血性脑梗死的诊断有了突破性进展。

在脑梗死超急性期，T_2WI 上脑血管出现异常信号，表现为正常的血管流空效应消失。T_1WI 增强扫描时，出现动脉增强的影像，这是最早的表现。它与脑血流速度减慢有关，此征象在发病 3 ~ 6 h 即可发现。血管内强化一般出现在梗死区域及其附近，皮质梗死较深部白质梗死更多见。基底核、丘脑、内囊、大脑脚的腔隙性梗死一般不出现血管内强化，大范围的脑干梗死有时可见血管内强化。

由于脑脊液的流动伪影及与相邻脑皮质产生的部分容积效应，常规 T_2WI 不易显示位于大脑皮质灰白质交界处、岛叶及脑室旁深部脑白质的病灶，且不易鉴别脑梗死分期。FLAIR 序列由于抑制脑脊液信号，同时增加 T_2 权重成分，背景信号减低，使病灶与正常组织的对比显著增加，易于发现病灶。FLAIR 序列的另一特点是可鉴别陈旧与新鲜梗死灶。陈旧与新鲜梗死灶在 T_2WI 均为高信号。而在 FLAIR 序列，由于陈旧梗死灶液化，内含自由水，T_1 值与脑脊液相似，故软化灶呈低信号，或低信号伴周围环状高信号；新鲜病灶含结合水，T_1 值较脑脊液短，呈高信号。但 FLAIR 序列仍不能对脑梗死做出精确分期，同时对于 < 6 h 的超急性期病灶，FLAIR 的检出率也较差。DWI 技术在脑梗死中的应用解决了这一问题。

DWI 对缺血改变非常敏感，尤其是超急性期脑缺血。脑组织急性缺血后，由于缺血、缺氧、Na^+-K^+-ATP 酶泵功能降低，导致钠水潴留，首先引起细胞毒性水肿，水分子弥散运动减慢，表现为 ADC 值下降，继而出现血管源性水肿，随后细胞溶解，最后形成软化灶。相应地在急性期 ADC 值先降低后逐渐回升，在亚急性期 ADC 值多数降低。DWI 图与 ADC 图的信号表现相反，在 DWI 弥散快（ADC 值高）的组织呈低信号，弥散慢（ADC 值低）的组织呈高信号。人脑发病后 2 h 即可在 DWI 发现直径 4 mm 的腔隙性病灶。急性期病例 T_1WI 和 T_2WI 均可正常，FLAIR 部分显示病灶，而在 DWI 均可见脑神经体征相对应区域的高信号。发病 6 ~ 24 h 后，T_2WI 可发现病灶，但病变范围明显 < DWI，信号强度明显低于 DWI。发病 24 ~ 72 h 后，DWI 与 T_1WI、T_2WI、FLAIR 显示的病变范围基本一致。72 h 后进入慢性期，随诊观察到 T_2WI 仍呈高信号，而病灶在 DWI 信号下降，且在不同病理进程中信号表现不同。随时间延长，DWI 信号继续下降，表现为低信号，此时 ADC 值明显升高。因此，DWI 不仅能对急性脑梗死定性分析，还可通过计算 ADC 与 rADC 值做定量分析，鉴别新鲜和陈旧脑梗死，评价疗效及预后。

DWI、FLAIR、T_1WI、T_2WI 敏感性比较：对于急性脑梗死，FLAIR 序列敏感性高，常早于 T_1WI、T_2WI 显示病变，此时 FLAIR 成像可取代常规 T_2WI；DWI 显示病变更为敏感，病变与正常组织间的对比更高，所显示的异常信号范围均不同程度大于常规 T_2WI 和 FLAIR 序列，因此 DWI 敏感性最高。但 DWI 空间分辨率相对较低，磁敏感性伪影影响显示颅底部病变（如颞极、额中底部、小脑），而 FLAIR 显示这些部位的病变较 DWI 清晰。DWI 与 FLAIR 技术在评价急性脑梗死病变中具有重要的临床价值，两者结合应用能准确诊断早期梗死，鉴别新旧梗死病灶，指导临床溶栓灌注治疗。

PWI 显示脑梗死病灶比其他 MRI 更早，且可定量分析 CBF。在大多数病例，PWI 与 DWI 表现存在一定差异。在超急性期，PWI 显示的脑组织血流灌注异常区域大于 DWI 的异常信号区，且 DWI 显示的异常信号区多位于病灶中心。缺血半暗带是指围绕异常弥散中心的周围正常弥散组织，它在急性期灌注减少，随病程进展逐渐加重。如不及时治疗，于发病几小时后，DWI 所示异常信号区域将逐渐扩大，与 PWI 所示血流灌注异常区域趋于一致，最后发展为梗死灶。同时应用 PWI 和 DWI，有可能区分可恢复性缺血脑组织与真正的脑梗死（图 8–2、图 8–3）。

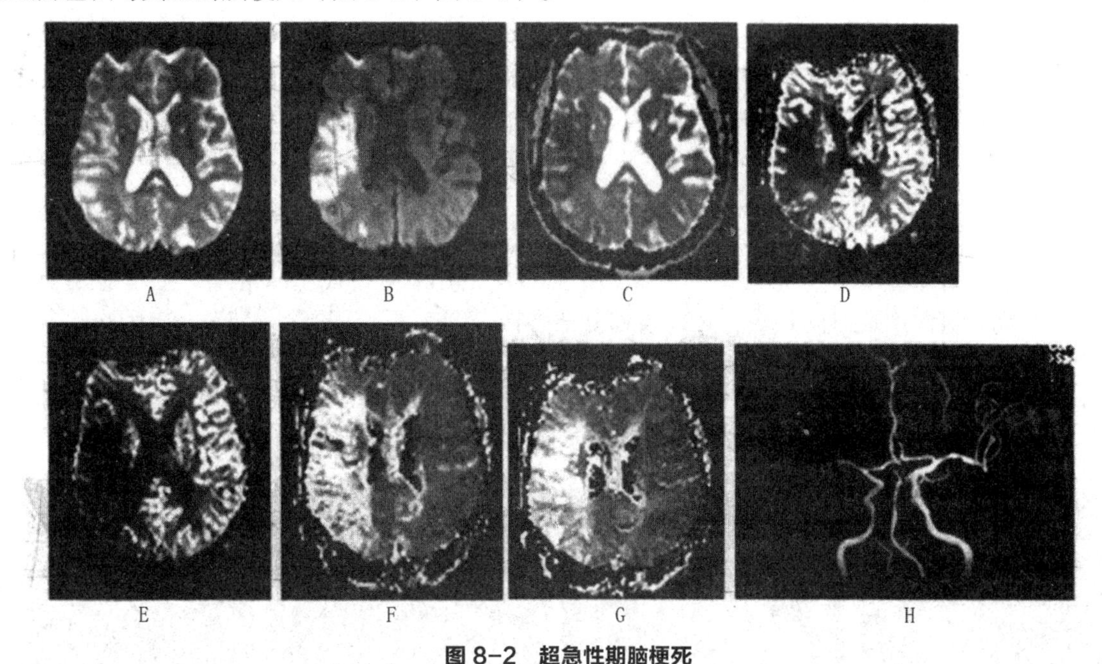

图 8–2 超急性期脑梗死

A. 轴面 DWI（b = 0），右侧大脑中动脉分布区似见高信号；B. DWI（b = 1 500）显示右侧大脑中动脉分布区异常高信号；C. ADC 图显示相应区域低信号；D. PWI 显示 CBF 减低；E. PWI 显示 CBV 减低；F. PWI 显示 MTT 延长；G. PWI 显示 TTP 延长；H.MRA 显示右侧 MCA 闭塞

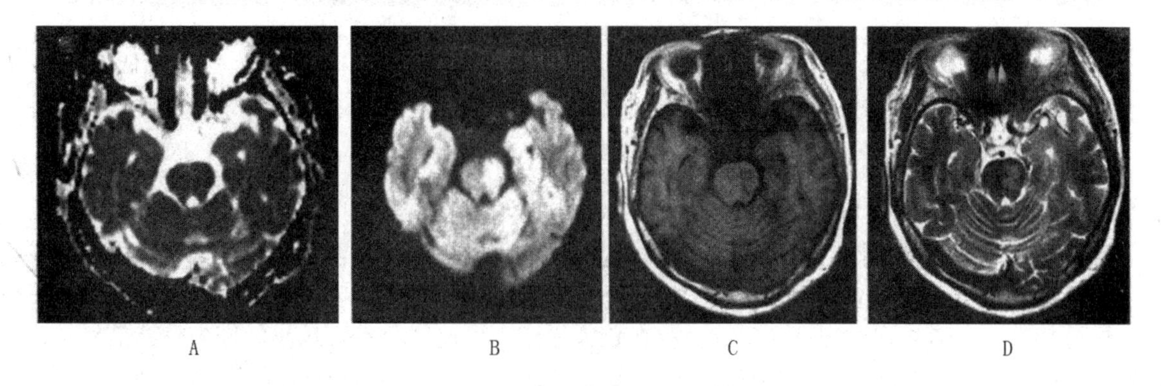

图 8–3 脑桥急性脑梗死

A. 轴面 ADC 图未见明显异常信号；B. DWI 显示左侧脑桥异常高信号；C. 轴面 T_1WI，左侧脑桥似见稍低信号；D. 在 T_2WI，左侧脑桥可见稍高信号

MRS 可区分水质子信号与其他化合物或原子中质子产生的信号，使脑梗死的研究达到细胞代谢水平。这有助于理解脑梗死的病理生理变化，早期诊断，判断预后和疗效。急性脑梗死 31P–MRS 主要表现为 PCr 和 ATP 下降，Pi 升高，同时 pH 值降低。发病后数周 ^{31}p–MRS 的异常信号改变可反映梗死病变不同演变的代谢状况。脑梗死发生 24 h 内，^{1}H–MRS 显示病变区乳酸持续性升高，这与葡萄糖无氧酵解有关。有时可见 NAA 降低，或因髓鞘破坏出现 Cho 升高。

三、静脉窦闭塞

（一）临床表现与病理特征

脑静脉窦血栓是一种特殊类型的脑血管病，分为非感染性与感染性两大类。前者多由外伤、消耗性疾病、某些血液病、妊娠、严重脱水、口服避孕药等所致，后者多继发于头面部感染，以及化脓性脑膜炎、脑脓肿、败血症等疾病。主要临床表现为颅内高压，如头痛、呕吐、视力下降、视盘水肿、偏侧肢体无力、偏瘫等。

本病发病机制和病理变化不同于动脉血栓形成，脑静脉回流障碍和脑脊液吸收障碍是主要改变。若静脉窦完全阻塞并累及大量侧支静脉，或血栓扩展到脑皮质静脉时，出现颅内压增高和脑静脉、脑脊液循环障碍，导致脑水肿、出血、坏死。疾病晚期，严重的静脉血流淤滞和颅内高压将继发动脉血流减慢，导致脑组织缺血、缺氧，甚至梗死。因此，临床表现多样性是病因及病期不同、血栓范围和部位不同，以及继发脑内病变综合作用的结果。

（二）MRI 表现

MRI 诊断静脉窦血栓有一定优势，一般不需增强扫描。MRV 可替代 DSA 检查。脑静脉窦血栓最常发生于上矢状窦，根据形成时间长短，MRI 表现复杂多样（图 8–4），给诊断带来一定困难。急性期静脉窦血栓通常在 T_1WI 呈中等或明显高信号，T_2WI 显示静脉窦内极低信号，而静脉窦壁呈高信号。随着病程延长，T_1WI 及 T_2WI 均呈高信号；有时在 T_1WI，血栓边缘呈高信号，中心呈等信号，这与脑内血肿的演变一致。T_2WI 显示静脉窦内流空信号消失，随病程发展甚至萎缩、闭塞。

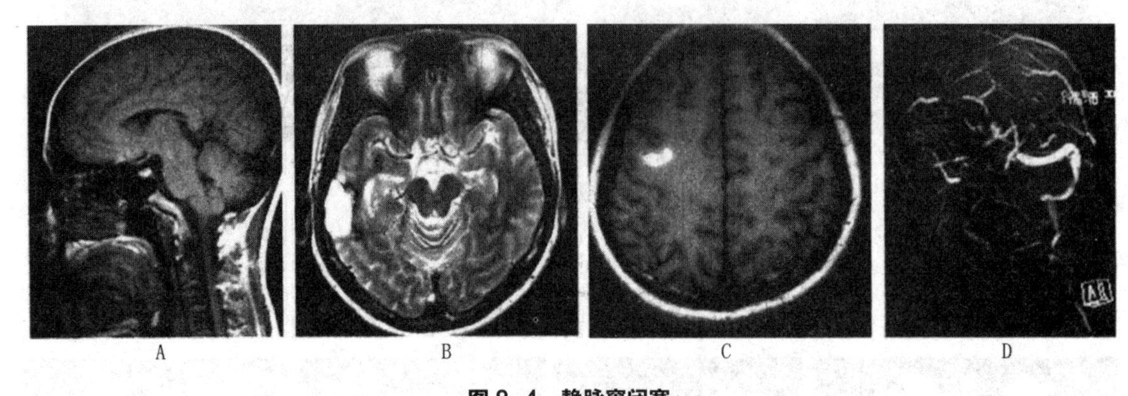

图 8–4　静脉窦闭塞

A. 矢状面 T_1WI 显示上矢状窦中后部异常信号；B. 轴面 T_2WI 显示右颞部长 T_2 信号，周边见低信号（含铁血红素沉积）；C. 轴面 T_1WI 显示右额叶出血灶；D. MRV 显示上矢状窦、右侧横窦及乙状窦闭塞

需要注意，缩短 TR 时间可使正常人脑静脉窦在 T_1WI 信号增高，与静脉窦血栓混淆。由于磁共振的流入增强效应，在 T_1WI 正常人脑静脉窦可由流空信号变为明亮信号，与静脉窦血栓表现相同。另外，血流缓慢可使静脉窦信号强度增高；颞静脉存在较大逆流，可使部分发育较小的横窦呈高信号；乙状窦和颈静脉球内的涡流也常在 SE 图像呈高信号。因此，对于疑似病例，应通过延长 TR 时间、改变扫描层面，以及 MRV 检查进一步鉴别。

MRV 可反映脑静脉窦的形态和血流状态，对诊断静脉窦血栓具有一定优势。静脉窦血栓的直接征象为受累静脉窦闭塞、不规则狭窄和充盈缺损。由于静脉回流障碍，常见脑表面及深部静脉扩张、静脉血淤滞及侧支循环形成。但是，当存在静脉窦发育不良时，MRI 及 MRV 诊断本病存在困难。对比剂增强 MRV 可得到更清晰的静脉图像，弥补这方面的不足。大脑除了浅静脉系统，还有深静脉系统。后者由 Galen 静脉和基底静脉组成。增强 MRV 显示深静脉比 MRV 更清晰。若 Galen 静脉形成血栓，可见局部引流区域（如双侧丘脑、尾状核、壳核、苍白球）水肿，侧脑室扩大。一般认为 Monro 孔梗阻由水肿造成，而非静脉压升高所致。

四、动脉瘤

（一）临床表现与病理特征

脑动脉瘤是脑动脉的局限性扩张，发病率较高。患者主要症状有出血、局灶性神经功能障碍、脑血管痉挛等。绝大多数囊性动脉瘤是先天性血管发育不良和后天获得性脑血管病变共同作用的结果，此外，创伤和感染也可引起动脉瘤，高血压、吸烟、饮酒、滥用可卡因、避孕药、某些遗传因素也被认为与动脉瘤形成有一定关系。

动脉瘤破裂危险因素包括瘤体大小、部位、形状、多发、性别、年龄等。瘤体大小是最主要因素，基底动脉末端动脉瘤最易出血，高血压、吸烟、饮酒增加破裂危险性。32% ~ 52% 的蛛网膜下腔出血为动脉瘤破裂引起。治疗时机不同，治疗方法、预后和康复差别很大。对于未破裂的动脉瘤，目前主张早期诊断及早期外科手术。

（二）MRI 表现

动脉瘤在 MRI 呈边界清楚的低信号，与动脉相连。血栓形成后，动脉瘤可呈不同信号强度（图 8–5），据此可判断血栓的范围、瘤腔的大小及是否并发出血。瘤腔多位于动脉瘤的中央，呈低信号，如血液滞留可呈高信号。血栓因血红蛋白代谢阶段不同，其信号也不同。

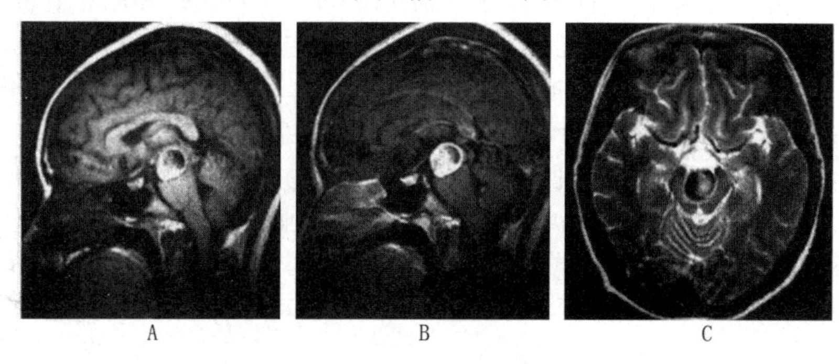

图 8–5 基底动脉动脉瘤

A. 矢状面 T_1WI 显示脚间池圆形混杂信号，可见流动伪影；B. 增强 T_1WI 可见动脉瘤瘤壁强化明显；C. 轴面 T_2WI 显示动脉瘤内混杂低信号

动脉瘤破裂时常伴蛛网膜下腔出血。两侧大脑间裂的蛛网膜下腔出血常与前交通动脉瘤破裂有关，外侧裂的蛛网膜下腔出血常与大脑中动脉动脉瘤破裂有关，第四脑室内血块常与小脑后下动脉动脉瘤破裂有关，第三脑室或双侧侧脑室内血块常与前交通动脉瘤和大脑中动脉动脉瘤破裂有关。

五、血管畸形

（一）临床表现与病理特征

血管畸形与胚胎发育异常有关，包括动静脉畸形、毛细血管扩张症、海绵状血管瘤（最常见的隐匿性血管畸形）、脑静脉畸形或静脉瘤等。各种脑血管畸形中，动静脉畸形最常见，为迂曲扩张的动脉直接与静脉相连，中间没有毛细血管。畸形血管团大小不等，多发于大脑中动脉系统，幕上多于幕下。由于动静脉畸形存在动静脉短路，使局部脑组织呈低灌注状态，形成缺血或梗死。畸形血管易破裂，引起自发性出血。临床表现为癫痫发作、血管性头痛、进行性神经功能障碍等。

（二）MRI 表现

脑动静脉畸形时，MRI 显示脑内流空现象，即低信号环状或线状结构（图 8–6），代表血管内高速血流。在注射 Gd 对比剂后，高速血流的血管通常不增强，而低速血流的血管往往明显增强。GRE 图像有助于评价血管性病变。CT 可见形态不规则、边缘不清楚的等或高密度点状、弧线状血管影，钙化。

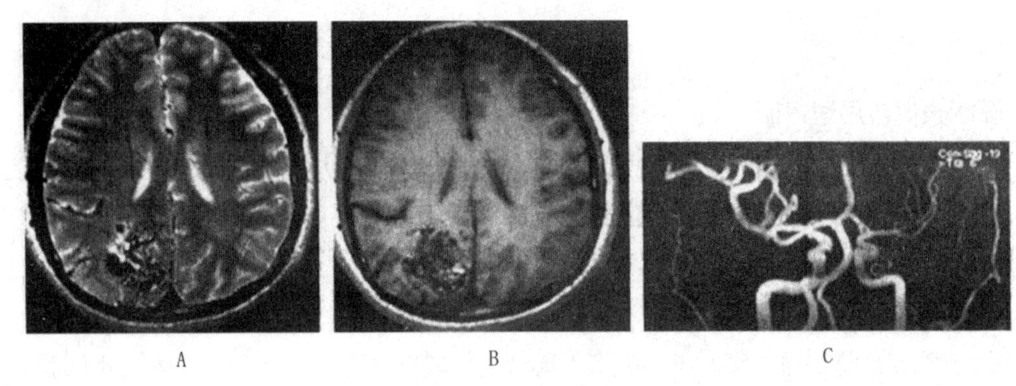

图 8-6　动静脉畸形

A. 轴面 T_2WI 显示右顶叶混杂流空信号及增粗的引流静脉；B. 轴面 T_1WI 显示团状混杂信号；C. MRA 显示异常血管团、供血动脉、引流静脉

中枢神经系统的海绵状血管瘤并不少见。典型 MRI 表现为，在 T_1WI 及 T_2WI，病变呈高信号或混杂信号，部分病例可见桑葚状或网络状结构；在 T_2WI，病灶周边由低信号的含铁血黄素构成。在 GRE 图像，因磁敏感效应增加，低信号更明显，可以提高小海绵状血管瘤的检出率。MRI 的诊断敏感性、特异性及对病灶结构的显示均优于 CT。部分海绵状血管瘤具有生长趋势，MRI 随诊可了解其演变情况。毛细血管扩张症也是脑出血的原因之一。CT 扫描及常规血管造影时，往往为阴性结果。MRI 检查显示微小灶性出血，提示该病；由于含有相对缓慢的血流，注射对比剂后可见病灶增强。

脑静脉畸形或静脉瘤较少引起脑出血，典型 MRI 表现为注射 Gd 对比剂后，病灶呈“水母头”样，经中央髓静脉引流（图 8-7）。合并海绵状血管瘤时，可有出血表现。注射对比剂前，较大的静脉分支在 MRI 呈流空低信号。有时，质子密度像可见线样高或低信号。静脉畸形的血流速度缓慢，MRA 成像时如选择恰当的血流速度，常可显示病变。血管造影检查时，动脉期表现正常，静脉期可见扩张的髓静脉分支。

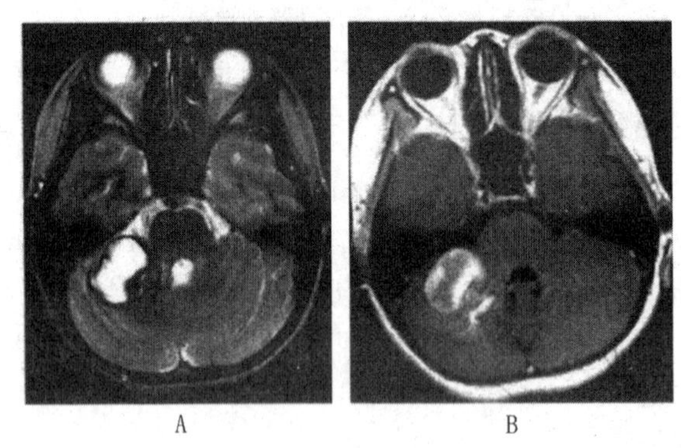

图 8-7　静脉畸形

A. 轴面 T_2WI 显示右侧小脑异常高信号，周边有含铁血黄素沉积（低信号环）；B. 轴面 T_1WI 增强扫描，可见团状出血灶及“水母头”样静脉畸形

第二节　颅脑肿瘤 MR 诊断

一、星形细胞瘤

（一）临床表现与病理特征

神经胶质瘤是中枢神经系统最常见的原发性肿瘤，约占脑肿瘤的 40%，呈浸润性生长，预后差。在胶质瘤中，星形细胞瘤最常见，约占 75%，幕上多见。按照 WHO 肿瘤分类标准，星形细胞瘤分为Ⅰ级、Ⅱ级、Ⅲ级（间变型）、Ⅳ级（多形性胶质母细胞瘤）。

（二）MRI 表现

星形细胞瘤的恶性程度和分级不同，MRI 征象也存在差异。低度星形细胞瘤边界多较清晰，信号较均匀，水肿及占位效应轻，出血少见，无强化或强化不明显。高度恶性星形细胞瘤边界多模糊，信号不均匀，水肿及占位效应明显，出血相对多见，强化明显（图 8-8、图 8-9）。高、低度恶性星形细胞瘤的信号强度虽有一定差异，但无统计学意义。常规 T_1WI 增强扫描能反映血 – 脑屏障破坏后对比剂在组织间隙的聚集程度，并无组织特异性。血 – 脑屏障破坏的机制是肿瘤破坏毛细血管，或病变组织血管由新生的异常毛细血管组成。肿瘤强化与否，在反映肿瘤血管生成方面有一定的局限性。

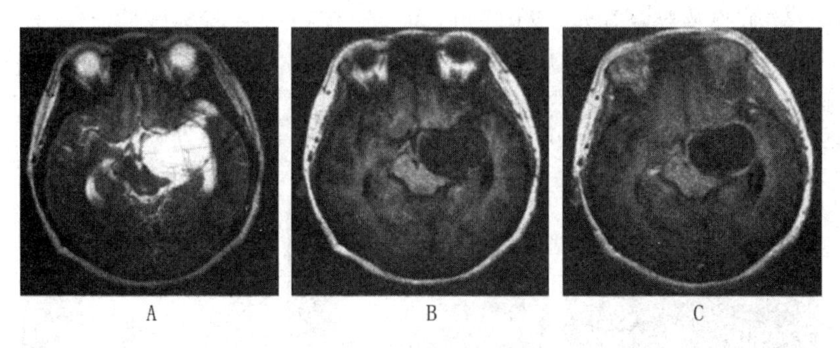

图 8-8　星形细胞瘤

A、B. 轴面 T_2WI 及 T_1WI 显示左侧颞叶内侧团状长 T_2、长 T_1 异常信号，边界清晰，相邻脑室颞角及左侧中脑大脑脚受压；C. 增强扫描 T_1WI 显示肿瘤边缘线样强化

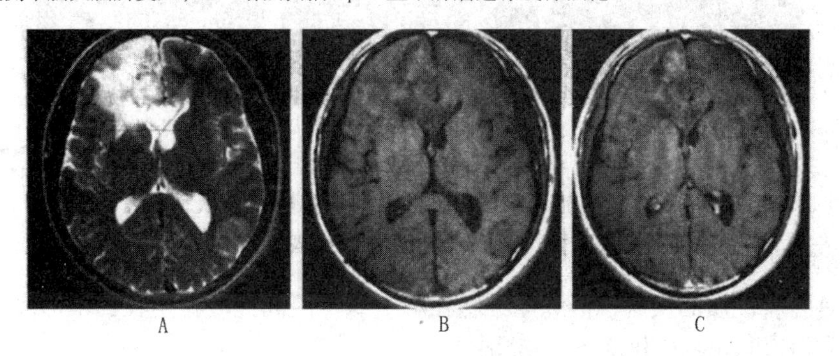

图 8-9　星形细胞瘤

A、B. 轴面 T_2WI 及 T_1WI 显示右侧额叶及胼胝体膝部混杂异常信号，周边可见水肿，右侧脑室额角受压；C. 增强扫描 T_1WI 显示肿瘤不均匀强化

虽然常规 MRI 对星形细胞瘤的诊断准确率较高，有助于制订治疗方案，但仍有局限性。因治疗方法的选择，应以病理分级不同而异。一些新的扫描序列，如 DWI、PWI、MRS 等，有可能对星形细胞瘤的诊断、病理分级、预后及疗效做出更准确的评价。

PWI 可评价血流的微循环，即毛细血管床的血流分布特征。PWI 是在活体评价肿瘤血管生成最可靠的方法之一，可对星形细胞瘤的术前分级及肿瘤侵犯范围提供有价值信息。胶质母细胞瘤和间变胶质瘤实质部分的相对脑血流容积（rCBV）明显高于Ⅰ、Ⅱ级星形细胞瘤。

MRS 利用 MR 现象和化学位移作用，对一系列特定原子核及其化合物进行分析，是目前唯一无损伤性研究活体组织代谢、生化变化及对化合物定量分析的方法。不同的脑肿瘤，由于组成成分不同、细胞分化程度不同、神经元破坏程度不同，MRS 表现存在差异。MRS 对星形细胞瘤定性诊断和良恶性程度判断具有一定特异性。

二、胶质瘤病

（一）临床表现与病理特征

为一种颅内少见疾病，主要临床症状有头痛、记忆力下降、性格改变及精神异常，病程数周至数年不等。病理组织学特点是胶质瘤细胞（通常为星形细胞）在中枢神经系统内弥漫性过度增生，病变沿血管及神经轴突周围浸润性生长，神经结构保持相对正常。病灶主要累及脑白质，累及大脑灰质少见；病灶区域脑组织弥漫性轻微肿胀，边界不清；肿瘤浸润区域脑实质结构破坏不明显，坏死、囊变或出血很少见。

（二）MRI 表现

肿瘤细胞多侵犯大脑半球的 2 个或 2 个以上部位，皮质及皮质下白质均可受累，白质受累更著，引起邻近脑中线结构对称性的弥漫性浸润，尤以胼胝体弥漫性肿胀最常见。病变多侵犯额颞叶，还可累及基底核、脑干、小脑、软脑膜及脊髓等处。MRI 特点为，在 T_1WI 呈片状弥散性低信号，在 T_2WI 呈高信号，信号强度较均匀（图 8–10）。T_2WI 显示病变更清楚。病灶边界模糊，常有脑水肿表现。病变呈弥漫性浸润生长，受累区域脑组织肿胀，脑沟变浅或消失，脑室变小。由于神经胶质细胞只是弥漫性瘤样增生，保存了原有的神经解剖结构，因此 MRI 多无明显灶性出血及坏死。

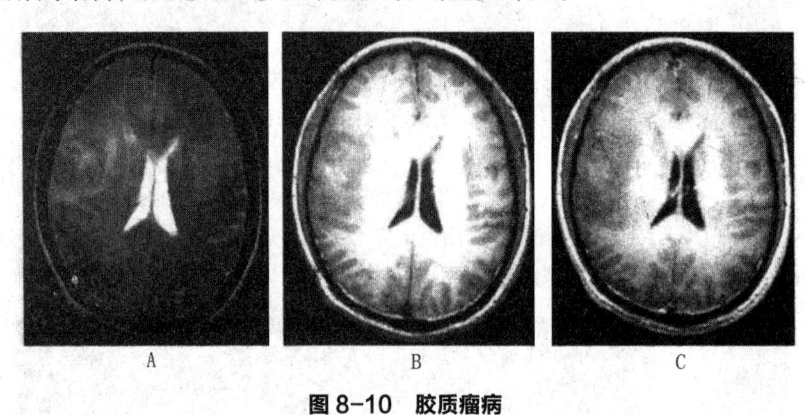

图 8–10　胶质瘤病

A、B. 轴面 T_2WI 及 T_1WI 显示双侧额颞叶及胼胝体膝部片状稍长 T_1、稍长 T_2 异常信号，弥漫性浸润生长，边界不清；C. 轴面增强扫描 T_1WI 显示肿瘤强化不明显

（三）鉴别诊断

脑胶质瘤病是肿瘤性质的疾病，但肿瘤细胞在脑组织中浸润性散在生长，不形成团块，影像表现不典型，易误诊。鉴别诊断主要应排除下列疾病：

1. 多中心胶质瘤

本病系颅内同时原发 2 个以上胶质瘤，各瘤体间彼此分离，无组织学联系。脑胶质瘤病为胶质瘤细胞弥漫浸润性生长，影像表现为大片状。

2. 其他恶性浸润胶质瘤

如多形性胶质母细胞瘤。此类胶质瘤有囊变、坏死，MRI 信号不均匀，占位效应明显，增强扫描时有不同形式的明显强化。

3. 各种脑白质病及病毒性脑炎

脑胶质瘤病早期影像与其有相似之处，有时无法鉴别。但大多数患者在应用大量的抗生素和激素类药物后，病情仍进行性加重，复查 MRI 多显示肿瘤细胞浸润发展，肿瘤增大，占位效应逐渐明显，可资鉴别。

三、室管膜瘤

（一）临床表现与病理特征

室管膜瘤起源于室管膜或室管膜残余部位，比较少见。本病主要发生在儿童和青少年，5 岁以下占 50%，居儿童期幕下肿瘤第三位。男多于女。其病程与临床表现主要取决于肿瘤的部位，位于第四脑室者病程较短，侧脑室者病程较长。常有颅内压增高表现。

颅内好发部位依次为第四脑室、侧脑室、第三脑室和导水管。幕下占 60% ~ 70%，特别是第四脑室。

脑实质内好发部位是顶、颞、枕叶交界处，绝大多数含有大囊，50% 有钙化。病理学诊断主要依靠瘤细胞排列呈菊形团或血管周假菊形团这一特点。肿瘤细胞脱落后，可随脑脊液种植转移。

（二）MRI 表现

（1）脑室内或以脑室为中心的肿物，以不规则形为主，边界不整，或呈分叶状边界清楚的实质性占位病变（图 8–11）。

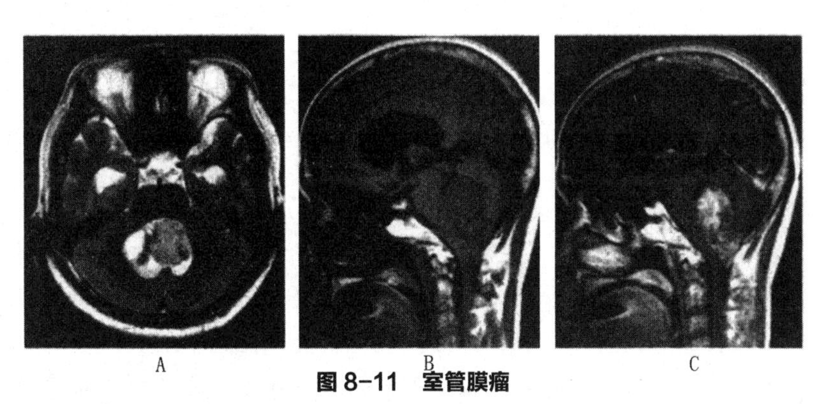

图 8–11　室管膜瘤

A. 轴面 T_2WI 显示第四脑室内不规则形肿物，信号不均匀；B、C. 矢状面 T_1WI 和增强 T_1WI 显示肿瘤突入小脑延髓池，强化不均匀，幕上脑积水

（2）脑室内病变边缘光滑，周围无水肿，质地略均质，其内可有斑点状钙化或小囊变区；脑实质内者以不规则形为主，常见大片囊变区及不规则钙化区，周围有水肿带。

（3）脑室系统者常伴不同程度的脑积水，脑实质者脑室系统受压改变。

（4）实质成分在 CT 主要为混杂密度，或略高密度病灶；在 T_1WI 呈略低信号，T_2WI 呈略高信号或高信号，增强扫描不均匀强化。

（三）鉴别诊断

室管膜瘤需要与以下疾病鉴别。

1. 局限于四脑室的室管膜瘤应与髓母细胞瘤鉴别

前者多为良性，病程长，发展慢，病变多有囊变及钙化；后者为恶性肿瘤，起源于小脑蚓部，常突向四脑室，与脑干间常有一间隙（内含脑脊液），其表现较光滑，强化表现较室管膜瘤更明显，病程短，发展快，囊变及钙化少见，病变密度 / 信号多均匀一致。此外，髓母细胞瘤成人少见，其瘤体周围有一环形水肿区，而室管膜瘤不常见。

2. 脉络丛乳头状瘤

好发于第四脑室，肿瘤呈结节状，边界清楚，悬浮于脑脊液中，脑积水症状出现更早、更严重，脑室扩大明显，其钙化与强化较室管膜瘤明显。

3. 侧脑室室管膜瘤应与侧脑室内脑膜瘤鉴别

后者多位于侧脑室三角区，形状较规则，表面光整，密度均匀，强化明显。室管膜下室管膜瘤常发生于孟氏孔附近，大多完全位于侧脑室内，境界清楚，很少侵犯周围脑组织，脑水肿及钙化均少见，强化轻微或无。

4. 大脑半球伴有囊变的室管膜瘤需与脑脓肿鉴别

后者起病急，常有脑膜脑炎临床表现，病灶强化与周围水肿较前者更显著。

5. 星形细胞瘤及转移瘤

发病年龄多在 40 岁以上，有明显的花环状强化，瘤周水肿与占位效应重。

四、神经元及神经元与胶质细胞

混合性肿瘤包括神经节细胞瘤（gangliocytoma），小脑发育不良性节细胞瘤（dysplastic gangliocytoma of cerebellum）、神经节胶质瘤（ganglioglioma）、中枢神经细胞瘤（central neurocytoma）。这些肿瘤的影像表现，特别是 MRI 表现各具有一定特点。

（一）神经节细胞瘤

1. 临床表现与病理特征

为单纯的神经元肿瘤，无胶质成分及恶变倾向，组织结构类似正常脑，缺乏新生物特征。大多数为脑发育不良，位于大脑皮质或小脑。单侧巨脑畸形时可见奇异神经元，伴星形细胞数量及体积增加。

2. MRI 表现

在 T_2WI 为稍高信号，T_1WI 为低信号，MRI 确诊困难。合并其他脑畸形时，T_1WI 可见局部灰质变形，信号无异常或轻度异常，T_2WI 呈等或低信号，PD 呈相对高信号。CT 平扫可为高密度或显示不明显。注射对比剂后，肿瘤不强化或轻度强化。

（二）神经节胶质瘤

1. 临床表现与病理特征

临床主要表现为长期抽搐及高颅压症状，生存时间长，青年多见。本病发病机制目前有两种学说。①先天发育不全学说：在肿瘤形成前即存在神经细胞发育不良，在此基础上，胶质细胞肿瘤性增生，刺激或诱导幼稚神经细胞分化，形成含神经元及胶质细胞的真性肿瘤；②真性肿瘤学说：神经节胶质瘤以分化良好的瘤性神经节细胞与胶质细胞（多为星形细胞，偶为少枝细胞）混合为特征。

神经节胶质瘤可能具有神经内分泌功能。实性、囊性各约 50%，囊伴壁结节，生长缓慢，部分有恶变及浸润倾向。

2. MRI 表现

典型影像表现为幕上发生，特别是额叶及颞叶的囊性病灶（图 8-12），伴有强化的壁结节。肿瘤在 T_1WI 呈低信号团块，囊性部分信号更低。在质子密度像，肿瘤囊腔如含蛋白成分高，其信号高于囊壁及肿瘤本身。在 T_2WI 囊液及肿瘤均为高信号，局部灰白质界限不清。注射 Gd-DTPA 后，病变由不强化至明显强化，以结节、囊壁及实性部分强化为主。1/3 病例伴有钙化，CT 可清楚显示，MRI 不能显示。

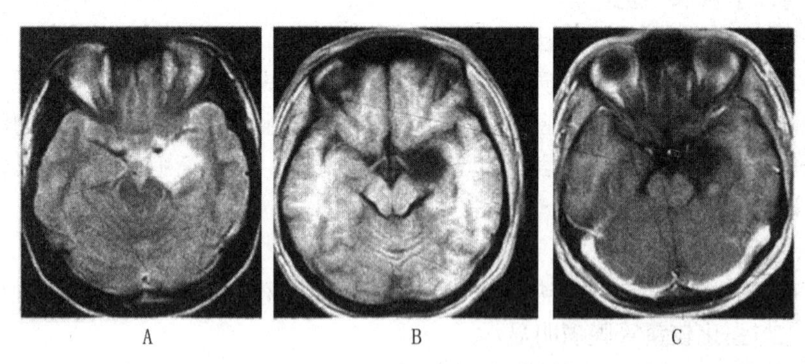

图 8-12　神经节胶质瘤

A、B. 轴面 T_2WI 及 T_1WI 显示左侧颞叶内侧不规则形长 T_1、长 T_2 异常信号，边界欠清；C. 轴面 T_1WI 增强扫描，病变强化不明显

3. 鉴别诊断

神经节胶质瘤的影像学诊断应与以下疾病鉴别。①蛛网膜囊肿位于脑外，CSF 信号。②表皮样囊肿位于脑外，信号类似。

（三）中枢神经细胞瘤

1. 临床表现与病理特征

本病常见于青年人（平均年龄 31 岁），临床症状少于 6 个月，表现为头痛及高颅压症状。占原发脑肿瘤 0.5%，1982 年由 Hassoun 首次报道，具有特殊的形态学及免疫组织学特征。

肿瘤来源于Monro孔之透明隔下端，呈现分叶状，限局性，边界清楚。常见坏死、囊变灶。部分为富血管，可有出血。肿瘤细胞大小一致，分化良好，似少枝胶质细胞但胞质不空，似室管膜瘤但缺少典型之菊花团，有无核的纤维（Neuropil）区带。电镜下可见细胞质内有内分泌样小体。有报告称免疫组化显示神经元标记蛋白。

2. MRI 表现

中枢神经细胞瘤位于侧脑室体部邻近莫氏孔，宽基附于侧室壁。在 T_1WI 呈不均匀等信号团块，肿瘤血管及钙化为流空或低信号；在 T_2WI，部分与皮质信号相等，部分呈高信号；注射 Gd-DTPA 后，强化不均匀（图 8-13）；可见脑积水。CT 显示丛集状、球状钙化。

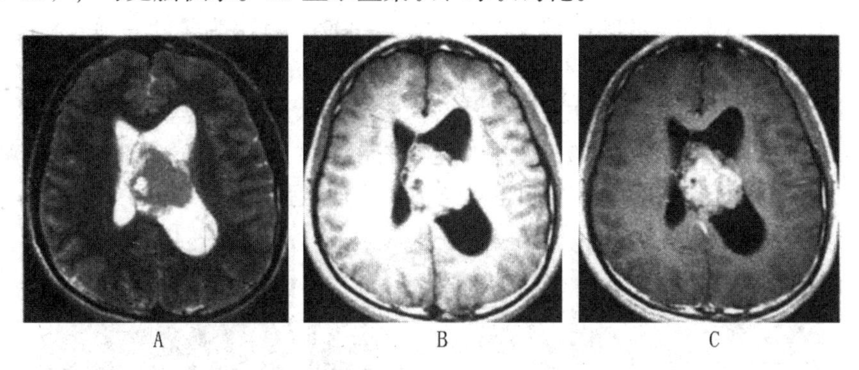

图 8-13 中枢神经细胞瘤

A、B. 轴面 T_2WI 及 T_1WI 显示左侧脑室不规则形团块，信号不均匀，透明隔右移；C. 轴面增强 T_1WI 显示病变中度不均匀强化

3. 鉴别诊断

应包括脑室内少枝胶质细胞瘤，室管膜下巨细胞星形细胞瘤，低级或间变星形细胞瘤，室管膜瘤。

4. 小脑发育不良性节细胞瘤

（1）临床表现与病理特征：本病又称 LD 病（Lhermitte Duclos disease），结构不良小脑神经节细胞瘤。为一种低级小脑新生物，主要发生在青年人，且以小脑为特发部位。临床表现为颅后窝症状，如共济障碍，头痛，恶心，呕吐等。

正常小脑皮质构成：外层为分子层，中层为普肯野细胞层，一内层为颗粒细胞层。本病的小脑脑叶肥大与内颗粒层及外分子层变厚有关。中央白质常明显减少，外层存在怪异的髓鞘，内层存在许多异常大神经元。免疫组化染色提示大多数异常神经元源自颗粒细胞，而非普肯耶细胞。本病可单独存在，也可合并 Cowden 综合征（多发错构瘤综合征）、巨脑、多指畸形、局部肥大、异位症及皮肤血管瘤。

（2）MRI 表现：MRI 显示小脑结构破坏和脑叶肿胀，边界清楚，无水肿。病变在 T_1WI 呈低信号，在 T_2WI 呈高信号，注射对比剂后无强化。脑叶结构存在，病灶呈条纹状（高低信号交替带）为本病特征（图 8-14）。可有邻近颅骨变薄，梗阻性脑积水。

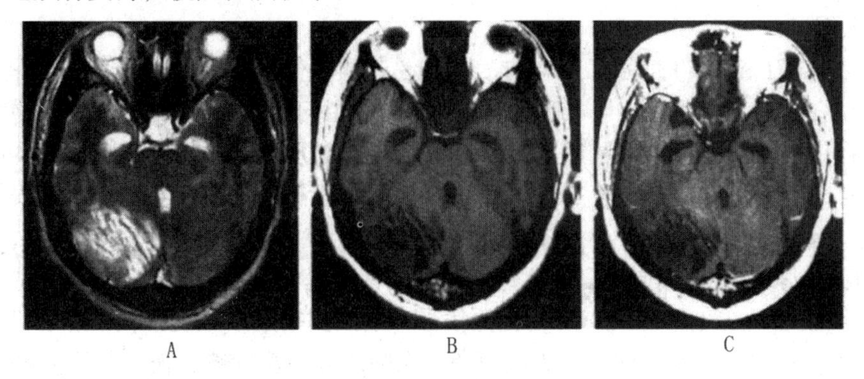

图 8-14 小脑发育不良性节细胞瘤

A、B. 轴面 T_2WI 及 T_1WI 显示右侧小脑条纹状长 T_1、长 T_2 异常信号，边界清楚；C. 轴面增强 T_1WI 显示病变强化不明显

五、胚胎发育不良神经上皮肿瘤

（一）临床表现与病理特征

胚胎发育不良神经上皮肿瘤（dysembryoplastic neuro epithelial tumor，DNET）多见于儿童和青少年，常于 20 岁之前发病。患者多表现为难治性癫痫，但无进行性神经功能缺陷。经手术切除 DNET 后，一般无须放疗或化疗，预后好。

（二）MRI 表现

DNET 多位于幕上表浅部位，颞叶最常见，占 62% ~ 80%，其次为额叶、顶叶和枕叶。外形多不规则，呈多结节融合脑回状，或局部脑回不同程度扩大，形成皂泡样隆起。MRI 平扫，在 T_1WI 病灶常呈不均匀低信号，典型者可见多个小囊状更低信号区；在 T_2WI 大多数肿瘤呈均匀高信号，如有钙化则显示低信号。病灶边界清晰，占位效应轻微，水肿少见（图 8-15），是本病影像特点。T_1WI 增强扫描时，DNET 表现多样，多数病变无明显强化，少数可见结节样或点状强化。

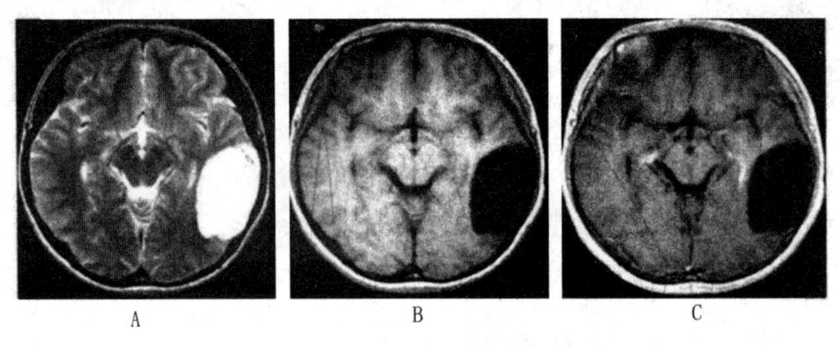

图 8-15　胚胎发育不良神经上皮肿瘤

A、B. 轴面 T_2WI 及 T_1WI 显示左侧颞叶囊性异常信号，边界清楚，周边无水肿；C. 轴面增强 T_1WI 显示病变强化不明显

六、脑膜瘤

（一）临床表现与病理特征

肿瘤起病慢，病程长，可达数年之久。初期症状及体征可不明显，以后逐渐出现颅内高压及局部定位症状和体征。主要表现为剧烈头痛、喷射状呕吐、血压升高及眼底视盘水肿。

脑膜瘤起源于蛛网膜颗粒的内皮细胞和成纤维细胞，是颅内最常见非胶质原发脑肿瘤，占颅内肿瘤的 15% ~ 20%。常为单发，偶可多发。较大肿瘤可分叶。WH0 1989 年分类，根据细胞形态和组织学特征，将其分为脑膜细胞型、成纤维细胞型、过渡型、乳头型、透明细胞型、化生型脑膜瘤、脊索样脑膜瘤和富于淋巴浆细胞的脑膜瘤。

（二）MRI 表现

多数脑膜瘤在 T_1WI 和 T_2WI 信号强度均匀，T_1WI 呈灰质等信号或略低信号，T_2WI 呈等或略高信号。少数信号不均匀，在 T_1WI 可呈等信号、高信号、低信号。由于无血 – 脑屏障破坏，绝大多数在增强扫描 T_1WI 呈均一强化，硬脑膜尾征对脑膜瘤的诊断特异性高达 81%（图 8-16）。MRI 可以显示脑脊液 / 血管间隙，广基与硬膜相连，骨质增生或受压变薄膨隆，邻近脑池、脑沟扩大，静脉窦阻塞等脑外占位征象。

约 15% 的脑膜瘤影像表现不典型，主要包括以下几种情况：①少数脑膜瘤可整个肿瘤钙化，即弥漫性钙化的沙粒型脑膜瘤，在 T_1WI 和 T_2WI 均呈低信号，增强扫描显示轻度强化；②囊性脑膜瘤；③多发性脑膜瘤，常见部位依次为大脑凸面、上矢状窦旁、大脑镰旁、蝶骨嵴、鞍上及脑室内。

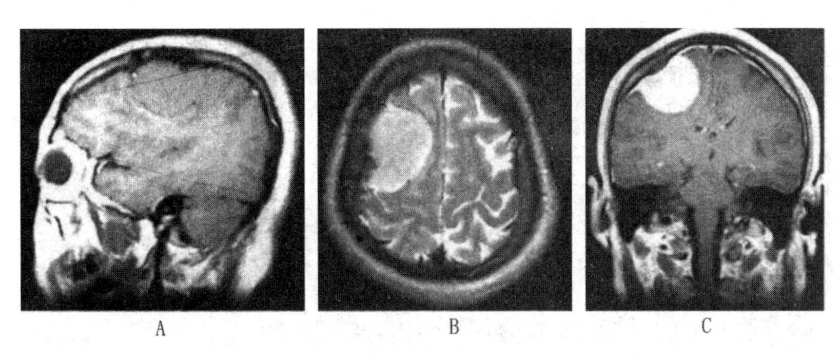

图 8-16 脑膜瘤

A、B. 矢状面 T_1WI 及轴面 T_2WI 显示右侧额叶凸面等 T_1、等 T_2 占位病变，边界清楚，相邻皮质受压、移位；C. 冠状面增强 T_1WI 显示肿物明显均匀强化，可见硬膜"尾征"

（三）鉴别诊断

常见部位的脑膜瘤，诊断不难。少见部位脑膜瘤须与其他肿瘤鉴别：

（1）位于大脑半球凸面、完全钙化的脑膜瘤应与颅骨致密骨肿瘤鉴别：增强 MRI 检查时，前者有强化，后者无强化。

（2）鞍上脑膜瘤主要应与突入鞍上的垂体巨腺瘤鉴别：以下征象提示脑膜瘤：鞍结节有骨硬化表现，无蝶鞍扩大，矢状面 MRI 显示肿瘤中心位于鞍结节上方而非垂体腺上方，鞍隔位置正常。

（3）侧脑室内脑膜瘤应与脉络丛乳头状瘤及室管膜瘤鉴别：鉴别要点：侧脑室内脉络丛乳头状瘤和室管膜瘤主要发生于儿童和少年，而脑膜瘤常见于中年人；脉络丛乳头状瘤可有脑脊液分泌过多，表现为脑室普遍扩大，而脑膜瘤仅有同侧侧脑室颞角扩大；脉络丛乳头状瘤表面常呈颗粒状，脑膜瘤边缘较圆滑；室管膜瘤强化欠均匀，脑膜瘤强化较均匀。

七、脉络丛肿瘤

（一）临床表现与病理特征

脉络丛肿瘤（choroid plexus tumors，CPT）是指起源于脉络丛上皮细胞的肿瘤，WHO 中枢神经系统肿瘤分类（2007）将其分为良性的脉络丛乳头状瘤（choroid plexus papilloma，CPP）、非典型脉络丛乳头状瘤（atypical CPP）和恶性的脉络丛癌（choroid plexus carcinoma，CPC）3 类，分属Ⅰ级、Ⅱ级和Ⅲ级肿瘤。绝大多数为良性，恶性仅占 10% ~ 20%。CPT 好发部位与年龄有关，儿童多见于侧脑室，成人多见于第四脑室。脑室系统外发生时，最多见于桥小脑角区。CPT 的特征是脑积水，原因主要有：①肿瘤直接导致脑脊液循环通路梗阻（梗阻性脑积水）；②脑脊液生成和吸收紊乱（交通性脑积水）。CPT 发生的脑积水、颅内压增高及局限性神经功能障碍多为渐进性，但临床上部分患者急性发病，应引起重视。

（二）MRI 表现

MRI 检查多可见"菜花状"的特征性表现，肿瘤表面不光滑不平整，常呈粗糙颗粒状；而肿瘤信号无特征，在 T_1WI 多呈低或等信号，在 T_2WI 呈高信号，强化较明显（图 8-17）。CT 平扫多表现为等或略高密度病灶，类圆形，部分呈分叶状，边界清楚，增强扫描呈显著均匀强化。

（三）鉴别诊断

（1）与室管膜瘤鉴别：后者囊变区较多见，且多有散在点、团状钙化，增强扫描时中等均匀或不均匀强化；发生于幕上者，年龄较大，发生于幕下者年龄较小，与前者正好相反。

（2）与脑室内脑膜瘤鉴别：后者除具有脑膜瘤典型特征外，脑积水不如前者显著，好发于成年女性，以侧脑室三角区多见。

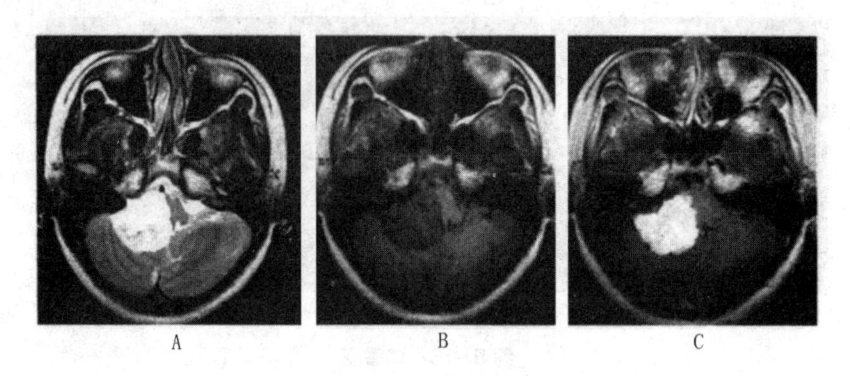

图 8-17 脉络丛乳头状瘤

A、B. 轴面 T_2WI 及 T_1WI 显示肿瘤位于右侧桥小脑角区，信号欠均匀，“菜花状”外观，边界清楚；C. 轴面增强 T_1WI 显示肿物强化明显

八、髓母细胞瘤

（一）临床表现与病理特征

髓母细胞瘤是一种高度恶性小细胞瘤，极易沿脑脊液通道转移。好发于小儿，特别是 10 岁左右儿童，约占儿童脑瘤的 20%。本病起病急，病程短，多在 3 个月之内。由于肿瘤推移与压迫第四脑室，导致梗阻性脑积水，故多数患者有明显颅内压增高。

肿瘤起源于原始胚胎细胞残余，多发生于颅后窝小脑蚓部，少数位于小脑半球。大体病理检查可见肿瘤呈灰红色或粉红色，柔软易碎，边界清楚，但无包膜，出血、钙化及坏死少。镜下肿瘤细胞密集，胞质少，核大且浓染，肿瘤细胞可排列成菊花团状。

（二）MRI 表现

MRI 不仅能明确肿瘤大小、形态及其与周围结构的关系，还能与其他肿瘤鉴别诊断。MRI 检查时，肿瘤的实质部分多表现为长 T_1、长 T_2 信号，增强扫描时实质部分显著强化（图 8-18）；第四脑室常被向前推移，变形变窄；大部分合并幕上脑室扩张及脑积水。MRI 较 CT 有一定优势，能清楚显示肿瘤与周围结构及脑干的关系；矢状面或冠状面 MRI 易显示沿脑脊液种植的病灶。

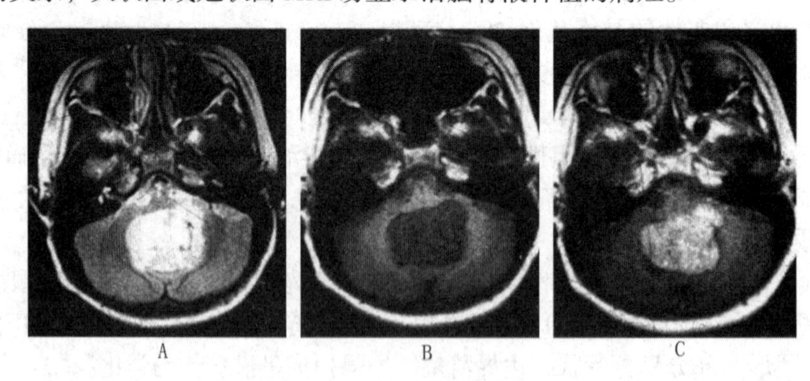

图 8-18 囊母细胞瘤

A、B. 轴面 T_2WI 及 T_1WI 显示肿瘤位于小脑蚓部，形态欠规则，边界清楚，第四脑室前移；C. 轴面增强 T_1WI 显示肿物不均匀强化

（三）鉴别诊断

本病需与星形细胞瘤、室管膜瘤、成血管细胞瘤及脑膜瘤相鉴别。

1. 星形细胞瘤

是儿童最常见的颅内肿瘤，其病灶大多位于小脑半球，肿块边缘形态欠规则，幕上脑室扩大较少见，T_1WI 呈低信号，T_2WI 呈高信号，增强扫描时不如髓母细胞瘤强化明显。

2. 室管膜瘤

位于第四脑室内，肿块周围可见脑脊液，呈环形线状包绕，肿瘤内囊变及钙化较多见，肿物信号常不均匀。

3. 脑膜瘤

第四脑室内脑膜瘤于 T_1WI 呈等信号，T_2WI 呈高信号，增强扫描时均匀强化，可见脑膜尾征。

4. 成血管细胞瘤

常位于小脑半球，表现为大囊小结节，囊壁无或轻度强化，壁结节明显强化。

九、生殖细胞瘤

（一）临床表现与病理特征

生殖细胞瘤主要位于颅内中线位置，占颅内肿瘤的 11.5%，常见于松果体和鞍区，以松果体区最多。发生在基底核和丘脑者占 4% ~ 10%。鞍区及松果体区生殖细胞瘤来源于胚胎时期神经管嘴侧部分的干细胞，而基底核及丘脑生殖细胞瘤来自第三脑室发育过程中异位的生殖细胞。

本病男性儿童多见，男女比例约 2.5 ∶ 1。好发年龄在 12 ~ 18 岁之间。早期无临床表现。肿瘤压迫周围组织时，出现相应神经症状。鞍区肿瘤主要出现视力下降、下丘脑综合征及尿崩症；松果体区出现上视不能、听力下降；基底核区出现偏瘫；垂体区出现垂体功能不全及视交叉、下丘脑受损表现。患者均可有头痛、恶心等高颅压表现。因松果体是一个神经内分泌器官，故肿瘤可能影响内分泌系统。性早熟与病变的部位和细胞种类相关。

（二）MRI 表现

生殖细胞瘤的发生部位不同，MRI 表现也不相同。分述如下。

1. 松果体区

瘤体多为实质性，质地均匀，圆形、类圆形或不规则形态，可呈分叶状或在胼胝体压部有切迹，边界清楚。一般呈等 T_1、等或稍长 T_2 信号（图 8-19）。大多数瘤体显著强化，少数中度强化，强化多均匀。少数瘤体内有单个或多个囊腔，使强化不均匀。

2. 鞍区

根据肿瘤具体部位，分为 3 类。Ⅰ类：位于第三脑室内，包括从第三脑室底向上长入第三脑室，瘤体一般较大，常有出血、囊变和坏死。Ⅱ类：位于第三脑室底，仅累及视交叉、漏斗、垂体柄、视神经和视束，体积较小，形态多样。可沿漏斗垂体柄分布，呈长条状；或沿视交叉视束分布，呈椭圆形。一般无出血、囊变、坏死，MRI 多呈等或稍长 T_1、稍长 T_2 信号，明显或中等程度均匀强化。Ⅲ类：仅位于蝶鞍内，MRI 显示鞍内等 T_1、等或长 T_2 信号，明显或中度均匀强化。MRI 信号无特征，与垂体微腺瘤无法区别。

3. 丘脑及基底核区

肿瘤早期在 T_1WI 为低信号，T_2WI 信号均匀，显著均匀强化，无中线移位，边缘清晰。晚期易发生囊变、坏死和出血，MRI 多呈混杂 T_1 和混杂长 T_2 信号，不均匀强化。肿瘤体积较大，但占位效应不明显，瘤周水肿轻微。肿瘤可沿神经纤维束向对侧基底核扩散，出现斑片状强化；同侧大脑半球可有萎缩。

（三）鉴别诊断

鞍区生殖细胞瘤主要累及神经垂体、垂体柄及下丘脑。瘤体较大时，易与垂体瘤混淆。垂体瘤也呈等 T_1、等 T_2 信号，但多为直立性生长，而生殖细胞瘤向后上生长，可资鉴别。瘤体仅于鞍内时，MRI 显示垂体饱满，后叶 T_1 高信号消失，表现类似垂体微腺瘤。但垂体腺瘤为腺垂体肿瘤，瘤体较小时仍可见后叶 T_1 高信号，可资鉴别。另外，如发现瘤体有沿垂体柄生长趋势，或增强扫描时仅见神经垂体区强化，均有助于生殖细胞瘤诊断。

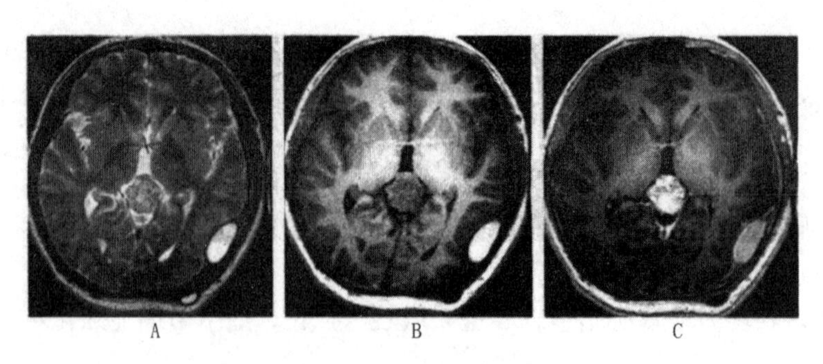

图 8-19 生殖细胞瘤

A、B. 轴面 T_2WI 及 T_1WI 显示肿瘤位于第三脑室后部，类圆形，呈等 T_1、等 T_2 异常信号，信号欠均匀，边界清楚；C. 轴面增强 T_1WI 显示肿瘤强化明显，但不均匀

十、原发性中枢神经系统淋巴瘤

（一）临床表现与病理特征

中枢神经系统淋巴瘤曾有很多命名，包括淋巴肉瘤、网织细胞肉瘤、小胶质细胞瘤、非霍奇金淋巴瘤（NHL）等。肿瘤分原发性和继发性二类。原发性中枢神经系统淋巴瘤是指由淋巴细胞起源，且不存在中枢神经系统以外淋巴瘤病变。继发性中枢神经系统淋巴瘤是指原发于全身其他部位，后经播散累及中枢神经系统。近年来，根据免疫功能状态，又将淋巴瘤分为免疫功能正常及免疫功能低下型。后者主要与人体免疫缺陷病毒（HIV）感染，器官移植后免疫抑制剂使用及先天遗传性免疫缺陷有关。

中枢神经系统淋巴瘤可在任何年龄发病，高峰在 40 ~ 50 岁。有免疫功能缺陷者发病年龄较早。男性多于女性，比例为 2 ∶ 1。临床症状包括局灶性神经功能障碍，如无力、感觉障碍、步态异常或癫痫发作。非局灶性表现包括颅内压增高，如头痛、呕吐、视盘水肿，或认知功能进行性下降。

（二）MRI 表现

中枢神经系统淋巴瘤主要发生在脑内，病灶大多位于幕上，以深部白质为主要部位。多数病灶邻近脑室。病灶形态多为团块状，较典型表现如同“握拳”者。位于胼胝体压部的病灶沿纤维构形，形如蝴蝶，颇具特征（图 8-20）。瘤周水肿的高信号不仅表示该部位脑间质水分增加，还有肿瘤细胞沿血管周围间隙浸润播散的成分。另一特征为瘤周水肿与肿瘤体积不一致。多数肿瘤体积相对较大，具有较明显占位效应，但周边水肿相对轻微。非免疫功能低下者发生淋巴瘤时，瘤体内囊变、坏死少见。本病也可发生在中枢神经系统的其他部位，脑外累及部位包括颅骨、颅底、脊髓等。

（三）鉴别诊断

中枢神经系统淋巴瘤的鉴别诊断主要包括以下疾病：

1. 转移癌

多位于灰白质交界处，MRI 多为长 T_1、长 T_2 信号，而淋巴瘤多为低或等 T_1、等 T_2 信号；注射对比剂后，转移癌呈结节状明显强化，病灶较大者常有中心坏死，而在淋巴瘤相对少见；转移癌周围水肿明显，一些患者有中枢神经系统以外肿瘤病史。

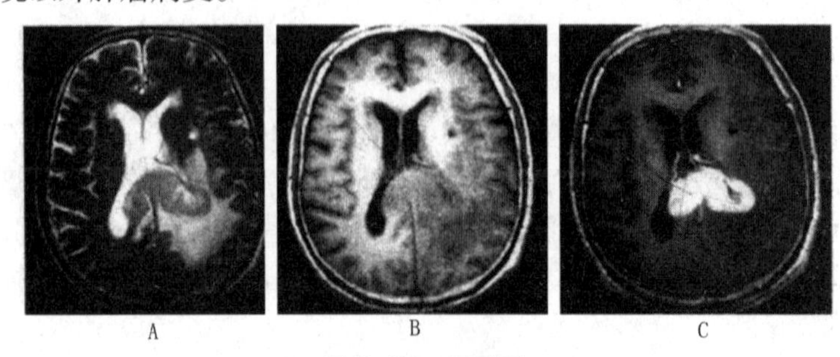

图 8-20 淋巴瘤

A、B. 轴面 T_2WI 及 T_1WI 显示肿瘤位于胼胝体压部，累及双侧侧脑室枕角，周边可见水肿；C. 轴面增强 T_1WI 显示瘤体形似蝴蝶，强化明显，边界清楚

2. 胶质瘤

MRI 多为长 T_1、长 T_2 信号，浸润性生长特征明显，境界不清，某些类型胶质瘤（如少枝胶质细胞瘤）可有钙化，而中枢神经系统淋巴瘤很少钙化。胶质母细胞瘤强化多不规则，呈环形或分枝状。

3. 脑膜瘤

多位于脑表面邻近脑膜部位，形态类圆形，边界清楚，有周围灰质推挤征象。而在中枢神经系统的淋巴瘤少见这种现象。脑膜瘤特征为 CT 高密度，MRI 等 T_1、等 T_2 信号；注射对比剂后均匀强化，有脑膜增强“尾征”。

4. 感染性病变

发病年龄相对年轻，部分有发热病史。MRI 增强扫描时，细菌性感染病变多为环状强化，多发性硬化多为斑块状强化。近年来 HIV 感染上升，由此引起的免疫功能低下型淋巴瘤增多，此淋巴瘤病灶常多发，环状强化多见，肿瘤中心坏死多见。

十一、垂体瘤

（一）临床表现与病理特征

垂体腺瘤是常见良性肿瘤，起源于脑腺垂体，系脑外肿瘤，约占颅内肿瘤的 10%。发病年龄，一般在 20 ~ 70 岁，高峰在 40 ~ 50 岁，10 岁以下罕见。临床症状包括占位效应所致非特异性头痛、头晕、视力下降、视野障碍等。根据分泌的激素水平不同，可有不同内分泌紊乱症状。PRL 腺瘤表现为月经减少、闭经、泌乳等。ACTH 及 TSH 腺瘤对垂体正常功能影响最严重，引起肾上腺功能不全及继发甲状腺功能低下。GH 腺瘤表现为肢端肥大症。部分患者临床表现不明显。

依据生物学行为，垂体腺瘤分为侵袭性垂体腺瘤和微腺瘤。垂体腺瘤生长、突破包膜，并侵犯邻近的硬脑膜、视神经、骨质等结构时称为侵袭性垂体腺瘤。后者的组织学形态属于良性，而生物学特征却似恶性肿瘤，且其细胞形态大部分与微腺瘤无法区别。直径 < 10 mm 者称为微腺瘤。

（二）MRI 表现

肿块起自鞍内，T_1WI 多呈中等或低信号，当有囊变、出血时呈更低或高信号。T_2WI 多呈等或高信号，有囊变、出血时信号更高且不均匀。增强扫描时，除囊变、出血、钙化区外，肿瘤均有强化。

MRI 显示垂体微腺瘤具有优势。诊断依据可参考：典型临床表现，实验室化验检查有相关内分泌异常；高场强 3 mm 薄层 MRI 示垂体内局限性信号异常（低、中信号为主）；鞍底受压侵蚀、垂体柄偏移；垂体上缘局限性不对称性隆起、垂体高度异常。依据病灶部位，可对各种微腺瘤进行功能诊断。腺垂体内 5 种主要内分泌细胞通常按功能排列：分泌 PRL 和 GH 的细胞位于两侧，分泌 TSH 和促性腺激素的细胞位于中间；分泌 ACTH 的细胞主要在中间偏后部位。这种解剖关系与垂体腺瘤的发生率相符。注射 Gd-DTPA 后即刻扫描，微腺瘤的低信号与正常垂体组织对比明显，冠状面 T_1WI 显示更清晰（图 8-21）。在动态增强扫描早期，肿瘤信号低于正常垂体信号，晚期信号强度则高于或等于正常垂体信号。

MRI 可预测肿瘤侵袭与否。垂体腺瘤浸润性生长的指征包括：垂体腺瘤突破鞍底，向蝶窦内突出；海绵窦正常形态消失，边缘向外膨隆，海绵窦与肿瘤间无明显分界，在增强扫描早期见肿瘤强化等海绵窦受侵表现（图 8-22）；颈内动脉被包绕，管径缩小、变窄，或颈内动脉分支受累；斜坡骨质信号异常，边缘不光整等表现。

（三）鉴别诊断

绝大多数垂体大腺瘤具有典型 MRI 表现，可明确诊断。但鞍内颅咽管瘤及鞍上脑膜瘤与巨大侵袭性生长的垂体腺瘤有时鉴别较难。

1. 颅咽管瘤

鞍内颅咽管瘤，或对来源于鞍内、鞍上不甚明确时，以下征象有利于颅咽管瘤诊断：① MRI 显示囊性信号区，囊壁相对较薄，伴有或不伴有实质性部分；② CT 显示半数以上囊壁伴蛋壳样钙化，或瘤内斑状钙化；③在 T_1WI 囊性部分呈现高信号，或含有高、低信号成分，而垂体腺瘤囊变部分为低信号区。

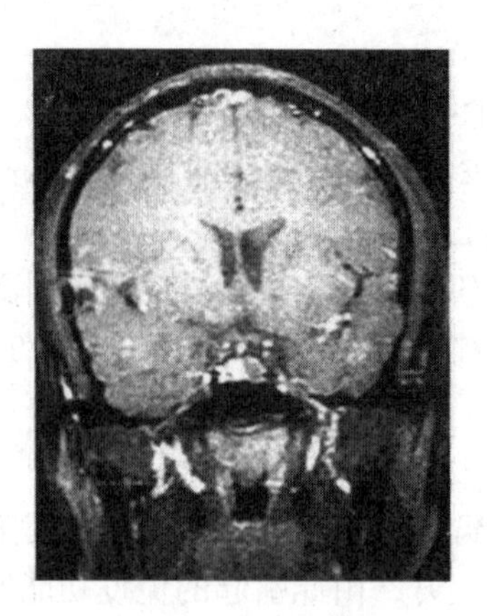

图 8-21 垂体微腺瘤

冠状面动态增强扫描 MRI 显示垂体膨隆，左侧强化延迟

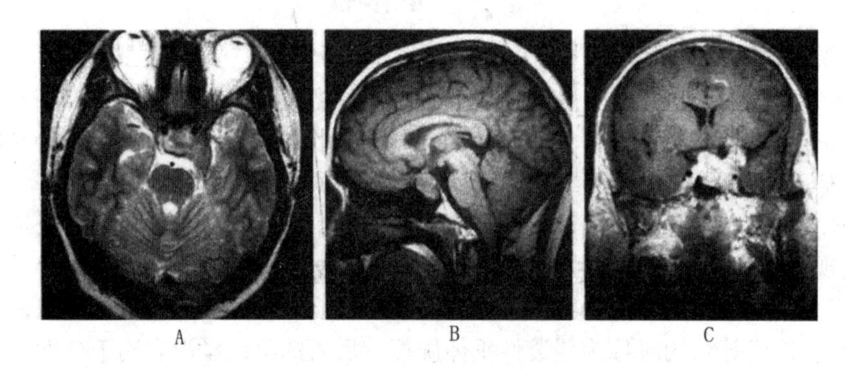

图 8-22 侵袭性垂体瘤

A. 轴面 T_2WI 显示肿瘤为等 T_2 信号，累及左侧海绵窦；B. 矢状面 T_1WI 显示肿瘤位于鞍内及鞍上，触及视交叉；C. 冠状面增强 T_1WI 显示鞍底下陷，相邻结构受累

2. 鞍上脑膜瘤

脑膜瘤在 MRI 信号强度及强化表现方面颇似垂体瘤。少数鞍上脑膜瘤可向鞍内延伸，长入视交叉池，与垂体瘤难以区分。以下 MRI 所见有利于脑膜瘤诊断：①显示平直状鞍隔，无“腰身征”；②鞍结节或前床突有骨质改变；③肿瘤内存在流空信号，尤其是显示肿瘤内血管蒂，为脑膜瘤佐证。

十二、神经鞘瘤

（一）临床表现与病理特征

神经鞘瘤来源于神经鞘膜的施万细胞，是可以发生于人体任何部位的良性肿瘤，25% ~ 45% 在头颈部。脑神经发生的肿瘤中，以神经鞘瘤多见，以听神经、三叉神经发生率最高。颅后窝是Ⅳ ~ Ⅻ对脑神经起源或脑神经出颅前经过的区域，脑神经肿瘤大部分发生于此。这些肿瘤的临床症状与相应脑神经的吻合性不高，肿瘤可能表现为其他脑神经和小脑的症状。仅从临床角度考虑，有时难以准确判断肿瘤的真正起源。

神经鞘瘤的病理特征是肿瘤于神经干偏心生长，有完整包膜，瘤内组织黄色，质脆。生长过大时，瘤体可出现液化和囊变。瘤细胞主要是梭形 Schwan 细胞，按其排列方式分为 Antoni A 型和 Antoni B 型，以前者为主。

（二）MRI 表现

MRI 为颅后窝神经肿瘤检查的首选。大多数神经鞘瘤诊断不难。因为大多数肿瘤边界清楚，MRI 提示脑实质外肿瘤，且多数肿瘤为囊实性。神经鞘瘤 MRI 信号的特点是，T_1WI 实性部分呈等或稍低信号，囊性部分呈低信号；T_2WI 实性部分呈稍高或高信号，囊性部分信号更高；增强扫描时，实性部分明显强化，囊性部分不强化，肿瘤整体多呈环状或不均匀强化（图 8–23）。< 1.5 cm 的鞘瘤可呈均匀实性改变，且与相应脑神经关系密切，有助于诊断。

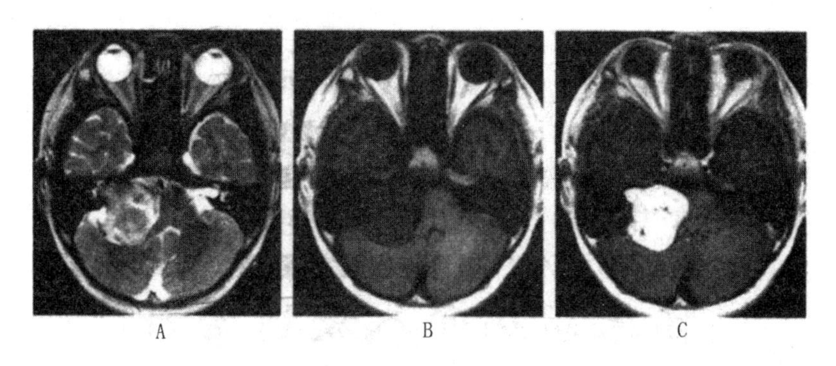

图 8–23　听神经瘤

A、B. 轴面 T_2WI 及 T_1WI 显示肿瘤位于右侧桥小脑角区，呈等 T_1、混杂 T_2 信号，形态不规则，右侧听神经明显增粗；C. 轴面增强 T_1WI 显示肿瘤明显强化，边界清楚，瘤内可见坏死灶

第九章

临床疾病介入放射治疗

第一节　周围动脉闭塞性疾病

一、概述

周围动脉的器质性疾病（炎症、狭窄或闭塞），或功能性疾病（动脉痉挛），都能引起动脉缺血性临床表现。多为动脉粥样硬化、大动脉炎、纤维肌发育不良及其他病因如外伤、动脉扭转、肿瘤压迫、动脉或动脉周围炎、放疗后纤维化、血管内操作等，常继发急慢性血栓形成。动脉粥样硬化是周围动脉疾病最常见的原因，是全身动脉粥样硬化的一部分。本病多见于男性，发病年龄多在 45 岁以上，发生率有增高趋势。往往与其他部位的动脉硬化性疾病同时存在。周围动脉狭窄、闭塞性疾病的好发部位有：锁骨下动脉、主 – 髂动脉、股 – 腘动脉、胫 – 腓动脉等。

二、病理机制

高脂血症、高血压、吸烟、糖尿病、肥胖等，是动脉粥样硬化的高危因素。发病机制主要是内膜损伤及平滑肌细胞增殖，细胞生长因子释放，导致内膜增厚及细胞外基质和脂质积聚；动脉壁脂代谢紊乱，脂质浸润并在动脉壁积聚；血流冲击在动脉分叉部位造成的剪切力，或某些特殊的解剖部位（如股动脉的内收肌管裂口处），可对动脉壁造成慢性机械性损伤。主要病理表现为内膜出现粥样硬化斑块，中膜变性或钙化，腔内有继发血栓形成，最终使管腔狭窄，甚至完全闭塞。血栓或斑块脱落，可造成远侧动脉栓塞。

多发性大动脉炎病因迄今不明，多数学者认为本病是一种自身免疫性疾病，可能由结核杆菌或链球菌、立克次体等在体内的感染，诱发主动脉壁和（或）其主要分支动脉壁的抗原性，产生抗主动脉壁的自身抗体，发生抗原抗体反应引起主动脉和（或）主要分支管壁的炎症反应。多发性动脉炎为全层动脉炎，常呈节段性分布。早期受累的动脉壁全层均有炎症反应，伴大量淋巴细胞、巨细胞浸润，以外膜最重，中层次之。晚期动脉壁病变以纤维化为主，呈广泛不规则性增厚和僵硬，纤维组织收缩造成不同程度的动脉狭窄，内膜广泛增厚，继发动脉硬化和动脉壁钙化伴血栓形成进一步引起管腔闭塞。

肢体的缺血程度取决于病变侵犯的部位，形成狭窄的进程快慢，是否已有侧支循环形成等因素。当肢体处于休息状态时，减少的血流尚能应付低耗氧需要；当肢体运动和承受负荷时，耗氧量增加，即出现氧的供求矛盾，出现相应临床症状。

三、临床表现

根据狭窄闭塞动脉的部位不同，出现相应的肢体缺血的症状。

无名动脉或锁骨下动脉近端受累时，可出现患侧肢体发凉、麻木、无力。左锁骨下动脉近端受累时，由于患侧椎动脉压力下降，可致血液从椎动脉倒流，脑供血反流入左锁骨下动脉使脑遭受缺血损害，出现“锁骨下动脉窃血症”，表现为患肢运动后脑部缺血症状加重甚至产生昏厥。

下肢动脉闭塞的最典型症状为间歇性跛行（intermittent claudication）。这是因肢体运动而诱发的肢体局部疼痛、紧束、麻木或肌肉无力感，肢体停止运动后，症状即可缓解，重复相同负荷的运动则症状可重复出现，休息后又可缓解。如疼痛出现于臀部、股部提示狭窄病变在主－髂动脉。临床上最多见的是股－腘动脉狭窄所致的腓肠肌的间歇性跛行。病情进一步发展，动脉严重狭窄以致闭塞时，肢体在静息状态下也可出现疼痛等症状，称为静息痛。多见于夜间肢体处于平放状态时，可能与丧失了重力性血液灌注作用有关，若将肢体下垂可使症状减轻，更严重时肢体下垂也不能缓解症状，患者丧失行走能力，并可出现缺血性溃疡。

主要体征为狭窄远端动脉搏动减弱或消失，血管狭窄部位可闻及收缩期杂音。单纯收缩期杂音提示血管狭窄，如出现连续性杂音则表明狭窄的远端舒张压很低，侧支循环形成不良。肢体缺血的体征包括肌肉萎缩，皮肤变薄、苍白、发亮，汗毛脱落，皮温降低，趾甲变厚。当肢体下垂时，可因继发性充血而发红。从肢体高位移向下垂位，到出现发红和静脉充盈所需时间与动脉狭窄程度和侧支循环状态有关。从肢体下垂到肢体转红时间 > 10 s，表浅静脉充盈时间 > 15 s，即提示有动脉狭窄。相反，如将肢体上抬成 60° 角，在≤ 60 s 时间内即出现明显的肢体苍白，也提示有动脉狭窄。严重缺血时因患者经常被迫使肢体处于下垂位而可出现水肿。缺血性神经炎可导致肢体麻木和腱反射减弱，晚期在骨凸出易磨损部位可见缺血性溃疡。

四、辅助检查

1. 血压测量

血压测量是诊断肢体动脉狭窄闭塞性疾病简单易行的方法。正常情况下，各节段血压不应有压力阶差，两侧肢体血压基本对称。肢体动脉狭窄闭塞时则病变侧血压明显较健侧低，一般两侧肢体血压压差 > 20 mmHg 就有临床意义。踝部血压与肱动脉压之比，即踝肱指数（ankle- brachial index，ABI），正常值为 0.9 ～ 1.3。低于 0.8 预示着下肢动脉中度狭窄，如果此比值小于 0.5，则表明有严重狭窄、闭塞。

2. 彩超、CTA、MRA

为影像诊断的首选方法，可显示血管狭窄的部位、程度、范围、血流情况。

3. 动脉造影

动脉造影检查可直观显示动脉闭塞的确切部位和程度以及侧支循环形成的情况。对已有明显症状者宜行此检查为手术或介入治疗决策的选择作依据。

五、常规治疗

1. 保守治疗

主要是对患肢的精心护理，经常保持清洁，绝对避免外伤。不影响局部血流。有关导致动脉粥样硬化的危险因素更应积极治疗或禁戒，如调整饮食，控制体重，治疗高血压、高脂血症、糖尿病及戒烟等。

2. 药物治疗

药物治疗对肢体动脉狭窄所引起的缺血症状远不如对冠心病心绞痛有效，特别是血管扩张剂。对于严重肢体缺血的患者，长期用依前列醇（前列腺素 12）静脉给药，可减轻疼痛并有利于缺血性溃疡的愈合。抗血小板药特别是阿司匹林对防止四肢动脉闭塞性病变的进展有效，但不能提高患者的运动耐受能力。抗凝药肝素和华法林（warfarin）对慢性闭塞性肢体动脉粥样硬化无效。同样，尿激酶、链激酶等也只能对急性血栓性血管闭塞有效，对慢性闭塞无效。多发性大动脉炎者，皮质激素类药物可抑制炎症、改善症状，使病情趋于稳定。

3. 手术治疗

血管旁路移植（bypass），有几种可供选择的手术，如同侧血管旁路移植、股－股动脉旁路移植等。手术的效果取决于狭窄的部位、范围和患者的一般情况。

六、介入治疗

目前大部分周围动脉狭窄闭塞病变的外科治疗方法已渐被更安全、有效的介入方法所取代，介入治疗方法主要有动脉溶栓、球囊血管成形术（PTA）、支架置入、血栓清除、动脉内膜下成形术等。

1. 适应证

一般认为在患肢活动或静息时有明显缺血症状者应行介入治疗。

（1）动脉溶栓：①新鲜血栓形成所致的周围动脉狭窄、闭塞。②PTA或支架术后出现的急性血栓形成。

（2）PTA：①短段狭窄或闭塞，无溃疡、无钙化。②跨狭窄压差 > 20 mmHg。③血管搭桥术后吻合口狭窄或搭桥血管狭窄。

（3）支架：①有溃疡、严重钙化的狭窄。② PTA 疗效不满意、失败的病例。

2. 禁忌证

（1）严重凝血功能障碍、低凝状态，出血性疾病。

（2）严重血液系统疾病。

（3）3 周内有手术或外伤病史。

（4）3 个月内有胃肠道大出血病史。

（5）大动脉炎活动期。

（6）严重高血压，血压高于 220/160 mmHg 者。

3. 术前准备

了解病史及全面检查，测量血压，包括患肢、对侧健肢，血管超声检查，必要时行 CTA 或 MRA 检查。实验室检查出血、凝血时间及其他凝血参数，肝、肾、心功能。术前开始口服抗凝药物阿司匹林、皮下注射低分子肝素。除一般血管造影用介入器械外，根据术前诊断，配备相应治疗的介入器械，如溶栓导管、导引导管、超硬导丝、球囊导管、支架、血栓清除设备等。

4. 操作技术

（1）插管与血管造影：①锁骨下动脉病变：经股动脉穿刺插管，主动脉弓造影了解锁骨下动脉开口部病变及是否合并头臂干和颈动脉病变，然后做选择性锁骨下动脉造影，以确定病变狭窄、闭塞的程度及侧支循环情况。有时还需选择性椎动脉造影。②髂动脉病变：从健侧或病变较轻侧插管，两侧股动脉搏动均不能扪及者经锁骨下动脉或肱动脉插管，使用猪尾导管行主动脉下段及双侧髂动脉造影，了解病变部位、程度与范围，同时了解侧支血供情况，狭窄者测量跨狭窄段压力差。③股动脉及其以下病变：健侧股动脉插管，借助导丝辅助将导管插入患侧髂动脉，造影发现病变部位后，将导管选择性插入病变动脉近端，做局部血管造影，进一步了解病变部位、程度、范围和侧支血供情况。

（2）动脉溶栓：造影诊断明确后，将导管头部位于闭塞动脉内，尽可能靠近血栓或闭塞的位置。用导丝缓慢试探能否通过狭窄、血栓段，如导丝能进入血栓内则更换带侧孔的溶栓导管送入血栓内进行溶栓，可采用微量泵以连续灌注方法经导管注入尿激酶。使用溶栓导管者用脉冲喷射溶栓方法，其特点是使用溶栓导管脉冲—喷射出的高浓度溶栓药物，能渗透到血栓内，增加了药物与血栓的接触面积，加快了溶栓速度。溶栓期间需抗凝，检测凝血机制，及时调整剂量（图 9–1）。

（3）血栓清除：主要有流变血栓清除术、机械血栓清除等。流变血栓清除的原理是利导管头端向导管内高速喷射盐水所产生的负压效应运用高速流体冲刷、粉碎血栓，并经同一导管抽吸出血栓块使栓塞的血管再通。常用的设备有 RTC、Oasis 导管等。机械性血栓清除主要是利用导管头端金属片、螺旋刀或塑料刷等产生强大的涡流来机械性的粉碎血栓，使之变成微小颗粒，有的还通过负压经导管将血栓颗粒引出体外。常用的有 ATD、PTD、Straub 旋切导管等。这些血栓清除设备应用原则是导管头必须在血栓内工作，不能顶在血管壁的状态下工作，以免造成血管内膜损伤或穿孔。所以没有导丝引导的血栓清除设备宜在较直走向的血管内进行，弯曲走向的血管选用有导丝引导的血栓清除设备。

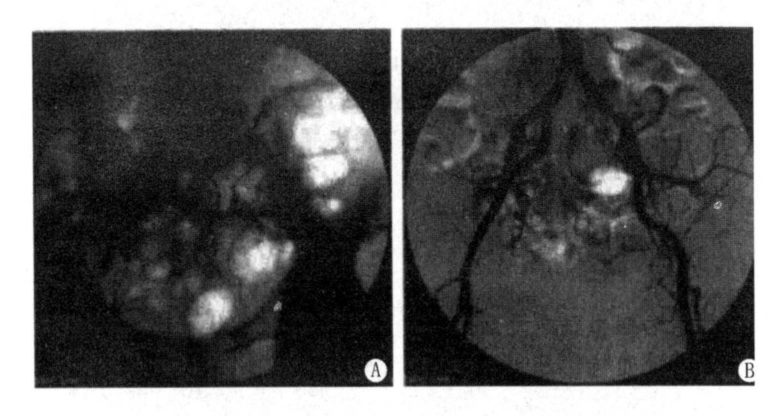

图 9-1　下肢动脉急性血栓溶栓治疗

下腹主动脉造影显示左侧髂动脉急性血栓（A）；导管插入左髂动脉开口，使用尿激酶 100 万 U 经导管灌注 8 h 后复查，左髂动脉复通（B）

（4）PTA：对于锁骨下动脉狭窄者，股动脉置入 6 F 导引导管，4 F 直头导管在超滑导丝的引导下，穿过狭窄段血管，置换加硬导丝，沿导丝置入球囊导管于狭窄段；髂动脉病变者从患侧股动脉进路，通过“路径图技术（roadmap）”精确定位，将球囊导管置入狭窄段；股动脉中上段病变者，经健侧股动脉置入 6 F 股动脉长鞘（翻山鞘）于患侧髂动脉，在导丝辅助下将球囊导管置于狭窄段。球囊选择长于病变段 1 cm 左右，直径大于病变近端正常动脉 1 ~ 2 mm，准确定位后予以扩张。术中需肝素化抗凝，即动脉内注入肝素 50 U/kg，以后每延续 th 增加首剂肝素量的一半（图 9-2）。

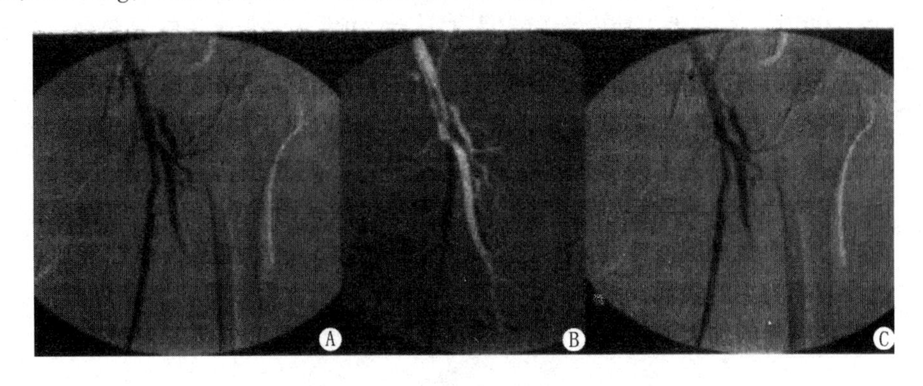

图 9-2　下肢动脉闭塞 PTA 术

A. 左髂外动脉造影显示股浅动脉起始部闭塞；B. 导丝通过闭塞段，使用 6 mm × 100 mm 球囊扩张成形；C. PTA 后造影复查，左股浅动脉显示、通畅

（5）完全闭塞，导丝不能通过的周围动脉闭塞性病变，可采用内膜下血管成形术（sub intimal angioplasty，SIA）。SIA 适用于较长段的下肢各级动脉内出现导丝不能通过的完全闭塞，而且闭塞段的两端管腔存在；合并心、肺、肝、肾等重要脏器疾病，外科手术耐受性差者；已行动脉旁路转流术，转流桥闭塞，但其近、远端动脉管腔存在者。导管导丝在动脉内膜下通过闭塞远端后需调整方向返回真腔并置入球囊导管逐步扩张，内膜下成形部分需置入支架（图 9-3）。

5. 术后处理

主要原则是抗凝、抗血小板。抗凝维持 48 ~ 72 h 后，服用抗血小板药物 6 个月以上。

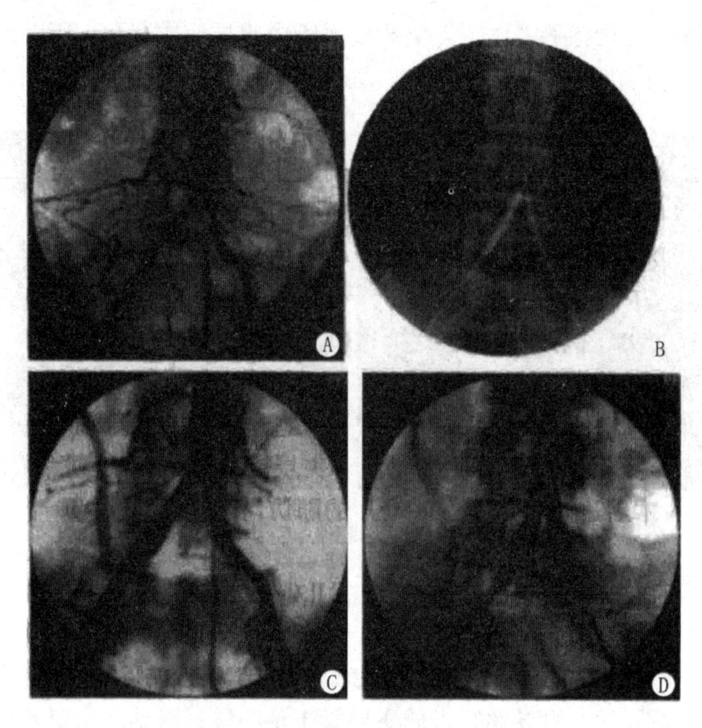

图 9-3　下肢动脉行球囊扩张、内支架术

A. 主动脉造影显示双侧髂动脉狭窄；B. 使用 10 mm 球囊扩张成形；C. 支架放置后造影复查，双侧髂动脉通畅；D. 两侧同时放置球囊扩张型支架 12 mm × 60 mm

6. 并发症

（1）动脉溶栓：并发症主要为出血，发生率为 17% ~ 38%，多发生于穿刺部位、消化道和中枢神经系统等，故在治疗过程中应密切检测凝血功能各项指标，严格掌握溶栓剂量。

（2）血栓清除术并发症：①末梢血管栓塞，发生率高低取决于被粉碎血栓颗粒大小及抽吸率，术后辅以溶栓治疗，可大大降低末梢栓塞的发生率。②内膜损伤，流变血栓清除对血管内皮损伤程度比机械性血栓清除轻，应尽可能选用管壁接触式清除设备。③血管急性闭塞，溶栓和抗凝治疗。④血管夹层或穿孔，置入支架或外科手术。⑤溶血及失血性贫血，溶血以血红蛋白一过性增高为主要表现，一般于术后 24 ~ 36 h 恢复至正常水平。其浓度随清除时间的延长及生理盐水用量的加大而增加，无须处理。失血性贫血多见于流变血栓清除术，它受压力梯度大小及抽吸液量影响。可采用缩小抽吸腔直径、减少抽吸量来防范。

（3）PTA：并发症发生率约为 5%，主要有穿刺部位出血、血肿、血管损伤、远侧动脉栓塞等，再狭窄率为 20% ~ 30%，多在 6 个月内发生。肢体远端栓塞通常由于手术过程中病变局部脱落的血栓或粥样斑块的碎片等引起，一旦远端栓塞，立即行动脉局部溶栓或取栓治疗。

（4）支架置入术：并发症发生率约为 4%，主要为支架急性闭塞、支架位置不当、移位、机械变形。早期再狭窄率为 12%，股腘动脉及腘动脉以下再狭窄率可高达 30%。

7. 疗效评价

血栓介入治疗成功率一般为 75%。血栓栓子和病程较短者血管完全开通率较高，导管选择与位置和溶栓疗效也有一定的关系，如溶栓导管置于血栓凝块内灌注，血管再通率一般在 65% ~ 85%，有的高达 92% ~ 100%。对于有固定性狭窄病变血管，约 30% 溶栓后可发生再闭塞，因此目前多提倡溶栓治疗联合 PTA 或血管腔内支架治疗，可取得更好的效果。

经皮腔内血管成形术和血管内支架置入术是治疗下肢动脉硬化闭塞性疾病中应用最早也是应用最广泛的介入治疗技术之一。单独应用 PTA 的技术成功率为 92%，2 年和 5 年的累积一期开通率分别为 81% 和 75%。PTA 后血管内支架置入术能提高 PTA 技术成功率和累积一期通畅率。较大动脉 PTA 和支架置入术后的远期疗效好于较小动脉的介入治疗；病变长度较短者疗效好于病变较长者。股腘动脉狭窄闭塞性病变单纯 PTA 后 5 年的累积一期开通率仅为 38% ~ 58%，该处长段狭窄（病变长 > 8 cm）支架置入后 2 年累积一期开通率为 60% ~ 67%。

膝下小动脉病变应用长球囊 PTA 以来，这种球囊导管顺应了膝下动脉管腔“细长弯曲”的特点，减少了短球囊分段扩张后产生大量细小夹层或动脉破裂，近期疗效满意。有报道长球囊小腿动脉 PTA 术后进行为期 0 ~ 54 个月的随访，在随访期超过 40 个月的病例中，通畅率达 62%。

有报道与外科的旁路手术相比较，在 TASC Ⅱ C/D 分级的患者中，SIA 术后 5 年的症状缓解率为 82.8%，明显高于外科旁路血管手术（68.2%）。通过对 1989 年到 2008 年发表的相关英文文献进行 Meta 分析显示，SIA 治疗的技术成功率为 85.7%（83.3% ~ 87.7%），1 年的通畅率和保肢率分别为 55.8% 和 89.3%，说明 SIA 治疗可以作为周围动脉完全闭塞疾病的治疗选择。

第二节　下肢深静脉血栓形成

一、概述

下肢深静脉血栓形成（lower extremity deep venous thrombosis，LEDVT）是临床上常见的血栓类疾病，自然预后差，发病率逐年上升。其中 22% ~ 29% 的深静脉血栓形成患者可并发致命性肺栓塞（pulmonary embolism，PE）。LEDVT 和 PE 合称为静脉血栓栓塞症（venous thrombo embolism，VTE）。LEDVT 如果在早期未得到有效治疗，血栓机化，常遗留静脉功能不全，称为血栓后综合征（post thrombosis syndrome，PTS）。

1. LEDVT 按照部位可分为三种类型

周围型：指股浅静脉下段以下的深静脉血栓形成。中央型：指髂股静脉血栓形成。混合型：指全下肢深静脉血栓形成（图 9–4）。

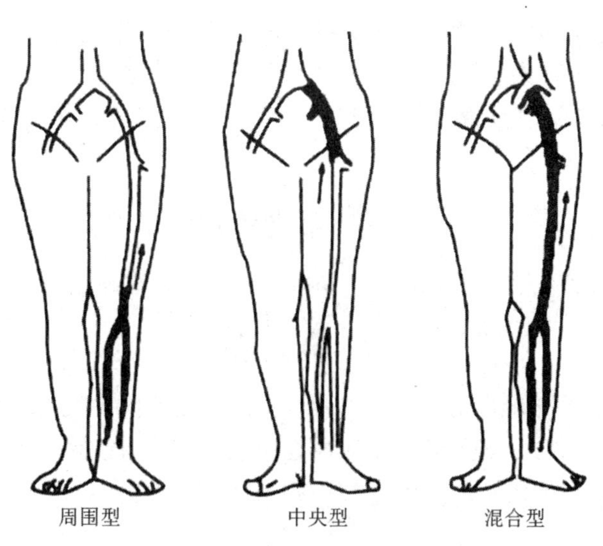

图 9–4　下肢深静脉血栓分型

2. LEDVT 的临床分期

（1）早期：①急性期：发病后 14 d 以内。②亚急性期：发病第 15 日至第 30 日。

（2）慢性期：发病后 30 d 以后。

（3）后遗症期：出现 PTS 症状。

（4）慢性期或后遗症期急性发作。

二、病因

本病与下列因素有关。

1. 血管内膜损伤

静脉炎及经静脉介入诊疗导致静脉损伤。

2. 血流淤滞

手术或重病卧床，心力衰竭，腹内压升高，静脉曲张。

3. 血液高凝状态

应用雌激素，大手术后，大面积烧伤后，外伤，分娩，肿瘤，抗凝血酶Ⅲ、C蛋白或S蛋白的缺乏等。

4. 外来压迫如转移性淋巴瘤、结肠癌、肺癌等，造成管腔狭窄并发血栓形成。

三、病理及临床表现

基本临床诊断特征包括疼痛、肢端肿胀、浅静脉怒张、体温升高等。疼痛多为程度不等的胀痛，伴有压痛，是血栓对静脉的刺激和血栓堵塞静脉使静脉扩张所致。肢体肿胀由静脉血不能回流，血液淤滞所致，伴有患肢浅静脉代偿性怒张。患者常有体温升高，多不超过38.5℃，伴脉搏加快和白细胞增多。血栓脱落可导致肺栓塞，髂股静脉血栓向上蔓延，会累及下腔静脉。

四、影像学表现

1. 彩超

可明确血栓位置及血流情况，具有高度的敏感性和特异性，为临床首选的检测方法。

2. CTA和MRA

可以准确显示血管的通畅程度、水平、位置、血栓形态，侧支血管开放的程度，以及外压病灶的性质。

3. 静脉造影

管腔狭窄或完全闭塞，见对比剂终止于闭塞处，并借曲张的侧支向近端回流。①顺行性造影：患肢远侧端扎一止血带，自远端浅静脉穿刺插入头皮针、导管针或留置针，以每秒1 ~ 2 mL速率，注入对比剂。②逆行性造影：自健侧股静脉穿刺插管，插入4 F ~ 5 FCobra导管至患侧深静脉内，以每秒1 ~ 3 mL速率，注入对比剂15 ~ 20 mL。

五、常规治疗

深静脉血栓的传统治疗方法包括常规抗凝、系统溶栓治疗，常易遗留血栓后综合征。

六、介入治疗

介入治疗方法包括经导管接触性溶栓术、静脉成形术、血管内支架置入术、血栓清除术等，已成为治疗深静脉血栓最为有效的方法。经导管深静脉血栓内用药因具有能降低溶栓剂用量、减少出血并发症的发生且提高溶栓疗效的优点而逐渐成为治疗LEDVT的首选术式。

1. 经导管局部溶栓术

1）适应证：①急性期LEDVT。②亚急性期LEDVT。③LEDVT慢性期或后遗症期急性发作。

2）禁忌证：①伴有脑出血、消化道及其他内脏出血者。②患肢伴有较严重感染。③急性期髂股静脉或全下肢深静脉血栓形成，管腔内有大量游离血栓而未做下腔静脉滤器植入术者。

3）入路选择

（1）顺流溶栓：经股、腘静脉穿刺插管并保留导管进行溶栓，对股、髂静脉血栓疗效较好，但对腘静脉及小腿部深静脉血栓疗效不佳（图9-5）。其他顺行置管入路还包括小隐静脉、胫后静脉等。

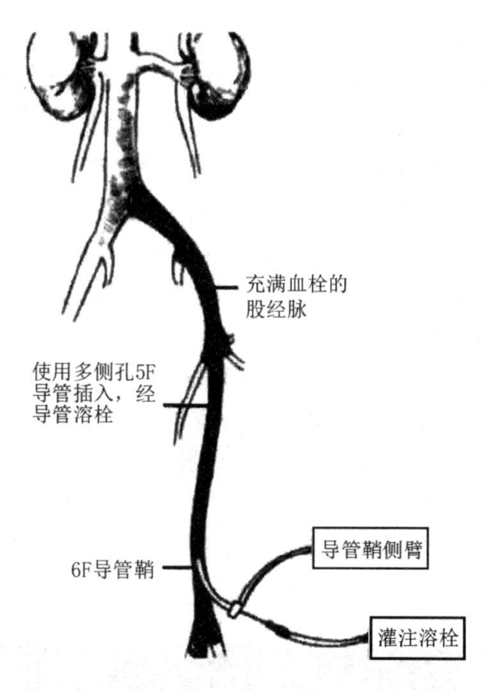

图 9-5　经腘静脉入路，插管溶栓示意图

（2）逆流溶栓：①经健侧股静脉插管至患侧髂股静脉，保留导管进行溶栓，对髂股静脉血栓有一定的疗效，但插管到位率不高，可能损伤静脉瓣膜，对腘静脉及小腿部深静脉血栓疗效不佳。②经颈内静脉插管至患侧髂股静脉，插管到位率高，但亦会损伤瓣膜，疗效同上，且并发症较多。

4）造影：造影能明确血栓的位置、范围、形态和侧支循环情况。

5）置入溶栓导管：经造影导管送入超滑导丝、贯通血栓闭塞部位，然后交换为溶栓导管（多侧孔端孔导管）埋入血栓中进行接触性溶栓治疗。经静脉途径溶栓过程中，要定时复查造影，根据血栓溶解情况将导管头调整至血栓中，保持导管埋入血栓中。

6）溶栓药物灌注方法：溶栓药物主要有尿激酶、rt-PA。溶栓导管置入患肢深静脉后一般首剂注入尿激酶 25 万 U，然后经溶栓导管持续泵入尿激酶，造影复查如深静脉血流恢复，腔内充盈缺损消失，管壁较光滑，则拔去溶栓导管；如深静脉仍有充盈缺损，则留置溶栓导管继续溶栓至血栓溶解，疗程一般为 5 ～ 7 d。

7）并发症

（1）出血：主要表现为穿刺点出血或血肿形成，甚至严重为颅内出血。发生出血时，应视病情的严重程度减少或者停止肝素和尿激酶治疗；同时，测定纤维蛋白原和部分凝血活酶时间，予以相应的处理，必要时可适当使用止血剂。

（2）肺栓塞：经导管连续性溶栓治疗过程中，肺栓塞的发生率约为 1%，置入下腔静脉滤器可有效预防肺动脉栓塞。

（3）感染：在保留导管的病例中较为常见，包括穿刺点局部感染和轻度发热，发热多自保留导管后的 2 ～ 3 d 开始，原因可能为血栓溶解所致，也可能为保留的导管本身带有的致热源。定期换药，尽早拔除导管可使感染较易控制。

8）疗效评价：经导管溶栓治疗较全身溶栓治疗能降低溶栓剂用量，提高了血栓局部药物浓度，使药物较快渗透到血栓局部，减少出血并发症的发生，在较短时间内恢复下肢血液回流，保护了静脉瓣膜功能，减少了并发症。

综合文献报道溶栓治疗成功率为 68% ～ 100%，对于病程 < 4 周的急性或亚急性血栓形成，其疗效优于慢性病程者，前者成功率可达 88%，而后者为 60%。但对静脉管腔机化再通不全导致的狭窄、闭塞常无明显效果。

作为综合性介入治疗中的一种方法，尽早结合采用机械性血栓消融、抽吸或其他血栓清除术，常可明显提高疗效、缩短病程，部分病例溶栓后需配合血管成形术及内支架置入术。

2. 经皮腔内血管成形术或支架置入术

溶栓后造影证实无血栓存在的静脉狭窄，可直接行球囊成形术。由于静脉血流缓慢，压力较低，腔内成形宜尽量充分扩张；当静脉狭窄度超过 70% 时，常有明显的血流动力学意义，此种情况下，球囊成形后宜及时置入内支架，以维持术后血管开通。Mewissen 等比较了髂股静脉血栓形成局部溶栓辅助内支架治疗与单独局部溶栓治疗的 1 年血管通畅率，前者达 74%，后者为 53%，说明置入支架对预防溶栓后静脉血管再狭窄、维持血管长期通畅具有重要意义。

由于静脉壁较薄，肌层发育较差，弹性回缩和张力较低，管腔大小和外形受外力影响而变化，且静脉压较低，血流速度缓慢，因此内支架置入一般不用于腘静脉及小腿深静脉，以免支架变形、移位、阻塞。实际选择中，一般所用内支架的直径应比相应正常的髂股静脉或下腔静脉直径大 10% ~ 20%，这有利于内支架嵌入血管壁，促进内膜在短期内以多中心生长方式覆盖支架表面，对减少内膜过度增生、降低阻塞的发生率有重要的意义。支架长度应在完全覆盖病变的前提下越短越好，一般以远近两端超出狭窄段 0.5 ~ 1.0 cm 为宜（图 9–6）。

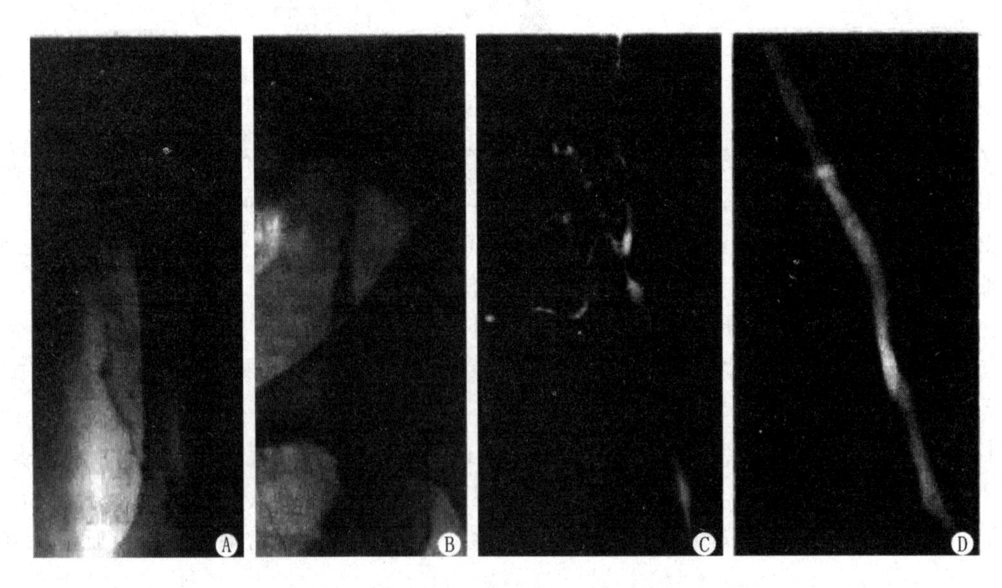

图 9–6　下肢深静脉血栓置管溶栓后髂静脉成形术

左下肢深静脉血栓，左腘静脉入路，溶栓导管插入血栓内，箭头示溶栓导管头端（图 A）；溶栓 24 h 后复查，髂股静脉部分显示（图 B）；溶栓 28 h 后髂股静脉部分通畅，见髂静脉狭窄（图 C）；放置支架（wall–stent10 mm × 100 mm）于左髂静脉后造影显示左下肢静脉通畅（D）

支架置入术中或术后除可能发生出血和肺栓塞外，还可能发生以下并发症：①置入部位急性或亚急性血栓形成，导致早期血管闭塞或狭窄。由于操作时间过长、局部血管内膜过多损伤及支架本身作为金属异物的刺激导致血栓形成，预防术后血栓形成的关键是术中将支架紧密贴合于血管壁上，并覆盖全部血管内膜撕裂或夹层部位；术后适宜抗凝治疗是减少血栓形成的重要措施。对发生血栓形成或血管闭塞者，应立即行局部溶栓或再次腔内成形。②支架位置不良和术后支架移位。如支架不能覆盖病变全程，可再置入另一枚支架。

3. 机械血检清除术

从机械原理区分，目前国内外临床使用的机械血栓清除装置主要有以下三种：机械旋转式、超声消融式和药物—机械偶联式。机械旋转式 PMT 在临床应用较早，包括 ATD（amplatz thrombectomy device）和 Trellis–8，工作原理基本为导管内装有与驱动轴相连的叶轮，高速旋转的叶轮在血管内产生强大的旋涡将新鲜的血栓吸入金属管并将其粉碎，再经侧孔排出。药物—机械偶联式血栓清除术自 2006

年以来在国外临床中逐渐得到应用，代表装置为AngioJet血栓清除系统（possis medical minneapolis, USA），由于该装置既可进行机械式血栓清除，又可经工作导管在血栓区域灌注溶栓药物，从而达到药物—机械联合血栓清除作用。

第三节 下肢静脉曲张

一、概述

下肢静脉曲张是指下肢浅表静脉发生扩张、延长、弯曲成团状，晚期可并发慢性溃疡的病变。本病多见中年男性，多发生于从事持久站立工作、体力活动强度高，或久坐少动的人。欧美国家的患病率高达20% ~ 40%。我国15岁以上人群中，患病率为8.6%，45岁以上为16.4%。静脉壁薄弱、静脉瓣膜缺陷以及浅静脉压力升高，是引起浅静脉曲张的主要原因。下肢静脉曲张其病理改变主要表现为管壁增厚，壁内纤维组织增多，弹性纤维消失以及平滑肌增厚、萎缩。下肢静脉曲张以大隐静脉发生率最高，亦有大小隐静脉同时发生曲张者，但单独小隐静脉曲张较为少见。Homans将大隐静脉曲张分为单纯性和继发性两类，前者指大隐股静脉瓣关闭不全所致，而后者指继发于下肢深静脉血栓后综合征或其他疾病者。

二、临床表现

主要临床表现为下肢浅静脉扩张、伸长、迂曲。如病程继续进展，当交通瓣膜破坏后，可出现踝部轻度肿胀和足靴区皮肤营养性变化，包括皮肤萎缩、脱屑、瘙痒、色素沉着、皮肤和皮下组织硬结、湿疹和溃疡形成。

三、辅助检查

1. 下肢深静脉通畅度试验（Perthes试验）

用以测定深静脉回流的通畅情况。方法是在大腿用一止血带阻断大隐静脉主干，嘱患者用力踢腿或连续快速做下蹲运动。由于肌肉收缩，浅静脉血流应回流至深静脉使血张静脉萎陷空虚。如深静脉不通畅或有静脉压力增高，静脉曲张程度不减轻，甚至加重。

2. 大隐静脉瓣膜和小腿穿通支静脉瓣膜试验（Trendelenburg试验）

用以测定在大隐静脉和交通静脉功能不全瓣膜的位置。患者取卧位，下肢抬高，并自踝部向上按摩患肢，使静脉空虚。检查者用止血带压住近侧大腿部，然后让患者站立。当放开止血带时，大隐静脉迅速充盈，说明大隐静脉瓣膜功能不全；未放开止血带而小腿部大隐静脉在30 s内迅速充盈，表明小腿穿通支静脉瓣膜关闭不全。

3. 多普勒超声检查

多普勒超声检查是临床上评价下肢静脉瓣膜功能不全的常用手段。多普勒超声检查所获得的静脉解剖和瓣膜功能的信息有助于确诊静脉瓣膜功能不全。下肢静脉曲张患者行彩色多普勒超声检查应明确以下四个问题：①确定浅、深静脉系统是否开放。②识别浅、深静脉系统间的反流及其位置。③确定曲张段静脉的血流来源。④评价阻断曲张段静脉血流来源的价值。

4. 顺行或逆行静脉造影

顺行或逆行静脉造影也是评价下肢静脉瓣膜功能不全的常用方法。静脉造影虽可获取静脉的解剖信息，但它是有创的检查方法，而且并不一定能反映瓣膜的功能状况。

四、常规治疗

非手术治疗主要是穿弹力袜或用弹力绷带，使曲张静脉萎陷并促进回流。传统的大隐静脉高位结扎加剥脱术及小腿交通支结扎术是治疗下肢静脉曲张的经典手术。该术式疗效肯定，但创伤大，恢复慢，且遗留多个手术瘢痕。

五、介入治疗

介入治疗可通过静脉内射频、激光血管消融术或血管硬化术等的方法消融大隐静脉，以达到等同“剥脱”曲张静脉的目的。

1. 适应证

适用于早期、轻或中度下肢静脉曲张患者。通常，毛细血管扩张症或节段性静脉曲张是最佳的适应证。

2. 禁忌证

对重度曲张伴有长期下肢皮肤营养障碍者为相对禁忌。合并有下肢深静脉病变即为继发性下肢浅静脉曲张的患者为绝对禁忌，如为下肢深静脉血栓引起，可试行介入溶栓术。

3. 术前准备和器械选择

利多卡因、射频发生器、闭塞导管、光导纤维系统、硬化剂等。

4. 操作步骤

（1）静脉内射频血管消融术：用1% 利多卡因溶液于整个大隐静脉周围行局部麻醉，并用小刀片在大腿远端的大隐静脉做一小切口。将6 F或8 F的导管插入大隐静脉内距隐－股静脉连接点1 ~ 2 cm处。用手压迫腹股沟部，开启射频发生器。待静脉内温度达85℃并持续30 s后，以约3.5 cm/min的速度回撤导管。在回撤导管时将温度维持在80 ~ 90℃，平均约85℃。在回撤导管过程中，导管经过静脉属支或穿静脉流入孔时温度可暂时下降，此时宜减慢回撤速度将温度恢复至85℃，并使静脉属支或穿静脉流入孔闭塞。最后，用多普勒超声评价静脉闭合情况。远侧的曲张静脉属支可行手术切除或硬化治疗（图9–7）。

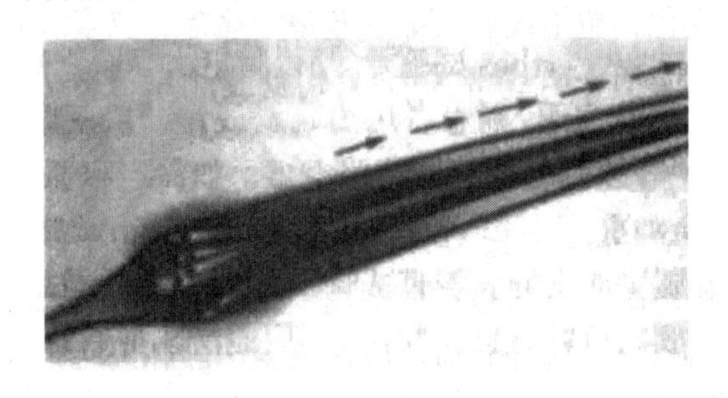

图9–7 经导管静脉内射频消融术示意图

射频消融头静脉内温度达85℃并持续30 s后，以约3.5 cm/min的速度回撤导管

（2）静脉内激光血管消融术：静脉内激光血管消融术于局麻下并在超声引导下进行。治疗范围仅限于直径在2 ~ 8 mm（仰卧位时）的大隐静脉。确定静脉功能不全的位置后，于膝关节平面穿刺入大隐静脉。置入单弯导管至隐股点下方约3 cm处。经导管插入直径为400 ~ 750 μm、尖端裸露的光导纤维，其尖端置于隐－股静脉连接点下1 ~ 2 cm（图9–8）。使用超声和透过皮肤所见到的红色激光束确定光导纤维尖端与隐－股静脉连接点的相对位置。用手压迫隐－股静脉连接点和红色激光束以保证光导纤维与静脉壁的最大接触面。采用二极管激光发生器，波长810 nm（diomed d15 diode laser，diomed inc）或940 nm（dornier medtech），经光导纤维沿大隐静脉行程释放激光能量，同时以0.5 ~ 1 cm/s的速度回撤光导纤维（图9–9）。推荐使用下列参数：在连续脉冲编码装置上以持续1 ~ 2 s的激光脉冲释放10 ~ 14 W的激光能量。这些参数产生的能量可致血管内皮和血管壁的热损伤，并向血管外膜扩展。大隐静脉激光消融术后，其曲张的属支可选择硬化治疗、静脉切除术、激光消融术或其他介入治疗。

（3）静脉内硬化剂注射术：多普勒超声引导下经导管静脉内血管硬化术治疗大隐静脉曲张是硬化治疗的一种新方法。其操作技术与上述射频或激光消融术相似。经导丝将多侧孔灌注导管置入大隐静脉，导管尖端置于隐－股静脉连接点下1 ~ 2 cm。患者取Trendelenburg体位（头低足高仰卧体位）排空静脉，用手压迫隐－股静脉连接点的同时注射硬化剂。撤出导管后继续阻断静脉血流约2 min。

5. 术后处理

术后穿弹力袜约7 d，嘱患者可进行正常的日常活动，但避免剧烈运动。

6. 并发症

激光有穿破血管、烧伤皮肤和光纤断裂等危险，以及可能引起大隐静脉属支的血栓性静脉炎。

7. 疗效评价

静脉内射频血管消融术后 2 年的随访期内 90% 的患肢未见静脉反流，94% 被治疗的静脉经多普勒超声检查未再显示。与传统外科治疗比较，术后疼痛、康复时间和治疗费用均明显降低。

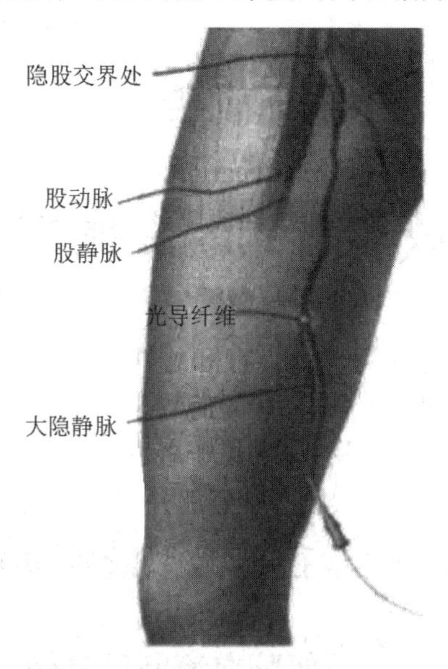

图 9-8　穿刺大隐静脉置入导管鞘，经导管鞘置入光导纤维

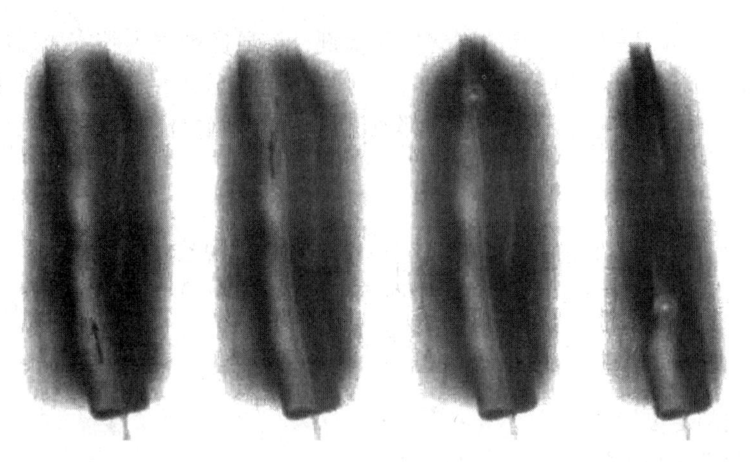

图 9-9　光导纤维沿大隐静脉行程释放激光能量，同时以 0.5 ~ 1 cm/s 的速度回撤光导纤维

第十章

核医学成像在各系统中的应用

第一节　核医学在神经系统疾病中的应用

一、局部脑血流断层显像

（一）原理

静脉注射能通过血脑屏障进入脑细胞的脂溶性显像剂，该显像剂进入脑实质后即转变成水溶性化合物，它不能再反向通过血脑屏障，故可在脑内长时间滞留。显像剂进入脑细胞的量主要取决于局部脑血流量，且与之成正比，断层显像可显示脑组织局部血流量。局部脑血流量一般与局部脑细胞代谢和功能状况一致。

（二）适应证

（1）脑卒中的早期诊断（尤其是脑梗死 48 h 内诊断）及疗效观察。

（2）短暂性脑缺血发作（TIA）和可逆性缺血性脑疾病（PRIND）的早期诊断。

（3）局灶性癫痫（原发性与继发性）的定位诊断。

（4）痴呆病因的鉴别诊断。

（5）锥体外系疾病的定位诊断。

（6）脑血管畸形及其他脑内病变的定位诊断。

（7）判断脑肿瘤的血供，鉴别术后或放疗后复发和瘢痕。

（8）偏头痛的研究与诊断。

（9）精神和情感障碍性疾病的辅助诊断。

（三）显像剂

^{99m}TcHMPAO 或 ^{99m}Tc-ECD，放化纯度分别 > 80% 和 90%，活度均为 740 ~ 1 110 MBq（20 ~ 30 mCi）。

（四）方法

1. 病人准备

注射显像剂前半小时，空腹口服过氯酸钾 400 mg，封闭脑室内脉络丛及甲状腺。

2. 给药方法

静脉注射显像剂前 5 min 戴眼罩和耳塞，直至注药后 5 min 方可取下。

3. 影像采集

（1）仪器条件：SPECT，低能高分辨平行孔准直器或低能通用平行孔准直器。

（2）受检者取仰卧位，头置于头托内，OM 线垂直于地面，探头尽量贴近头颅，以缩小探头旋转半径。

（3）采集条件：矩阵 128×128，窗宽 20%，矩形探头放大 1.6，圆形探头放大 1.0，探头旋转 360°，1 帧 /5.6°×64 或 6.0°×60，每帧采集时间 10 ~ 30 s[每帧计数以（40 ~ 80）×10^3 为宜]。

4. 影像处理

（1）先行水平面影像重建，再行冠状面和矢状面影像重建。

（2）前滤波多用 Butterworth 滤波函数，截止频率 0.4，陡度因子 12 ~ 20。

（3）反投影重建用 Ramp 滤波，层厚 6 ~ 8 mm。

（4）衰减校正多用 Sorenson 法或 Chang 法，系数 μ = 0.12 cm^{-1}。

（5）冠状和矢状断面重建，适用横断层影像制作。

（6）若采集影像时 OM 线与地面不垂直，影像重建前要通过转动影像，使 OM 线平行于 X 轴。

二、血－脑屏障显像

（一）原理

正常脑组织由于存在着血－脑屏障，血液中放射性药物不能进入脑细胞，脑实质呈放射性空白区。脑部病变若致血－脑屏障功能损害，放射性药物乃可进入病变区而聚集为浓影。

（二）适应证

（1）脑肿瘤的诊断。

（2）脑梗死的诊断。

（3）硬膜下血肿的诊断。

（4）病毒性脑炎的辅助诊断。

（三）显像剂

$^{99m}TcO_4$ 或 ^{99m}Tc-DTPA，剂量 740 MBq（20 mCi）。

（四）方法

1. 病人准备

注射显像剂前半小时，空腹口服过氯酸钾 400 mg，封闭脑室内脉络丛及甲状腺。

2. 给药方法

口服 $^{99m}TcO_4$ 两小时后或静脉注射 ^{99m}Tc-DTPA 半小时后显像。

3. 影像采集

（1）仪器条件：γ 相机或 SPECT，低能通用准直器。断层显像方法同 rCBF，仅需选择适当的滤波。

（2）体位：常规行前、后、侧位和顶位显像。

（3）采集条件：矩阵 128×128，能峰 140 keV，窗宽 20%，计数 500×10^3，侧位显像时病侧按健侧的相同时间采集，探头与病侧的距离亦可与健侧相同。

（4）影像显示：本底扣除 10%，断层处理同 rCBF。

（五）显像分析

1. 正常影像

（1）前位：头颅影像左右两侧基本对称，头颅外周的放射性增高带由头皮、颅骨板、脑膜血窦及颞肌内的放射性构成，顶部中央为矢状窦影像，眶以下因骨松质、鼻窦和口腔内的放射性很高而明显显影。两侧大脑半球呈椭圆形放射性空白区。

（2）侧位：头顶与颅底之间的空白区为脑半球。

（3）后位：整体图形与前位相似。

（4）顶位：外围带构成对称的椭圆形空白区，从前到后由上矢状窦将它分为左右两半球。总之，脑实质呈放射性缺损改变，辐矢状窦、横窦、乙状窦、窦汇等处有放射性聚集。断层影像亦表现为脑内呈空白区，外周有放射性显影。

2. 异常影像

脑内局部放射性增高是最常见的异常影像，因疾病不同而有多种异常浓聚改变。脑内弥漫性放射性增加可见于病毒性脑炎和多发性脑脓肿，有时其放射性高于头颅外周，而使周边带显示不清。

脑内局部放射性减低常见于脑内囊肿。至少在两个互相垂直的平面影像的相应部位出现放射性增高才能确定为异常。

（六）临床意义

1. 脑肿瘤的检测

表现为局部异常浓聚影，因 CT 和 MRI 对脑肿瘤定性和定位更可靠，故本方法已较少使用。

2. 脑梗死的诊断

起病 2 ~ 8 周内阳性率较高，无明显优势。

3. 硬膜下血肿的诊断

典型表现是前位影像上患侧脑外缘呈边界较为分明的月牙形放射性聚集影，侧位像无明显异常。

4. 病毒性脑炎

单纯疱疹脑炎多表现为双侧或单侧颞部局灶性放射性增加，额叶和顶叶也可出现异常。本法在发生神经症状或体征的第 2 d 呈阳性，较 CT 早且阳性率较 CT 高。本法对艾滋病的脑损害亦较 CT 发现早。

三、放射性核素脑血管造影

（一）原理

静脉“弹丸”式注射 $^{99m}TcO_4$ 后，立即用 γ 相机在头颈部以每 1 ~ 3 s/ 帧的速度连续采集，即可显示显像剂在脑血管内充盈、灌注和流出的动态过程，从而了解脑血管的形态及血流动力学改变。

（二）适应证

（1）脑动静脉畸形的辅助诊断。

（2）烟雾病的辅助诊断。

（3）缺血性脑血管病的辅助诊断。

（4）脑死亡的诊断。

（三）显像剂

$^{99m}TcO_4^-$ 或 ^{99m}Tc-DTPA，活度 370 MBq（10 mCi）。体积 < 1 mL。

（四）方法

（1）病人无特殊准备。

（2）给药方法为“弹丸”式静脉注射。

（3）影像采集：①仪器条件：γ 相机，低能高分辨平行孔准直器。②体位条件：受检者取仰卧位，不用枕头，头部放正后固定。如观察大脑后动脉，可行后位采集。③采集条件：矩阵 64×64，能峰 140 keV，窗宽 20%，每 1 ~ 3 s/ 帧动态采集，共采集 40 ~ 60 s。

（五）影像分析

正常所见：脑血管造影可分为 3 个时相。①动脉相：自颈内动脉显像起，两侧大脑前、中动脉、颅底 Willis 环陆续显影，呈两侧对称的五叉影像，历时约 4 s。②脑实质相（微血管相）：从五叉影像消失起，放射性在脑实质内呈弥漫性分布，历时约 2 s。③静脉相：自上矢状窦显影起，脑实质放射性逐渐减少，至再循环又有所上升，历时约 7 s。

（六）临床意义

1. 脑动静脉畸形（AVM）

AVM 多为先天性畸形，常称为动静脉瘘（AVF），单发或多发。常以癫痫或颅内出血的症状就诊。显像中可见动脉相局限性异常过度灌注，静脉相放射性消退迅速，硬脑膜窦提前出现。

2. 烟雾病（Moyamoya 病）

颈总动脉和颈内动脉显影良好，但放射性阻断在脑基底部，逐渐出现放射性向脑基底部轻度扩散，然后突然出现大脑前、中动脉影像，接着是正常的脑实质相和静脉相。

3. 缺血性脑血管病

大脑中动脉病变的阳性率最高，前动脉次之。观察椎 - 基底动脉需行后位显像，阳性率较低。脑血管狭窄或阻塞主要表现为动脉相灌注减低或缺少。部分病例病变处在动脉相呈过度灌注。静脉相病变处放射性由于消退减慢而较正常处反而增高。本法简便、快速，但无 rCBF 显像准确可靠。

4. 脑死亡

典型表现为在颈动脉显影的同时，大脑前动脉和中动脉不显影，硬膜窦不显影，仅有颈外动脉灌注至周边带显影。

四、脑池显影

（一）原理

将无刺激和不参与代谢的水溶性显像剂注入蛛网膜下腔，用 γ 相机跟踪显示显像剂随脑脊液循环的空间，即为蛛网膜下腔及各脑池的影像，根据各脑池影像出现的时间、形态、大小和消退的速度，可以了解脑脊液的循环路径和吸收过程是否正常。

（二）适应证

（1）交通性脑积水的诊断。

（2）脑脊液漏的诊断和定位。

（3）脑穿通畸形的辅助诊断。

（4）蛛网膜囊肿的辅助诊断。

（5）中脑和后颅凹肿瘤的辅助诊断。

（三）显像剂

^{99m}Tc-DTPA，活度 74 ~ 370 MBq（2 ~ 10 mCi）。

（四）方法

1. 给药方法

严格无菌条件下常规行腰椎穿刺，用缓慢流出的脑脊液稀释显像剂至 2 ~ 3 mL，再注入蛛网膜下腔。注入后去枕仰卧。

2. 影像采集

（1）仪器条件：γ 相机，低能通用平行孔准直器。

（2）体位：患者去枕仰卧，在注药后 1、3、6、24 h 分别行前、后及侧位头部显像，必要时加做 48 h 显像。

（3）采集条件：矩阵 64 × 64，能峰 140 keV，窗宽 20%。先采集前位影像，计数达 200×10^3 时，记录采集时间，其他各体位采集时间皆与前位像相同。

（五）影像分析

正常影像：3 h 侧位影像最清晰，脊髓蛛网膜下腔影像过枕大孔后向后方凸起为小脑延髓池（枕大池）影像，向上延伸经小脑凸面至小脑脑桥角显示四叠体池影像，再向前上方延伸为胼胝体周池影像。从脊髓蛛网膜下腔影像向前上方延伸依次为桥池、脚间池、交叉池影像。胼胝体周池以下，交叉池后上方和四叠体池前方之间为脑室所在部位，呈放射性稀疏缺损改变，或在 24 h 内有一过性较强的放射性聚集影。3 h 前位出现典型的向上的三叉影像，以底部最浓，是小脑凸面与四叠体池、桥池、脚间池和交叉池等基底池从后往前的重叠影像，中间向上的放射性聚集影为胼胝体周池和大脑半球间池影像，两侧对称向外的放射性突起为外侧池影像。胼胝体周池与外侧之间的空白区为侧脑室所在。后位与前位影像相似。24 h 前位和后位呈伞状影像，伞柄为残留的基底池影像，伞杆为矢状窦影像，伞蓬为大脑凸面蛛网膜下腔的影像。侧位可见大脑凸面蛛网膜颗粒部较淡的团块样影像，脑室不显影。

（六）临床意义

1. 交通性脑积水的诊断

交通性脑积水的常见病因有两类：一类是蛛网膜下腔因出血、炎症或损伤而粘连，或受外压而使脑脊液引流不畅。这部分病人早期脑室扩大并不十分明显，颅压多为正常，故被称为正常颅压性脑积水。本病的典型表现为持续性脑室显影，大脑凸面延迟显影，它既有脑室反流性持续显影，又有引流延迟。少数病人只表现为其中一种，或仅表现为脑室反流性持续显影，或仅表现为引流延迟。这 3 类影像提供

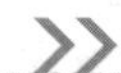

形态和功能两种信息，特异性较高，对诊断很有帮助，而X线CT和MRI只能显示轻度扩大的脑室，不能提供功能方面的信息。另一类病因不十分明确，但无蛛网膜下腔的粘连，可以只是脑室和蛛网膜下腔局部明显扩大，颅压多正常。X线检查见脑膜和蛛网膜下腔明显扩大，脑沟增宽，能提供较可靠的诊断依据，多不需进行脑池核素显像。

2. 脑脊液漏的诊断和定位

放射性核素脑池显像时观察鼻腔内有无放射性是迄今最有效的诊断和定位方法。方法为在注入显像剂2 h后，在每一鼻孔内七、中、下鼻道放置棉球，尽量向后放，上鼻道的棉球尽量向上靠近筛板。2 ~ 4 h后取出棉球，用井型 γ 闪烁计数器测量10 min。有人测得在进行脑池显像时，正常鼻黏膜分泌物有少量放射性出现，但其放射性浓度仅为廊浆浓度的1/3，这可以作为诊断有无脑脊液鼻漏的值。此方法灵敏、可靠，但对漏口定位的精度尚不理想。

3. 其他

非脑池部位异常放射性浓聚，根据其部位和形态可帮助诊断某些疾病，如在脑实质部位，以脑穿通畸形可能性大；在脑膜部位且呈囊状者，以蛛网膜囊肿可能性大；在脑膜部位而呈片状者，为蛛网膜下腔局部阻塞。某脑池不显影、延迟显影或影像扩大和放射性滞留，提示被邻近部位的占位病变压迫。这对诊断中脑和后颅凹肿瘤很有意义。

第二节　核医学在消化系统疾病中的应用

消化系统包括消化管和消化腺。消化管由口腔、咽、食管、胃、小肠、大肠、肛门等组成。消化腺有唾液腺、胃腺、胰腺、肝、胆囊及肠腺。

肝脏位于右上腹，是人体最大的实质性器官，是网状内皮系统的重要组成部分。成人肝重约1 200 ~ 1 500 g，肝分左、右叶、方叶和尾叶四叶，肝脏形态和大小的变异并不少见。如左叶萎缩、缺如或仅成一扁平的带状组织；左叶也可以很发达，右侧肝也可出现萎缩，但较少见。有时在肝的右下部可见到向下如舌状突出生长的舌叶（又称Riedel肝叶），它甚至可伸长入右髂窝。肝脏由肝组织和一系列管道系统组成。门静脉，肝动脉和肝管在肝内的分布大体一致。后者为肝静脉，系单独构成一个系统，由腔静脉窝的上部（第二肝门）注入下腔静脉。肝细胞所产生的胆汁，经过毛细胆管和一系列由小而大的胆管，导出肝脏，进入胆囊和十二指肠。胆管系统起源于肝毛细胆管，止于乏特（Vater）壶腹，分肝内管道和肝外管道两部分。肝内管道自毛细胆管始，经过一系列由小而大的胆管，出肝门而与肝外胆管连接。肝外管道包括左、右肝管、肝总管、胆囊管、胆总管和壶腹部。左、右肝管出肝后合并成一条总肝管，其后再与胆囊管合成胆总管，最后与胰管汇合，共同开口于十二指肠降部的十二指肠乳头即乏特氏壶腹部。在肠壁开口处有Oddi括约肌，控制胆汁和胰液的排出。

胆囊为一倒置的梨形囊状器官，位于肝右叶下面的胆囊窝内，可容纳30 ~ 60 mL胆汁，胆囊壁有平滑肌，能使胆囊收缩排出胆汁。在非消化期间，胆汁经肝管、胆囊管而在胆囊内贮存与浓缩。只有在消化期间才直接由肝及胆囊经胆总管排入十二指肠。

一、肝实质显像

肝脏显像是显示肝脏位置、大小、形态和功能状态的一种放射性核素检查方法。采用单光子发射计算机断层显像（SPECT），其主要优点是保留了核医学反映功能的特点，同时又能像X射线CT一样获得解剖断层图像，消除病变区以外重叠组织的干扰，提高对深部病变的探测能力。

（一）显像原理及适应证

肝脏主要由多角细胞和星形细胞（Kuffer细胞）组成，星形细胞即吞噬细胞，是肝脏网状内皮系统的组成部分，它和多角细胞一样均匀地分布在整个肝脏。当静脉注射30 ~ 1 000 nm大小的放射性颗粒，一次流经肝脏时，90%左右被吞噬细胞吞噬固定，其余的则被脾、淋巴腺、骨髓等单核吞噬细胞系统摄取。由于Kuffer细胞的吞噬作用，使放射性核素能均匀地分布在整个肝脏而显像。当肝脏发生弥漫性或局灶性病变时，病变部位吞噬细胞的吞噬功能减低或丧失，用 SPECT 即可显示病变区呈一放射性减低或缺损区。

其适应证如下：

（1）了解肝内占位性病变的有无、数目、位置及大小。

（2）了解肝脏的大小、形态和位置及其与周围脏器的关系。

（3）了解肝外恶性肿瘤有否肝内转移。

（4）上腹部肿块与肝内肿块的鉴别诊断。

（5）肝穿刺或引流前病灶定位。

（6）肝脏肿瘤手术、化疗或放疗后的疗效观察。

（7）肝脏外伤及肝包膜下血肿的诊断。

（8）肝脏弥漫性病变（肝硬化、肝炎）的辅助诊断。

（二）检查方法

1. 显像剂

（1）^{99m}Tc- 植酸钠（phytate）：植酸钠本身不是胶体颗粒，静脉注入后与血中钙离子螯合可形成不溶性 ^{99m}Tc- 植酸钙胶体（直径为 300 nm），然后被肝脏 Kuffer 细胞吞噬而显示肝影像。正常情况下脾可轻度显影，骨髓不显影。当肝内 Kuffer 氏细胞数量明显减少和功能不良，或脾功能亢进时，进入脾和骨髓的颗粒增多，脾显影增强，骨髓亦可显影。

（2）^{99m}Tc- 硫胶体（sulfur colloid）：是一种放射性胶体颗粒（直径为 30 ~ 1 000 nm），静脉注射后 90% 被肝脏的 Kuffer 细胞吞噬，而显示肝的影像。8% 被脾摄取，另 2% 进入骨髓。正常情况下，脾可显影，骨髓不显影。

2. 显像方法

静脉注射 ^{99m}Tc- 植酸钠或 ^{99m}Tc- 硫胶体 185 MBq（5 mCi），10 min 后开始显像。病人仰卧位于断层床上，将 SPECT 探头对准肝脏部位。SPECT 配低能高分辨平行孔准直器，能峰 140 kev，窗宽 10% ~ 20%，矩阵 128×128。放大倍数 1.4 或 2.0 倍，探头围绕体轴旋转 3600，每 60 采集 1 帧，每帧 10 ~ 12 s（约 120 K 计数），全部资料记录在磁盘内。随后经计算机处理，重建横断面、矢状面及冠状面断层图像。依据肝脏大小，重建 16 ~ 24 帧断层层面，每层厚度约 0.7 cm。此外，还可同时获得各体位肝平面图像。

（三）图像分析

1. 正常平面图像

肝影像的大小、位置和形态与解剖所见相似。放射性胶体在肝组织内分布均匀，但由于肝脏的形态不规则，有些部位肝组织较厚，有些部位较薄，放射性叠加效果使肝的平面影像上肝组织较厚处放射性略浓，肝组织较薄处则稍淡。

（1）前位：多呈三角形。肝右叶上缘相当于第 5 肋间，紧贴右膈面，为饱满的穹隆部，右缘沿体壁走行，向右呈圆弧形，少数受肋弓处挤压有轻度内凹，下缘自右至左与右肋弓平行，边缘完整。左叶内侧以镰状韧带为界与右叶相接，上缘紧贴心脏形成略凹陷的心脏压迹，下缘可达到剑突下方。由于肝脏各部位组织的厚薄不同，肝右叶比左叶放射性稍浓。

中心部位较周边浓。左右叶间沟和肝门区放射性减低。胆囊窝部有时形成内凹形放射性减低区。

正常人肝脏形态的变异较多。据国内统计，约 30% 的正常人，肝脏表现为变异形态，如帽形肝、直立型肝、水平位肝、球形肝、四方肝及舌叶肝等。

（2）右侧位：多呈逗点状，卵圆形或菱形。放射性分布中心部较高，周边较低，右前叶中部可见一凹陷区，为肝门结构及肝管汇集所致。前下部胆囊窝处放射性亦稍低，后下缘由于右肾压迫亦呈轻度凹陷。

（3）后位：右叶呈卵圆形，内下缘肾压迹处可见一内凹形放射性稀疏区。左叶大部分被脊柱遮盖，仅有部分显像。后位象脾脏较前位清晰。

2. 异常平面图像

1）位置异常。①高位肝：由于膈肌抬高或结肠高位，使肝下缘明显高于肋弓，有时伴有右叶下部放射性减低，容易误诊为肝右叶下部占位病变。②低位肝：常由肺气肿，右侧胸腔肿块或积液，右膈下病变、年老、多孕致腹肌及肝韧带松弛等引起肝位置下移。轻度时仅使右膈面的外部下移，肝穹隆部消失（见于右膈下病变时），需与肝右叶上方占位性病变鉴别。③左位肝：先天性的内脏转位，比较少见。

2）形态异常。①发育异常：肝脏某一叶发育异常，如右叶下角呈舌样延伸称 Riedel 肝，左叶缺如或发育不全形成直立位肝，右叶发育不全形成的水平肝；有时左叶缩小或缺失，并伴右叶变钝时，呈球形肝。此外右叶穹隆部增生可呈帽形肝。②邻近组织器官外压变形：如增大的胆囊使肝门区扩大或形成明显的放射性稀疏区，易误诊为肝右前叶占位病变；腹膜后肿瘤如肾上腺或肾肿瘤压迫肝脏，出现明显的放射性减低区，易误认为右后下段占位性病变；胃泡膨胀，挤压左叶使左肝影消失，易误诊为左叶占位病变。③肝脏本身病变引起的变形：如肝内各种占位性病变引起的肝形态异常，有时肝影完全不能辨认。晚期肝硬化则呈现右叶萎缩，左叶增大。

3）大小异常。①肝影增大常见于急、慢性肝炎、脂肪肝、血吸虫病、肝硬化代偿期、肝脓肿、肝囊肿、肝包虫病、原发性肝癌、肝转移癌及充血性心力衰竭等。②肝影缩小常见于失代偿期的肝硬化。

4）放射性分布异常。

（1）肝内放射性分布弥漫不均：肝内放射性普遍稀疏不均，见于弥漫型原发性肝细胞癌、肝转移灶、肝硬化及弥漫性实质性肝病等，无特异性，必须结合临床加以鉴别。

（2）肝内局限性放射性减低或缺损区：在正常放射性减低区以外的部位，尤其是较厚的解剖部位和触及的肿物处，出现局限性稀疏和缺损区，主要由以下原因引起。

肝组织本身菲薄：见于左叶先天性缺如，肝硬化所致的右叶病理性萎缩等。

被邻近器官或其他病变压迫：如结肠高位挤压肝下缘出现放射性减低区；胆管疾病（胆囊积液、胆囊癌和胆管囊肿）可在胆囊窝或肝门附近形成边缘较整齐的放射性减低区或缺损区；右肾或右肾上腺肿物从后方挤压肝右叶，可造成肝右叶下缘稀疏或缺损；胰腺肿物造成肝门区放射性减低或缺损。

肝内占位性病变。①原发性肝癌：分巨块型、弥散型和结节型 3 类。a. 巨块型肝癌：单独巨块型肝癌因近乎膨胀式生长，故肝明显肿大，附近肝组织被挤压形成假包膜，以致在肝显像上呈边缘较整齐的“洞状缺损”。b. 结节型肝癌：一般为多个大小不等的稀疏缺损区。若许多密集小结节融合时，则缺损区增大且不规则，其中常有少许放射性分布，系结节间残留的功能性肝组织所致。由于我国原发性肝癌常发生于肝硬化的基础上，故 60% 以上的原发性肝癌可见脾摄取放射性胶体增强。②肝囊肿：可为单发或多发，肝呈不规则肿大。当囊腔为单发时，减低区多呈边缘光滑之球形。多发囊腔者放射性减低或缺损区不甚规则。③肝脓肿：阿米巴肝脓肿大多呈单个放射性缺损区，边缘整齐。细菌性肝脓肿可为单个或多个放射性缺损区，治疗后短期随访，可见缺损区逐渐缩小。④肝海绵状血管瘤：一般呈单发或多发大小不等的放射性稀疏缺损区。结合肝血池显像，有助于确诊。⑤良性肿瘤：肝神经纤维瘤，多房性乳头状假黏液性囊腺瘤等均可出现局限性放射性减低区，形态及边缘无固定特征。

（3）肝内局限性放射性增高：放射性胶体显像有时可见左右叶之间的尾叶出现放射性局部浓聚，称为“热区”，这种现象多见于上腔静脉梗阻和肝静脉栓塞（Buddchairi 综合征）等。前者的原因可能为侧支循环所致，后者为肝静脉阻塞时，除尾叶有侧支静脉直接回流下腔静脉外，其他肝叶均因血流障碍而显影不良，呈现为尾叶显影相对增浓。此外，肝结节增生以及少数肝脓肿和血管瘤也可出现局部“热区”。

（4）肝外放射性分布异常增多：当肝吞噬细胞功能受损时，肝外吞噬细胞系统代偿增强，或由于肝内动静脉瘘时，胶体颗粒不能有效地被肝 Kuffer 细胞清除，放射性出现在脾、骨髓，甚至肺内。脾功能亢进或肝硬化时，脾脏及骨髓内放射性异常增高，因此，脾影的出现及放射性浓聚程度与肝功能受损程度有关。

3. 正常断层影像

（1）横断面：自下而上依次将肝脏横断 10 ~ 16 层面，多数于第 5 ~ 8 层可见 3 个内凹放射性减低或缺损区，一般先见右叶靠前的胆囊窝以及靠后的肾压迹，在胆囊窝的后上方，相当于肝门处亦呈放射性缺损或稀疏区。此外，两叶间靠前可见一由镰状韧带所形成的小裂隙。脾脏放射性分布均匀，位于肝影的左下方。

（2）矢状断面：自右向左依次将肝脏矢状断面 10 ~ 16 层，多数于 5 ~ 8 层可见右叶靠后的肾窝和靠前的胆囊窝，在胆囊窝的后上方可见肝门所造成的放射性缺损或减低区，脾脏显示于肝左叶后方或侧面。

（3）冠状断面：自前向后依次将肝脏冠状断面 10 ~ 16 层，亦可见到胆囊窝、肝门和肾压迹所致的稀疏或缺损区。脾脏放射性分布均匀。

由于正常的肝脏形态有较多变异，不同形态的肝脏断层影像亦有很大差别；肝脏邻近脏器的大小、形态和位置也可对肝断层图像造成一定影响。另外，由于 SPECT 肝显像提高了分辨率，在平面肝显像上不能显示的正常血管在断层图像上可表现为放射性缺损区，所以在分析肝断层图像时必须与平面肝显像的图像进行对照，综合分析，以免误诊。

4. 异常断层影像

病变区在断层图像上表现为放射性减低或缺损区。诊断肝内占位病变的标准为：至少需在二种方位的断层图像、连续两个以上的层面上显示“冷区”，方能确定诊断。要注意鉴别胆囊窝、肝门和肾脏压迹造成的正常稀疏或缺损区。

（四）临床应用及评价

肝实质显像主要用于肝占位性病变的诊断。由于 SPECT 重建了三维图像，可分层显示脏器内的显像剂分布情况，消除了重叠在病灶前后的放射性干扰，对占位性病变的检出率不受深度的影响，故对较小或位置较深的占位性病变的检出率较常规平面肝显像有明显提高。SPECT 肝占位病变检出的灵敏度为 89%，特异性 87%，准确率为 88%，平面显像的准确率仅为 79%，对不同大小占位性病变的检出率，SPECT 显像与平面显像的检出率见表 10–1。

表 10–1　肝平面显像和断层显像对不同大小肝占位性病变检出率比较

病变大小	断层显像	平面显像
0 ~ 2 cm	18%	0
2 ~ 4 cm	71%	49%
4 ~ 6 cm	100%	98%

二、肝血流、血池显像

肝实质显像在肝占位性病变的定位诊断上有较大价值，然而却难于确定病变的性质。肝血流、血池显像是一种显示占位性病变的血运及血容量的检查方法，由于不同性质病变的动脉供血量和血容量不同，在血流及血池显像上有不同表现，借此有助于鉴别肝内占位性病变的性质。

（一）显像原理及适应证

正常肝脏由双重血管供血，肝动脉供血占 25%，门静脉占 75%。肝脏是一个含血丰富的器官，总血容量为 250 ~ 300 mL（15 ~ 20 mL/100 g），血液交换迅速，每秒钟从肝动脉获得 5 mL 的血液，从门静脉获得 20 mL 的血液。这一解剖生理特点，提供了利用肝脏动脉供血的差别来鉴别病灶性质的基础。不同的肝脏占位性病变，其动脉供血的情况有较大差别。利用血池显像剂迅速注入血循环后，立即启动 SPECT 行连续动态血流显像，待示踪剂在血循环中充分混合平衡后，再进行肝脏的血池显像，即可显示病灶的动脉供血和血容量情况，借以判断病灶的性质。

其适应证如下：

（1）肝脏实质显像发现明确的占位性病灶，拟进一步了解其血流状况以便鉴别病灶的性质者。

（2）疑占位性病变为肝血管瘤者。

（3）提供恶性肿瘤的血供和血容量情况以供选择治疗方案和预测化疗效果。

（二）检查方法

1. 显像剂

常用 ^{99m}Tc- 红细胞（^{99m}Tc-RBC）：有体内标记法和体外标记法两种。

（1）体内标记法：静脉注射亚锡焦磷酸盐 10 mg（内含氯化亚锡 1 mg）；30 min 后再静脉注入

^{99m}Tc- 淋洗液 740 MBq（20 mCi）。

（2）体外标记法：经三通管静脉注入亚锡焦磷酸盐 10 mg，半小时后接上含有 $^{99m}TcO_4$740 MBq 和肝素抗凝的注射器，采血 5 mL，混合后关闭三通开关，放置半小时后，开启三通开关，将标记红细胞快速注入静脉内。目前临床常用体内标记法。

2. 显像方法

显像方法分肝血流显像和血池显像两种。

（1）血流显像：病人无须特殊准备。检查前向病人解释全检查过程，以取得密切配合。检查时，受检者仰卧于检查床上，采用以肝平面显像时显示病灶最清晰的体位，然后自肘静脉"弹丸"式注射显像剂 740 MBq（20 mCi）/ < 1 mL，同时启动计算机行连续采集，每 3 s 一帧，连续 9 帧为血流期。

（2）血池显像：于血流显像检查后 30 ~ 120 min，待 ^{99m}Tc-RBC 在血循环中混合均匀后进行多体位肝平面和断层显像，为血池期。显像条件同肝实质显像。视野包括肝脏、脾脏和一部分心脏，以便于放射性强度的对比。

（三）图像分析

1. 正常图像

1）正常肝血流象：自肘静脉"弹丸"式注入 ^{99m}Tc-RBC 后在右心和肺显影后约 3 ~ 6 s，腹主动脉开始显影，9 s 后，脾及双肾显影，而肝区没有或仅有少量放射性，原因是肝动脉供血占肝脏血供的 25% 左右，其余 75% 为门静脉供给。故约于脾、肾显影 10 余秒进入静脉期后肝脏方才显影。

2）正常肝血池象。

（1）平面影像：正常肝血池平面影像与肝实质影像相似。不同之处是，肝区放射强度较实质影像略低，边缘不甚规整，肝门区因血管丰富而呈放射性浓集，腹主动脉和下腔静脉与肝重叠的部分（相当于肝左右叶交界处）放射性较浓，此外在左叶上方可见放射性强度高于肝影的心血池影像，脾血池显影亦较浓。

（2）断层影像：正常肝血池断层图像上，除显示肝实质的血池影像外，肝内血管包括肝动脉、肝静脉和门静脉等显影较浓。正确识别这些血管结构所致的浓集区，才能保证临床诊断的准确性，减少假阳性结果。上述血管结构浓集影像多呈条索状或点片状，位置和形态与解剖一致。此外结合肝实质断层影像对照分析，血池图像上呈浓集改变的血管影像在实质图像上呈形状相同缺损区。

2. 异常图像和临床意义

1）异常图像的类型。

（1）血流、血池象对比分析：综合分析肝流和血池图像，其异常类型可有以下 3 种：①血流、血池不匹配：即血流相（-），血池相（+），此种图形一般见于肝血管瘤。②另一种血流、血池不匹配：即血流相（+），血池相（-），这种图形应高度怀疑肝癌。但一些肝脏良性占位如肝腺瘤等亦可见到此类图像。③血流、血池匹配：分两种情况，一是血流，血池相均为（+），这种图形亦常见于肝血管瘤。另一种是血流、血池相均为（-）；此类图形可见于肝囊肿、脓肿及肝硬化结节等血供差的良性病变，也可见于肝癌（有坏死时）、肝转移瘤等恶性病变。

（2）肝实质象与肝血池象对比分析：当肝实质显像发现肝脏占位性病变后，根据血池显像病变部位有无放射性填充，分为 3 种类型。①不填充：即原缺损区处在血池图像上仍无放射性集聚。见于肝囊肿、脓肿、肝包虫病及肝硬化结节等。肝癌发生中心坏死时也可表现为不填充。②一般填充：即原缺损区在血池图像上有少量或近似于周围正常肝组织的放射性集聚。此种情况多见于肝癌，但由于病变血供受影响因素较多，不能据此确诊为肝癌，应结合 AFP 及 ^{99m}Tc-PMT 显像综合分析判断。③过度填充：即原缺损区有大量放射性集聚，其浓度高于正常肝组织而近似于心血池，提示该病变含血量丰富，多为肝血管瘤。

2）临床应用及评价。

（1）肝血管瘤：肝血管瘤在肝血流、血池显像时多数表现为匹配性阳性结果，即血流相和血池相均呈阳性，少数表现为血流相阴性，血池相阳性。血池显像与肝实质显像对照呈过度填充者是诊断肝血管瘤的强指征。准确率 90% 以上，特异性达 100%。可作为诊断肝血管瘤的可靠依据。但必须指出，如病变不呈过度填充，不能断然排除肝血管瘤，因为瘤体内机化、钙化或血栓形成等均可使病变血供减低，血容量减少。

（2）原发性肝癌：原发性肝癌由于血供丰富，血液周转率较快，所以血流，血池显像大多表现为血流相阳性，而血池相呈阴性的结果。由于影响肝癌供血的因素较多（如肿瘤组织出血、坏死等），故血流、血池显像对其诊断的价值有限，用于和肝血管瘤鉴别有一定意义。

（3）肝囊肿及肝脓肿：由于病变部位无血供，故血流、血池显像均为放射性缺损区，且缺损区的边缘较为规整，部分肝脓肿，四周充血，血流、血池象可表现为环状放射性浓集区。肝实质显像对肝囊肿和脓肿的诊断符合率达 90% 以上，但必须结合病史，症状和体征，方能做出病因诊断。

三、胆系显像

肝胆系动态显像，能清晰显示肝胆系各部位功能、形态和胆系通畅情况，对于胆系疾患的诊断有重要价值。

（一）显像原理及适应证

^{99m}Tc-2，6- 二甲基乙酰替苯亚氨二醋酸（^{99m}Tc-EHIDA）及其衍生物静脉注射后，可被肝脏多角细胞摄取，然后迅速分泌排入毛细胆管，经肝胆管、胆囊和胆总管排到肠腔。用 SPECT 可连续动态地观察其摄取和排泄的过程及显示肝脏和胆管的影像。

其适应证如下：

（1）急慢性胆囊炎的诊断。

（2）鉴别黄疸系肝内或肝外梗阻引起。

（3）异位胆囊的定位。

（4）胆总管囊肿的诊断。

（5）肝胆手术后观察疗效或监测有无术后并发症（胆汁漏、吻合口狭窄、梗阻等）。

（二）检查方法

1. 显像剂

目前最为常用的显像剂为 ^{99m}Tc 标记的 IDA 类显像剂，该类显像剂在胆汁中浓聚高，肝内通过快，血中清除迅速，加之 ^{99m}Tc 的物理性能良好，适合于 SPECT 显像，故临床应用有一定优势。由于 IDA 和血中胆红素都是通过与肝细胞膜外的阴离子膜载体结合，再进入肝细胞内，所以两者具有相互竞争作用，血清胆红素高达一定程度即可使 IDA 类化合物进入肝细胞的量大大降低，从而使胆管系统显影不清晰。

2. 病人准备

检查前禁食 4 h，其他无须特殊准备。

3. 显像方法

病人取仰卧位，SPECT 探头视野包括整个肝脏、肾脏、部分心腔及肠道，以观察心、肝、肾、胆囊及肠影的出现及消退情况。用低能平行孔准直器，能量置 140 keV，窗宽 20%。静脉注入 ^{99m}Tc-EHIDA185 ～ 370 MBq（5 ～ 10 mCi），于注射后立即、5、10、15、30、45 及 60 min 分别进行显像，第 1 帧采集 300 ～ 500 K 计数，以后各帧采集时间与第 1 帧同，60 min 时加拍一张右侧位象，以确定胆囊的位置，如 60 min 胆囊或肠道仍未显影，应进行 2 h，4 h 甚至 24 h 的延迟显像。若胆汁排泄延缓，为确定有无梗阻和胆囊收缩功能是否正常，可给病人进脂肪餐或用缩胆素（CCK），促进胆汁排泄，以观察胆囊收缩功能。

（三）图像分析

1. 正常图像分析

静脉注射 ^{99m}Tc-EHIDA 后，肝胆各部位相继显像，其正常时相见表 10-2。

表 10-2　正常肝胆系 ^{99m}Tc-EHIDA 动态显像时相

静脉注射后时间(min)	各部位显像时相及放射性分布							
	心	肾	肝	肝总管	胆总管	胆囊	十二指肠	空肠
0 ~ 1	++++	+	+	−	−	−	−	−
4 ~ 5	++	++	++	−	−	−	−	−
9 ~ 10	±	+++	+++	−	−	−	−	−
14 ~ 15	±	+	++++	+	+	+	−	−
19 ~ 20	−	±	++++	++	++	++	−	−
29 ~ 30	−	−	+++	++++	++++	+++	++	+
44 ~ 45	−	−	++	++	++	++++	+++	++
59 ~ 60	−	−	±	±	−	++++	++++	+++

显像剂静脉注射后迅速被肝细胞摄取，3 ~ 5 min 心影即消失，肝脏开始显影，有时可见肾脏轻度显影，但很快消失，10 ~ 15 min 肝影清晰，放射性分布均匀。左右肝管，胆总管相继显影。15 ~ 30 min 胆囊开始显影，并逐渐变浓、增大，肠腔内有少量放射性出现。随着显像剂由胆系排入肠道，肝影逐渐消退，但胆囊持续显影。30 ~ 60 min 肝影消失，肠道放射性逐渐增强，胆囊持续清晰显影，可维持数小时始缓慢消退，正常人肝胆系各部位显影于 1 h 内完成。

2. 异常图像及临床意义

异常图像有以下几种表现：①肝胆系统各部位显影时相异常，即各部位开始显像和影像消退的时间延缓或某些部位不显影。②各部位显像时相的顺序异常。③显影形态异常。此 3 种情况可单独出现或合并出现。

（1）急性胆囊炎：95% 以上的急性胆囊炎患者伴有胆囊管机械性（胆石、黏液塞、局部炎症水肿）或功能性（运动功能障碍）梗阻，因此其肝胆显像的特点为肝脏、肝内胆管、胆总管和小肠显影时相、顺序及各部位的形态完全正常，惟胆囊始终不显影。胆系显像诊断急性胆囊炎的灵敏度和特异性均达 95% 以上，可作为诊断急性胆囊炎的首选检查项目。

（2）慢性胆囊炎：其显像情况不一，约 90% 的轻症患者显像正常，其余 10% 胆囊显影延迟（1 ~ 4 h）或不显影。其原因可能为胆囊壁炎症使其不能有效地浓聚胆汁或胆囊管慢性黏膜水肿和管腔内碎屑引起胆囊管功能性梗阻所致。若慢性胆囊炎病情较重或反复急性发作，胆囊壁进一步纤维化和挛缩，胆囊管闭塞，延迟显像及静脉注射 Sincalide 胆囊亦不显影。此外慢性胆囊炎患者给予缩胆囊素后，胆囊收缩功能差。

（3）肝外阻塞性黄疸。①完全梗阻：在完全性梗阻的早期或急性梗阻时，肝功能障碍不明显，注入显像剂后，肝细胞摄取显像剂的能力、速度正常，肝影清晰。但因胆管系存在完全性梗阻导致胆管内胆汁滞留，张力增高；显像剂不能顺利排入胆管系流，故梗阻近端胆管扩张，远端胆管不显影，肠道不出现放射性核素。②不全梗阻：由于梗阻的部位和程度不同，胆管显影的情况也不同。如果胆总管下端梗阻，则胆囊可显像；如梗死部位较高，胆囊不显影，肝内胆管也可有不同程度的扩张。放射性核素进入肠腔内时间明显延迟，随着时间延长，肠腔放射性明显增加。据此可与完全梗阻相鉴别。③肝内阻塞：由于肝细胞功能障碍，肝摄取显像剂速度减慢，心、肾均持续显影，肝影淡而模糊，且显影延迟、胆囊、胆管显影时间亦延迟，或不显影。肠道放射性出现时间延缓浓度减低。若肝细胞功能严重受损以致肝细胞功能衰竭时，肝脏几乎没有摄取显像剂的能力，胆管系统不显影。此时显像剂仅通过肾脏排泄。④异位胆囊定位：正常胆囊位于肝右叶下部，异位胆囊则在正常胆囊位置不见胆囊影像，而在其他部位见胆囊显影。⑤肝胆手术后的疗效观察：可通过胆系显像了解术后胆管是否通畅及是否存在胆管缝合不良而引起胆汁漏或胆汁淤积等。此外，胆系显像还能用于肝移植术后监测，了解移植肝是否存活等。

四、异位胃黏膜显像

正常胃黏膜具有摄取和分泌 $^{99m}TcO_4$ 的功能，静脉注射 $^{99m}TcO_4$ 后，可显示正常的胃影像，某些先天性消化道疾病，如 Barrett's 食管。美克憩室等，病变部位有异位胃黏膜存在，这些异位的胃黏膜和正常的胃黏膜一样也具有摄取 $^{99m}TcO_4$。的能力。静脉注射 $^{99m}TcO_4$ 后进行显像，病变部位呈异常放射性浓集影像。

其适应证如下：① Barrett's 食管的诊断。②小儿消化道出血疑美克氏憩室者。

（一）检查方法

检查前空腹，排空大小便，静脉注射 $^{99m}TcO_4$ 淋洗液 2.6 ~ 3.7 MBq（70 ~ 100 μCi/kg 体重）。注射后每 10 min 显像一次，连续观察 1 h，必要时延迟至 2 h 显像。常规取前后位显像，疑 Barrett's 食管时，视野应包括食管及胃，疑美克氏憩室时视野包括整个腹部。

（二）图像分析和临床意义

（1）正常时，仅见胃显影，食管不显影，肠道可因胃内放射性的排泄而呈一过性显影，尤以十二指肠球部较为明显。晚期图像上，膀胱内放射性渐增浓（必要时令病人排尿后再显像）。

（2）Barrett's 食管：于注射后 20 ~ 40 min 显像，可见食管下端有异常放射性浓集。

（3）美克尔憩室多发生于回肠：显像时常见右下腹显示一固定的放射性浓集灶。诊断灵敏度 75% ~ 80%，注射西咪替丁可以提高诊断的阳性率，假阳性常见于脓肿、阑尾炎、外科术后及肠重复症等。假阴性见于憩室炎症、梗阻或憩室内无异位胃黏膜等，疑小儿下消化道出血时应首选 $^{99m}TcO_4$ 憩室显像。

五、消化道出血检查

消化道出血是消化系统疾病常见的症状。确定出血部位对于临床上选择治疗方案有重要意义，内镜和选择性动脉造影对大多数消化道出血特别是上消化道出血病人能提供准确的定位诊断，但是对下消化道出血，如小肠、结肠出血的定位有一定的困难。应用放射性核素示踪显像，对下消化道出血的定位诊断有重要价值。

根据出血类型不同，如活动性出血或间断性出血，所用示踪剂和检查方法不同，诊断原理亦不同。

用 ^{99m}Tc-RBC 作为示踪剂，静脉注射后，正常只存留于循环血液中，胃肠道内无放射性，消化道出血时，^{99m}Tc-RBC 可从出血灶处渗出，体外显像见消化道出血灶处有异常放射性聚集。

其适应证如下：由于 ^{99m}Tc-RBC 在血循环中存留时间较长，允许在 24 内反复显像，因此，该方法适于间歇性出血的诊断，也可用于活动性出血者。

（一）方法

静脉注射 ^{99m}Tc-RBC 740 MBq（20 mCi）令病人仰卧于 ECT 探头下。视野包括整个腹部，每 10 min 显像一次连续观察 1 h，必要时延迟至 2 h，4 h 甚至 24 h 显像。

（二）结果分析和临床意义

正常腹部大血管显影清晰，呈倒“Y”字形，可作为定位标志。肝、脾轻度显影，有时肾脏呈一过性显影，晚期图像上，膀胱内集聚较多放射性。消化道出血患者，在出血部位出现局灶性浓集区。检出率约 83%。85% 的病人在 1 h 内显像可得到阳性结果，检出最小的出血量为 0.1 ~ 0.4 mL/min。示踪剂标记率低时，胃肠内游离 ^{99m}Tc 可造成假阳性结果。因此要求 ^{99m}Tc-RBC 标记率应达 95% 以上。

第三节　核医学在循环系统疾病中的应用

一、解剖与生理

（一）心脏的解剖

1. 心脏结构

心脏位于胸腔内纵隔的前下部，约 2/3 位于身体正中线的左侧，1/3 在中线的右侧。心脏前面大部分由右心室和右心房构成，小部分为左心室和左心房，膈面主要为左心室，后面大部分为左心室，小部分为右心室，左侧面几乎全部由左心室构成。

心脏分为左心房、右心房、左心室、右心室 4 个心腔。心房与心室之间有房室口相通，两心房和两心室之间，分别有房间隔和室间隔分开，正常时互不相通。

心壁的主要组成部分为心肌，其外面覆有心外膜，里面为心内膜，心内膜与大血管的内膜相连，并构成心脏的瓣膜。心壁各部的厚度不等，左心室壁最厚，12 ~ 15 mm；右心室壁次之，约 5 ~ 8 mm；心房壁最薄，仅 2 ~ 3 mm。

2. 心脏的血液供应

心脏的血液供应来自冠状动脉，冠状动脉分左、右两支，右冠状动脉起始于主动脉前窦，绕过右心缘至心脏膈面，绕行中分后降支和左心室后支，供应右心房、右心室大部，室间隔后 1/3 及左心室后上部血液，右冠状动脉阻塞时，常引起左心室下壁及右心室心肌梗死；左冠状动脉起始于主动脉左后窦，经左心耳与肺动脉根部之间向左行，随即分为前降支和左回旋支。前者供应左心室时壁，右心室前壁的一部分和室间隔前上 2/3 的血液，后者供应左心室外侧壁、左心室后壁的一部分和左心房的血液，前降支阻塞时，常引起左心室前壁和前间壁心肌梗死，左间旋支阻塞时，则引起左心室侧壁和后壁心肌梗死。心脏的血液供应主要在舒张期完成，因此心脏舒张功能正常与否和心肌供血关系更为密切。

3. 心脏的传导系统

心脏的传导系统包括窦房结、房室结、房室束、左右束支和浦肯野纤维等，正常窦房结产生兴奋后，自右向左，自上向下传导，先激动两心房，并通过结间束迅速传导至房室结，激动在房室结内传导延缓，随后沿房室束，左右束支和浦肯野纤维迅速下传，几乎同时到达两心室的心内膜，再由心内膜传导至心外膜。使整个心室肌肉兴奋，心肌的电兴奋和机械收缩之间在时相上具有相关关系，相位分析即据此产生。

（二）心脏的生理

1. 心室的泵功能

心脏有节律的收缩和舒张，类似于一个“动力泵”，推动着血液不断地循环流动。反映心室泵功能的参数是心排出量（CO），CO 的大小和每搏量（SV）及心率（HR）成正比，即 $CO = SV \times HR$。其中 SV 的大小又与心肌收缩力和心室舒张末期（EDV）容积呈正相关。因此维持正常的心排出量，需要有良好的心肌收缩力和适度的舒张末期容积，在心功能受损的早期，常通过提高心肌收缩力（心肌肥大）和增加 EDV（心脏扩大）进行代偿。射血分数（EF）综合反映了心肌收缩力和 EDV 的改变（$EF = SV/EDV \times 100\%$），因此是反映心室泵功能的敏感指标。心室功能还与心脏舒张时间、心肌的顺应性、血液充盈速率和充盈容量有关。因此测定反映上述改变的心室舒张功能参数也是了解心室功能的另一重要方面。

2. 心肌的自律性、传导性、兴奋性和收缩性

心脏传导系统的各部位具有自主兴奋的特性，以窦房结最强，房室结次之，房室束及以下的传导通路依次减弱。心肌产生的自主性兴奋可通过传导系统扩布于整个心肌，接受刺激后的心肌发生应激反应，产生机械性收缩。心肌以其自律性、传导性、兴奋性和收缩性保证了心脏的节律性收缩和舒张。

二、心肌灌注显像

（一）显像原理及适应证

正常心肌细胞对某些放射性核素或放射性标记化合物如 ^{201}Tl、^{99m}Tc－甲氧基异丁基异腈（^{99m}Tc–MIBI）等有选择性摄取能力，其摄取量和冠状动脉血流量及心肌细胞活性相关，冠状动脉狭窄或阻塞致心肌缺血、梗死，或心肌炎、心肌病致心肌细胞变性坏死时，病变区摄取量减少或不摄取。显像表现为放射性稀疏或缺损，据此可对冠心病和心肌损伤性疾病进行诊断并确定病变的部位和范围。

其适应证如下：

（1）冠心病的诊断：①心肌缺血的诊断和鉴别诊断。②心肌梗死的诊断、鉴别和预后估价。③室壁瘤的诊断。

（2）冠心病手术或介入治疗前了解心肌细胞活性。

（3）评价冠心病的疗效。

（4）原发性心肌病的诊断。

（5）心肌炎的辅助诊断。

（6）肺心病和右心室梗死的辅助诊断。

（二）检查方法

1. 显像剂

目前临床上常用的显像剂有 ^{201}Tl 和 ^{99m}Tc-MIBI 两种，心肌对 ^{201}Tl 的摄取可能是通过激活细胞膜上的 Na^+ -K^+ -ATP 酶，主动转运于细胞中，而 ^{99m}Tc-MIBI 的摄取可能是被动扩散的作用。

（1）^{201}TI：^{201}TI 的优点是注射后心肌摄取迅速，5 min 左右即达高峰，被称为初期分布。其在心肌内的分布景和冠状动脉血流量呈正比，初期显像一般在注射后 5 ～ 10 min 进行，反映冠状动脉供血情况。以后细胞膜内外的 ^{201}Tl 重新分布或称为再分布，一般在 3 h 达到平衡，此时显像为再分布显像。正常心肌摄取与清除 ^{201}Tl 迅速，故初期显像显影正常，再分布显像影像消失。缺血心肌摄取与消除均延缓，初期显像表现为稀疏、缺损，再分布显像显示“填充”。坏死心肌既无初期摄取又无再分布，故初期与再分布显像均不显影。根据 ^{201}Tl 的这一特性，一次注药进行运动一再分布显像，即可对缺血和梗死做出鉴别诊断。20ITl 的缺点是物理半衰期长（73 h），不能大剂量应用，加之 7 射线能量偏低，显像质量较差，另外 ^{201}Tl 系加速器生产，价格昂贵，不利于应用。

（2）^{99m}Tc-MIBI：^{99m}Tc-MIBI 是乙腈类显像剂中性能最好的一种，是一种脂溶性正一价的小分子化合物。静脉注射后通过被动扩散机制进入心肌细胞，再由主动转运机制浓聚于线粒体中。目前已广泛应用于临床。其优点是心肌摄取量高，注射 1 h 后，心 / 肺和心 / 肝比值分别为 2.5 和 0.5。^{99m}Tc 的 γ 射线能量适中（140 keV），物理半衰期短（6.02 h），能够大剂量应用，显像质量较好，特别适合于断层显像。缺点是无再分布相，鉴别缺血和梗死时，需两次注药，分别做运动和静息显像。^{99m}Tc-MIBI 主要经肝胆系排泄，可于注射后服用脂肪餐以加速排泄，以减少肝影对左心室下壁影像的干扰。

2. 显像方法

1）静息显像：病人于检查前 24 h 停服 β 受体阻滞剂及扩张冠状动脉的药物，检查当日空腹。在静息状态下静脉注射 ^{99m}Tc-MIBI 55 ～ 92.5 MBq（1.5 ～ 2.5 mCi），10 min 后行心肌显像，或静脉注射 ^{99m}Tc-MIBI 555 ～ 740 MBq（15 ～ 20 mCi），1 h 后显像。由于狭窄冠状动脉具有一定储备能力，故静息显像对早期冠心病的检出率较低。

2）介入试验：心肌灌注显像介入试验大致分为两类：一类是负荷试验，主要用于早期诊断冠心病，包括运动负荷显像与药物负荷显像，如踏车试验与潘生丁介入显像；另一类是介入试验，用于检测心肌梗死区的存活心肌，如硝酸甘油介入显像、再注射及再注射延迟显像。

（1）运动负荷显像：运动负荷主要是通过体力活动增加心肌的耗氧量，以激发心血管系统的反应，用以评价冠状动脉血流的储备功能。正常冠状动脉运动负荷后明显扩张，血流量增加 3 ～ 5 倍，而狭窄的冠状动脉储备能力下降，运动后不能相应扩张，造成相对性心肌缺血。运动负荷显像的价值主要是提高早期冠心病的检出率。常用的运动方式有活动平板法和踏车法两种。以踏车法为例介绍其方法如下：运动前测量基础心率和血压，描记心电图并预置静脉通道。踏车时患者坐或半仰卧于踏车运动床上，按运动量分级方案逐级增加运动量，直到心率升至预期心率（190 －年龄），或出现心绞痛、血压下降、心电图 ST 段降低 > 1 mm 等，立即注入 ^{201}Tl 或 ^{99m}Tc-MIBI 显像剂（用量同静息显像），并嘱病人继续运动 30 ～ 60 s，运动过程中连续监测心电图。应用 ^{99m}Tc-MIBI 时，于注射后 1 h 显像，如对照观察静息显像，需间隔 24 h 后再注射显像剂显像。应用 ^{201}Tl 时，注射后 5 ～ 10 min 做运动显像，延迟 3 h 后行再分布显像。

（2）潘生丁介入显像：潘生丁是一种冠状动脉扩张药物，是间接地通过内源性腺苷起作用的。腺苷具有强有力的扩张小动脉作用，静脉注射大剂量潘生丁后正常冠状动脉明显扩张，血流增加 4 ～ 5 倍，由于狭窄的冠状动脉仅能轻微扩张或不扩张，故血流增加很少或不增加，使正常心肌与缺血心肌之间供血量差别增大，即所谓“窃血现象”。在此情况下注射显像剂，能提高早期冠心病的检出率，可用于代替运动试验或用于不能做运动负荷的患者，具体方法为：按 0.56 mg/kg 体重的剂量计算出潘生丁的用量，用生理盐水稀释至 20 mL，在 4 min 内缓慢静脉注射完毕，3 min 后注射 ^{201}Tl 或 ^{99m}Tc-MIBI，显像剂用量及显像时间同运动负荷显像。需要注意的是注射潘生丁后，一部分病人可出现心绞痛、血压下降等不良反应，静脉注射氨茶碱（用量 0.125 g）或舌下含化硝酸甘油即可缓解。

（3）硝酸甘油介入显像：硝酸甘油具有扩张冠状动脉的作用，且这种扩张作用对于狭窄冠状动脉较正常冠状动脉更显著。此外硝酸甘油还有增加缺血心肌侧支循环以及降低中心静脉压的作用。以上综合作用的结果使得缺血心肌血流量增加，心肌耗氧量减少。硝酸甘油介入显像的主要价值是用于缺血心肌（或称顿抑心肌、冬眠心肌）和坏死心肌的鉴别，有助于评价心肌细胞的活性。方法为常规显像呈不可逆缺损（运动、静息显像均为缺损）或只做静息显像呈缺损患者，24 h 后舌下含化硝酸甘油 0.5 mg，即刻静脉注射 ^{201}Tl 或 ^{99m}Tc-MIBI，前者注射后 5 ～ 10 min 显像，后者注射后 1 ～ 2 h 显像。显像剂用量和显像条件应与原运动—静息显像一致。原有的不可逆缺损区出现一定放射性填充时，表明有存活的心肌。

（4）^{201}Tl 再注射显像及再注射延迟心肌显像：^{201}Tl 再注射显像也应用于评价心肌细胞的活性。如果常规 ^{201}Tl 运动—再分布显像呈不可逆缺损，则于延迟显像结束后，立即再注射 ^{201}Tl 37 MBq（1.0 mCi），15 min 后按同样条件再次进行静息显像，如原缺损区出现放射性填充，即为存活心肌。再注射延迟心肌显像是在运动显像和再分布显像后，再行 18 ～ 24 h 的延迟显像，如延迟相原缺损区有放射性填充，提示心肌存活。

3. 显像方式

心肌显像方式分为平面显像、断层显像。

（1）平面显像：静脉注射显像剂后，以静态采集的方式获取 3 个体位的显像即前后位、左前斜 45°和左侧位。平面显像尽管采用多体位观察，但仍无法避免某些心肌节段相互重叠而难以分辨。临床上目前已较少应用，而多采用 SPECT 断层显像。

（2）断层显像：静脉注射 ^{201}Tl 或 ^{99m}Tc-MIBI 555 ～ 740 MBq（15 ～ 20 mCi），静脉注射 1 h 后显像。准直器采用低能高分辨准直器，采集矩阵 64 × 64，ZOO M1.0，能峰选用 140 keV，窗宽 20%。受检者取仰卧位，双臂抱头并固定。探头贴近胸壁，视野包括整个心脏。探头从 RAO45° 至 LPO45° 顺时针旋转 180°，每间隔 6° 采集一帧图像，每帧采集时间 20 ～ 30 s，总采集时间在 20 min 以内。运动及药物介入断层显像的条件和方式同上。采集结束后先进行均匀度校正，再用滤波反投影法进行图像重建。由于心脏的长短轴和人体躯干的长短轴方向不一致，故不能按人体长短轴的方向进行断层图像重建，而是用专门的计算机软件沿着心脏本身长短轴（心脏长轴为心尖到心基底部的连线，短轴为左心室间壁到侧壁的连线）的方向重建以下 3 个方向的断层图像。①短轴断面图像：垂直于心脏长轴，由心尖到心基底部的依次断层图像。②水平长轴断面图像：平行于心脏长轴由心脏膈面向上的依次断层图像。③垂直长轴断面图像：垂直于水平长轴断面，由左心室间壁到侧壁的依次断层图像（图 10-1）。各断层图像每一层面的厚度一般为 6 ～ 9 mm。

图像时，自心尖向心底部制成连续短轴切面，每一层面形成一个圆周剖面，按同心圆方式排列，圆心为左心室心尖部，从心尖到心底部的各层圆周剖面依次套在外周，形成左心室展开后的全貌平面图。以不同颜色或色阶显示各个室壁部位内的相对放射性百分比计数值，构成一幅二维式彩色或不同色阶的靶心图，通过负荷与静息显像靶心图的比较，显示心肌血流灌注异常的部位、范围与程度，并可进行定量分析。也可对单次显像的靶心图上各部位的放射性计数与正常值比较，以标准差为度量，以不同色阶表示，凡低于正常值 2 个标准差的病变部位则用黑色表示，称为变黑图。

靶心图对确定病变部位和范围更为直观。静息、负荷和延迟显像，均可得到各自的原始靶心图、标准差靶心图和变黑靶心图。靶心图的优点是：小范围的心肌病变在断层图上被分离显示，易漏诊，但在靶心图上则连成一片，容易识别且定位直观。缺点是：由于靶心图自中心向外周放大的程度不同，近心尖部层面被缩小，近基底部层面被扩大，因此用于估测病变区大小时受到限制。各扇形区的洗脱率，可显示为洗脱率靶心图，其临床应用价值尚在研究中。

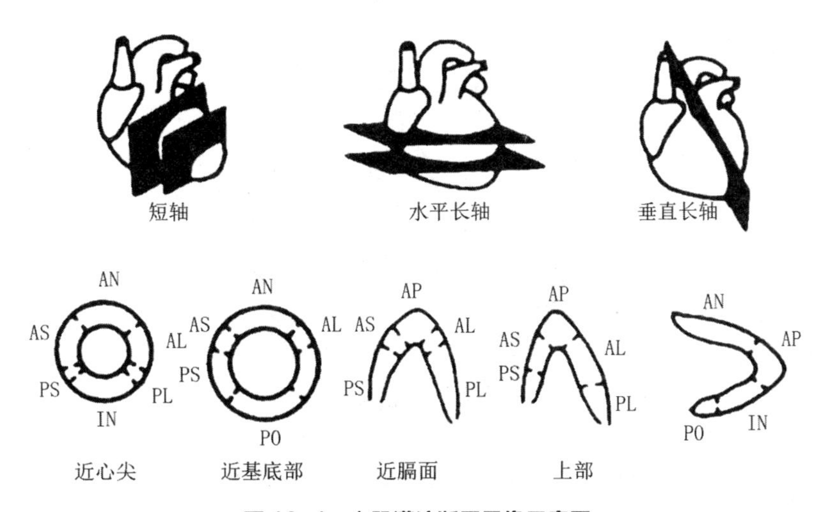

图 10-1　心肌灌注断层显像示意图

AN 示前壁，AL 示前侧壁，PL 示后侧壁，IN 示下壁，AS 示壁，PS 示后间壁，PO 示后壁，AP 示心尖极坐标靶心图是经圆周剖面分析建立起来的一种定量分析图像，简称靶心图。在重建心肌短轴断层

（三）图像分析

心肌断层图像分析主要从以下 4 个方面进行观察：①心肌内放射性分布情况。②心肌形态。③心腔大小。④右心室心肌显影情况。

1. 正常图像

正常静息图像只显示左心室心肌影像，右心室心肌不显影，主要与右心室肌肉薄，血流灌注较少有关。而负荷状态下右心室心肌血流量增加，可轻度显影，在左心室右侧呈弧形淡影。

（1）垂直长轴断层图像：起于室间隔至后外侧壁，形状为弧形，显示左心室前壁、心尖、下壁和后壁。下后壁放射性分布因为膈肌衰减，往往较前壁稀疏，前壁由于乳腺、胸肌等组织的衰减影响，可见不同程度的放射性减低区。膈肌与下壁的重叠关系因人而异，不同人下壁、后壁放射性分布稀疏的程度可有差异。

（2）水平长轴断层图像：自前壁至膈面或相反方向水平断层，切面形状为弧形，显示前、后间壁与前、后侧壁和心尖，后间壁影像为间壁膜部，间壁放射性较侧壁略低。由于膜部的影响，使间壁影像常短于侧壁，约半数正常人心尖部出现放射性减低区，乃该处心肌较薄所致。

（3）短轴断层图像：心尖部呈均匀性放射性分布，由此向后呈环状，中心部位为心腔，无放射性分布。环的上部为前壁，下部为下壁，至近心底部为后壁，环的左部为前、后间壁，右部为侧壁。正常心肌内放射性分布相对均匀，间壁放射性浓度略低于侧壁。间壁近基底部放射性分布稀疏，有时为缺损，此为室间隔膜部。下壁放射性分布一般较前壁稀疏；可能是被左半隔衰减所致。

（4）靶心图：图的中心为心尖，周边为基底部，右侧为前、后间壁，左侧为前、后侧壁，上部为前壁，下部为下、后壁。放射性分布与短轴断面图像相同。间壁、下后壁放射性分度较侧壁、前壁略低，间壁基底部呈放射性稀疏、缺损（膜部），有时心尖和前壁可出现小范围稀疏区，变黑靶心图上不出现变黑区。靶心图能直观显示冠状动脉的供血区（图 10-2 与图 10-3）。根据心肌灌注稀疏或缺损区所在心肌节段，可对冠状动脉病变进行定位诊断。但因冠状动脉解剖上存在个体差异，加上侧支循环的形成，使根据灌注缺损区判断冠状动脉病变部位的准确性受到一定影响。

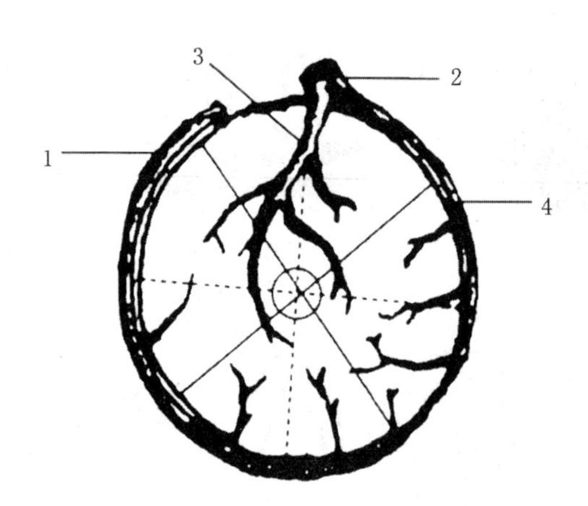

图 10-2 靶心图与冠状动脉供血的对应关系

1. 右冠状动脉；2. 左冠状动脉；3. 左前降支；4. 左回旋支

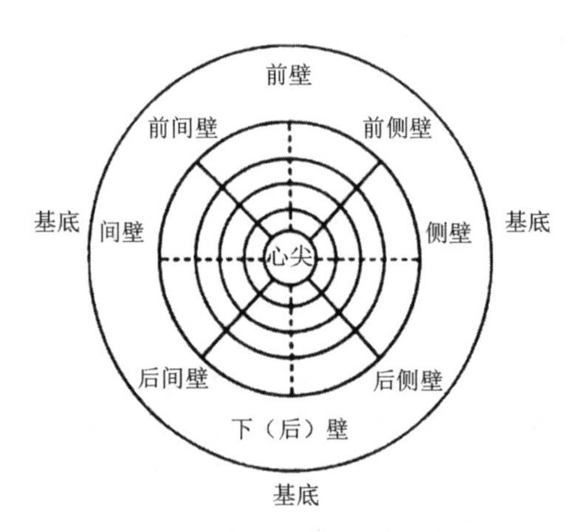

图 10-3 靶心图

2. 异常图像

（1）放射性分布异常：除正常可见的放射性分布稀疏区外，在两种断面连续两个以上层面出现放射性稀疏、缺损区，变黑靶心图上表现为变黑区，即为放射性分布异常，常见以下几种类型：①可逆性灌注缺损：运动负荷或潘生丁介入显像出现局限性稀疏或缺损区（以稀疏区为主），延迟（或静息）显像该区显示放射性填充（再分布），为心肌缺血改变。②不可逆性灌注缺损：运动负荷或潘生丁介入显像出现局限性稀疏或缺损区（以缺损区为主），延迟（或静息）显像无变化（无再分布），为心肌梗死、瘢痕或其他原因引起的心肌坏死。严重的心肌缺血也可有此表现。③可逆加不可逆性灌注缺损：运动负荷或潘生丁介入显像出现局限性稀疏或缺损区（以缺损区伴周围稀疏区多见），延迟（或静息）显像原稀疏、缺损区范围缩小（部分再分布），见于心肌梗死伴缺血或严重缺血。④反向再分布：反向再分布是指运动负荷或潘生丁介入显像正常，延迟（或静息）显像出现放射性稀疏、缺损区，或负荷及延迟（或静息）显像均有稀疏、缺损区，但以后者较明显或范围增大。有关反向再分布的机制目前尚不清楚，对反向再分布的临床意义尚无肯定结论。⑤弥漫性放射性分布不均匀（或称花斑状改变）：心肌内放射性分布弥漫性不均匀，呈点、片状稀疏、缺损，个别区域呈过度放射性浓集，见于心肌炎和扩张型心肌病等。另外，在分析断层心肌显像图时，靶心图是个比较客观的方法。正常情况下，负荷与静息心肌显像的靶心图上的色阶或灰度无明显差异，但当发生心肌缺血时，负荷靶心图上病变部位放射性明显降低，而静息靶心图上可见到该部位放射性增浓，将两次显像图像相减时，可清晰地见到填充部位、程度和范围。

（2）心肌形态异常：某些病变，如心肌梗死、室壁瘤等，可使一些心肌节段显影缺如，造成心肌形态不完整或失去正常形态。

（3）心腔大小异常：扩张性心肌病心腔扩大，心壁变薄。肥厚性心肌病或高血压病心腔相对缩小，心壁增厚。前者以间壁增厚为主，后者为弥漫性增厚。

（4）右心室心肌显影异常：正常静息显像右心室心肌不显影，运动后可轻度显影。肺心病合并肺动脉高压时，右心室心肌肥厚，显影增浓。左心室大面积心肌梗死或左心肌供血明显减少时、右心室心肌供血相对增多，右心室亦可显影。右心室显影在短轴断面图像上最易分辨，位于左心室右侧呈“C”字形。

（四）临床应用及评价

1. 冠心病的诊断

对冠心病的诊断是心肌灌注显像的主要适应证，其图像表现如前所述，即心肌缺血为可逆性灌注缺损，心肌梗死为不可逆性灌注缺损。其对冠心病诊断的具体价值如下：

（1）灵敏度和特异性：以冠状动脉造影显示管腔狭窄 > 50% 作为诊断冠心病的标准。负荷心肌显像对冠心病诊断的灵敏度达 90% 左右，特异性 80% 以上。靶心图的灵敏度高于断层图像，且具有确定病变的部位、范围和严重程度更为直观的优点。应用 ^{99m}Tc-MIBI 和 ^{201}Tl 对冠心病诊断的灵敏度和特异性相似。心肌灌注显像对冠心病诊断的灵敏度和冠状动脉受累的支数及冠状动脉狭窄程度有关。心肌灌注显像对冠心病诊断的灵敏度与血管狭窄的程度呈正比，即狭窄越严重检出率越高。冠状动脉造影是临床上公认的诊断冠心病的金标准。但必须明确的是冠状动脉造影主要是血管形态学的诊断，即反映冠状动脉管腔的变化，不能反映这种形态学异常引起的最终结果——心肌血流量的改变。而心肌灌注显像主要显示心肌供血和心肌细胞活性，因此两者相比，既有一定的可比性，即冠状动脉分支与其供血区域的关系，冠状动脉狭窄程度和心肌缺血的正相关性等，又有某些不一致性，如冠状动脉主干狭窄时，由于心肌各个节段缺血程度相近似，心肌灌注显像可显示为正常（放射性分布相对均匀）。另外，心肌内小动脉狭窄或阻塞时（即 X 综合征），冠状动脉造影可正常（冠状动脉造影主要显示主干和大分支的情况），而心肌灌注显像则显示出异常缺血区。心肌灌注显像与冠状动脉造影相比，还县有能评价心肌细胞活性、能用于指导治疗、观察疗效以及非创伤性等优点。当然，由于技术原因或如前所述的射线衰减因素等可使心肌灌注显像产生假阳性结果。

（2）急性心肌梗死的诊断、预后判断和疗效评价：急性心肌梗死大多表现为可逆加不可逆性灌注缺损，即中心部位梗死伴周围缺血。根据心肌影像上异常节段的分布，可以推断是哪支或哪几支冠状动脉分支受累，因而可判断冠状动脉病变的部位，这对估价预后有重要参考价值。

（3）室壁瘤的辅助诊断：室壁瘤处心肌多为瘢痕组织，故不摄取显像剂，心肌灌注显像表现为不可逆性灌注缺损，范围和大小与瘤体一致。心肌灌注显像对室壁瘤诊断的灵敏度较高，但缺乏特异性，故不是诊断室壁瘤的首选方法。可结合门控心血池显像综合评价，灌注缺损部位在门控心血池图像上表现为室壁的反向运动。

2. 评价心肌细胞活性

评价冠心病心肌细胞的活性，对指导治疗和判断预后有重要意义。运动—再分布（或静息）显像呈可逆性灌注缺损者，是心肌细胞存活的指征，而不可逆性灌注缺损者多为无活性心肌。但有低估存活心肌的情况，即部分呈不可逆性灌注缺损的节段，仍有活性心肌细胞存在。一些研究表明 ^{201}Tl 再注射显像和硝酸甘油介入显像能提高存活心肌的检出率。硝酸甘油介入 ^{99m}Tc-MIBI 显像与静息显像相比较，如果静息显像显示的放射性缺损区在硝酸甘油介入后被填充或部分填充，则可视为存活心肌。

3. 评价冠心病的疗效

应用心肌灌注显像评价冠状动脉搭桥术、经皮冠状动脉腔内成形术（PTCA）、溶栓治疗以及其他治疗方法的疗效，是较为可靠且无创的方法。治疗后负荷心肌显像恢复正常，说明病变血管已再通。反之，则治疗失败。由于 ^{99m}Tc-MIBI 没有再分布相，可于溶栓和 PTCA 前注入显像剂，待治疗后病情稳定时进行显像，仍可反映治疗前心肌血流和心肌细胞受损情况，数天后可再次注射 ^{99m}Tc-MIBI 做对照显像，以评价治疗效果。

4. 原发性心肌病的诊断

扩张性心肌病为心肌细胞散在性退行性变，间质纤维化，因此心肌显像呈弥漫性分布不均匀，尤其以心尖、下后壁受累明显，有时甚至呈大面积稀疏、缺损。此外伴有心腔扩大，心壁变薄等表现。肥厚性心肌病心肌显像显示间壁增厚。其厚度与后壁的比值 > 3 ： 1，并伴有心室腔的缩小。心肌灌注显像对原发性心肌病的诊断不具特异性，如心肌梗死伴心功能不全的患者心肌显像也可表现为扩张性心肌病的图像特征。可结合门控心血池显像进行鉴别，扩张性心肌病在门控图像上表现为弥漫性室壁运动低下，而心肌梗死多为节段性室壁运动异常（低下或无运动）。

5. 心肌炎的辅助诊断

心肌炎是临床上常见的心血管疾病之一，好发于青少年，为继发于病毒感染后发生的非特异性间质炎症和心肌细胞变性、坏死等病理改变。目前临床上没有好的方法对心肌炎做出确切诊断，常用的心肌酶学检查因受病程影响而灵敏度较低。心电图检查常见 ST 段改变和各种心律失常，但不具特异性。心肌灌注显像对心肌炎的诊断也仅具有辅助诊断价值。弥漫性心肌炎表现为心肌内放射性分布弥漫性不均匀，呈点片状轻度稀疏，称“花斑状”改变。局灶性心肌炎表现为病变局部呈放射性减低，需与冠心病心肌缺血相鉴别。心肌灌注显像诊断心肌炎的灵敏度为 80% 左右，但因不具特异性，所以应结合病史、发病年龄及其他实验室检查进行综合分析评价。

6. 右心室心肌显像的临床意义

正常显像右心室心肌多不显影，当右心室心肌肥厚或左心室心肌严重损伤时，右心室心肌方可显影，且显影程度与右心室心肌肥厚的程度或左心室心肌损伤程度成正比。有报道采用右心室心肌计数 / 左心室心肌计数比值法测定肺心病右心室肥厚的程度，发现该比值和平均肺动脉压呈显著正相关，对肺心病肺动脉高压的诊断具有较高的特异性。另有报道，采用屏蔽左心室而单独显示右心室心肌的显像方法，对右心室心肌梗死的诊断有一定意义。

三、门控心血池显像

应用放射性核素技术测定心脏功能是心血管核医学的一项重要内容，对心血管疾病的诊断、疗效观察、预后判断和手术适应证的选择均有重要意义。与其他方法相比，核素技术测定心功能具有全面、准确、无创伤等优点。本节主要介绍门控心血池显像。

（一）显像原理及适应证

静脉注射放射性示踪剂，当它首次通过心脏或经过一段时间在血中混合均匀达到平衡后，测定心室中放射性强度变化即反映心室容量变化，快速连续测定心动周期中每一瞬间心室内的放射性计数，绘制成时间—放射性曲线，即相当于一条心室容积曲线，对此曲线进行分析，可得到反映心室收缩和舒张功能的参数。同时对 SPECT 显像的图像进行特定处理，还可得到反映心室收缩和舒张功能的图像。其适应证如下：

（1）冠心病的早期诊断，预后和疗效观察：①怀疑早期冠心病，心电图或其他检查正常者。②急性心肌梗死的心功能变化和预后判断。③陈旧性心肌梗死的心功能变化和劳动力鉴定。④右心室心肌梗死的辅助诊断。⑤室壁瘤的诊断。⑥冠状动脉搭桥术，PTCA 以及药物治疗前后心功能的估价。⑦心肌活性的判断。

（2）原发性心肌病的诊断和鉴别诊断。

（3）瓣膜置换前后心功能估价。

（4）高危病人手术前心功能的估价。

（5）中老年人保健监测。

（6）室内传导异常疾病的诊断。

（7）慢性阻塞性肺疾病的右心功能估价。

（二）检查方法

1. 静息显像

示踪剂一般采用 ^{99m}Tc-RBC 或 ^{99m}Tc-HSA。^{99m}Tc-RBC 的标记分为体内和体外两种，后者标记较复杂且费时，所以临床多采用体内标记法。具体方法为，先给病人静脉注射亚锡焦磷酸盐 20 mg（其中含亚锡离子 0.5 ~ 1 mg），半小时后再注射 ^{99m}Tc 淋洗液 555 ~ 740 MBq（15 ~ 20 mCi）。$^{99m}TcO_4$ 离子经与亚锡红细胞复合物作用，由高价还原为低价，进而与红细胞内亚铁血红素结合，形成 ^{99m}Tc-RBC，血液中的 ^{99m}Tc-RBC 混合均匀达到平衡后（约在注射 ^{99m}Tc 淋洗液后 15 min）即可进行显像。患者取仰卧位，SPECT 探头于左前斜（LAO）30° ~ 45° 对位，观察左心室前壁时需加 RAO30° 对位，以门电路控制的方式进行显像，因此该检查方法又称为门控心血池平面显像。具体方法为以病人心电图的 R 波作为触发门电路的开门信号，控制 ECT 在一个心动周期内（R–R）等间隔快速连续显像，一般在一个 R–R 间期内采集 16 ~ 32 帧图像（多门显像法）。连续采集 300 ~ 500 个心动周期，将资料存入计算机内，经图像对应叠加，获得一个心动周期的系列图像。

2. 运动显像

主要用于评价心肌的储备功能，具体方法是采用仰卧式踏车试验，功量计由 200 kg/（m · min）始，每 2 min 增加一次，每次增加 200 kg/（m · min），直到达到最大心率（190 – 年龄）或出现心绞痛发作，心电图 ST 段下降 > 1 mm 等，立即采集图像，并嘱患者继续踏车至采集完毕（出现心绞痛或 ST 段下降 1 mm 时可终止运动进行显像）。运动时应注意体位保持不变动，以保证显像质量，显像方法同静息显像。

（三）数据和图像处理及结果分析

在原始采集的图像上，用光笔勾画出左、右心室舒张末期的 ROI 和本底 ROI，由计算机自动处理并显示左、右心室的时间—放射性曲线，由于心室内放射性计数与心室内血容量成正比，因此，该曲线实际上相当于一条心室容积曲线（图 10–4）。曲线分为下降段和上升段两部分。下降段为射血期，上升段为充盈期。充盈期又分为快速充盈期和房缩期两部分。曲线起始点的最大放射性计数（EDC），代表舒张末期容积（EDV），最低点计数（ESC）代表收缩末期容积（ESV）。对此曲线进行分析，可获得多项心功能参数。同时提取显像中的某一特定功能组分进行图像处理，还可得到反映心室功能的图像，即功能图。临床上常用的心功能参数及其计数方法和功能图的处理如下：

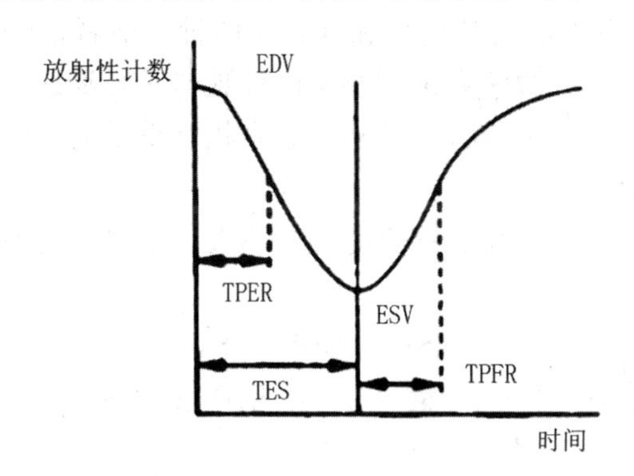

图 10–4　心室容积曲线

EDV 示舒张期熔剂；ESV 示收缩末期容积；TPER 示峰射血时间；TES 示收缩末期时间；TPFR 示峰充盈时间

1. 反映整体心室功能的参数

1）收缩功能参数。

（1）EF ：EF 是最常用的反映心室收缩功能的参数，为每搏量占舒张末期容量的百分比，用计数法计算 EF 的公式如下：

$$EF = (EDC - ESC) / (EDC - BG) \times 100\%$$

其中 BG 为本底计数。

EF 正常值根据使用仪器不同，检查方法不同，可稍有差异。国际心脏病学会和世界卫生组织推荐的左心室 EF（LVEF）正常值为 62.3% ± 6.1%，正常下限为 50%。运动后升高 > 5%。右心室 EF（RVEF）正常值为 52.3% ± 6.2%，正常下限为 40%。

（2）1/3EF：为前 1/3 射血期搏出血量占舒张末期容量的百分比。

$$1/3EF = (EDC - 1/3ESC) / (EDC - BG) \times 100\%$$

式中 1/3ESC 为射血期前 1/3 时间点对应的计数。1/3EF 的正常值为 21% ± 5%，临床研究认为，1/3EF 对心室收缩功能损伤的反映较整体 EF 更灵敏。

（3）峰射血率（PER）：为心室射血期单位时间的最大射血量，通过对心室容积曲线进行 dv/dt 运算求出，其单位为 EDV/s。参考正常值为（3.7 ± 0.8） EDV/s。

（4）峰射血时间（TPER）：为心室开始收缩至高峰射血的时间，单位为毫秒（ms）。参考正常值为（186 ± 49）ms。心室收缩功能受损时 EF、1/3EF、PER 降低，TPER 延长。

2）舒张功能参数。

（1）峰充盈率（PFR）：为心室快速充盈期单位时间的最大充盈血量，计算方法同 PER，单位亦为 EDV/s。参考正常值为（3.3 ± 0.6） EDV/s。

（2）峰充盈时间（TPER）：为心室开始充盈到达高峰充盈的时间，单位为 ms，参考正常值为（3.3 ± 0.6）EDV/s。

（3）峰充盈时间（TPFR）：为心室开始充盈到达高峰充盈的时间，单位为 ms。参考正常值为（181 ± 23） ms。

（4）快速充盈分数（RFF）：为快速充盈期充盈血量占舒张期总充盈血量的百分比。RFF 的参考正常值 > 63%。

（5）房缩分数（A）：为舒张期心房收缩射血量（ASF）占舒张期总充盈血量的百分比。ASF 反映心室被动充盈情况，当 RFF 降低时，ASF 代偿性增大，两者均与舒张期心肌的顺应性有关。ASF 的参考正常值为 < 34%。心室舒张功能受损时，PFR、RFF 降低，ASF 增大（代偿期），TPFR 延长。

3）心室容量参数。

（1）舒张末期容积（EDV）：为反映心室前负荷的参数，前负荷增加时，如充血性心力衰竭、瓣膜返流、冠心病等 EDV 增大。EDV 的计算方法有几何法和计数法两种。前者根据面积—长轴公式求得，因受心脏几何因素影响较大，准确性差；计数法系依据心室内计数与其容积成正比的原理求得，不受心脏几何形态影响，正确性较高。尤其采用断层显像，可减少心室相互重量的影响，结果更为精确。缺点是需采取血样作为参照，操作较为烦琐。

（2）收缩末期容积（ESV）：ESV 与心室负荷关系不大，主要与心室收缩与舒张功能有关，其计算方法为：

$$ESV = EDV - SV$$

为了计算简便，现多采用相对测量法计算 EDV 和 ESV。EDV 和 ESV 的参考正常值为（88.53 ± 31.6）mL/m^2 和（36.5 ± 18.7）mL/m^2。

2. 局部室壁运动分析

1）定性分析。

（1）心动电影显示：在计算机屏幕上显示心脏收缩与舒张的动态影像，可直接观察室壁运动情况。正常人左心室收缩幅度大于右心室，左心室心尖及游离壁的收缩幅度大于间壁。须注意多体位观察，以全面显示室壁各节段运动情况，心动电影只能做定性观察而无法定量分析。

（2）室壁勾边图：将心室收缩末期和舒张期的影像勾边叠加，两边缘之间的间隙即为室壁运动幅度，观察室壁各节段该间隙的大小，即可评价其室壁运动情况。

2）定量分析。

（1）轴缩短率：用计算机将心室舒张末期（ED）和收缩末期（ES）影像勾边叠加。自左心室几何中心向四周作射线，将左心室分成若干扇形区。

用下式可计算每个扇形区的轴缩短率：

轴缩短率（%）=（ED 轴长度 –ES 轴长度）/ED 轴长度 × 100%

正常人轴缩短率 > 20%。

（2）局部 EF（REF）：将左心室分成 3 ~ 8 区，根据各区的 EDC 和 ESC（减本底后）计算 REF。

$$REF = (REDC - RESC) / REDC \times 100\%$$

REF 反映心室局部的收缩功能，和轴缩短率一样，也是定量分析节段性室壁运动的参数。三分区法 REF 的参考正常值如下：

侧壁（LAT）：73% ± 13%；心尖下壁（INF-AP）：72% ± 9%；间壁（SEPTAL）：43% ± 7%。

室壁运动分为 4 种类型，即正常、运动低下、无运动及反向运动（图 10-5）。运动正常表现为 ED 和 ES 边缘间隙较宽，轴缩短率和 REF 正常。运动低下表现为 ED 和 ES 边缘间隙变窄，轴缩短率和 REF 减低。无运动为病变部位 ED、ES 边缘重叠，轴缩短率为零。

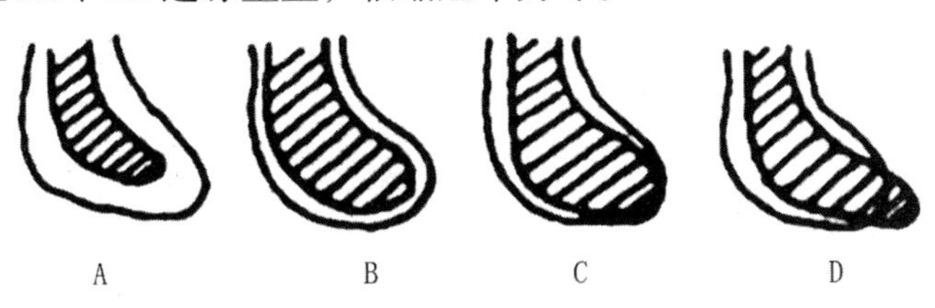

图 10-5　室壁运动类型

A. 正常运动；B. 运动减弱；C. 无运动；D. 反向运动

反向运动为病变部位 ES 边缘突出至 ED 边缘之外，轴缩短率为负值。室壁运动异常分为弥漫性和局限性两种。前者多见于扩张性心肌病和心力衰竭时，后者主要见于冠心病。

3. 功能图

应用计算机技术将某一心功能参数，经数据一图像转换后生成的图像即为功能图。如每搏量（SV）图是以像素为单位，用每一像素的 EDC-ESC，求出其 SV，然后用不同的灰度或色阶，表示不同大小的 SV。SV 大的像素用高灰度或色阶显示，反之显示为低灰度或色阶，以此构成的图像即为 SV 图。根据 SV 图上灰度或色阶的高低不同，可直观地显示心室局部的收缩功能。目前，临床上常用的功能图除 SV 图外，还有 REF 图、矛盾运动图等。它们均从不同方面显示了局部心肌的收缩功能。临床上也用于估价局部室壁运动，与轴缩短率、REF 等联合应用，可提高探测局部室壁运动异常的准确性。

4. 相位分析

相位分析是 1979 年 Adam 等提出的一种分析方法，其原理是对心血池显像所包含的每一像素在心动周期中形成的时间一放射性曲线进行正弦或余弦拟合，获取振幅因子和相位因子，振幅因子与每搏计数相关，表达该像素处心肌收缩的幅度。相位分析是一种显示心肌局部收缩功能、收缩协调性和激动传导过程的方法，对冠心病和室内传导异常疾病的诊断有重要价值。

相位因子为该像素在心动周期中开始收缩的时间。用不同的灰度或颜色代表不同大小的振幅和相位因子，显示在原像素区，即构成振幅图和相位图，同时还可获得相位直方图以及用相位电影的形式进行显示。

（1）振幅图：振幅图显示心肌各部位的收缩幅度。以不同的灰度和色阶显示，灰度和色阶高的区域表示收缩幅度大，反之收缩幅度小。正常振幅图左心室呈卵圆形，右心室为 L 形，左、右心房呈八字形位于两心室上方。正常左心室收缩幅度大于右心室，故灰度或色阶较右心室高。左心室心尖和游离壁收缩幅度最大，故灰度或色阶最高。局部室壁运动障碍处灰度或色阶减低。

（2）相位图：相位图显示心脏各部位的收缩时序。以不同的灰度或色阶显示，灰度或色阶高的区域代表开始收缩的时间晚，反之收缩发生很早。正常相位图的形态与振幅图相似，由于正常左右心室各部位的收缩基本同步，故两心室的灰度成色阶差别不大，以 16 种颜色显示的彩色相位图上，两心室的颜色相差不超过 3 个灰阶。由于心房与心室呈逆向运动，故房室间灰度或色阶相差较大。

（3）相位直方图：相位直方图为各像素区的相位频率分布图，其横坐标为相位角的度数（0° ~ 360°），纵坐标为一定范围相位角的像素个数。正常相位直方图上有心室和心房大血管两个峰，心室大血管峰高而窄，心房大血管峰低而宽，两者均呈正态分布并相距 180°。对相位直方图可做定量分析，计算心室峰的相角程（即心室峰底宽 VW），相位标准差（SDP）和偏态（SK）等，这些参数均

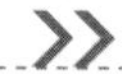

反映心室收缩的同步性。亦可分别计算左、右心室的上述参数，反映每一心室收缩的同步性。参考正常值为左心室相角程（LVW）：（44 ± 4.06）。左心室相位标准差（LVSDF）。（10.33 ± 1.88）；左心室偏度（LVSK）：（0.06°　± 0.18°　）。

（4）相位电影：根据心肌收缩与心电兴奋的对应关系，对心肌依次收缩的部位，用光点作标志，进行动态显示，直接观察心肌激动和传导的过程，即为相位电影。正常时，心肌兴奋始于右心房相当于窦房结处，继之向左、右心房扩布。向下传导至房室结时，由于兴奋在房室结内延缓，且房室结本身不具收缩性，故光点消失，经瞬间延搁后兴奋自房室结传出，光点再现，先出现于室间隔基底部右侧，然后沿着室间隔下行，迅速传导至左、右心室，最后消失于左心室或右心室基底部。本法对显示室内传导异常较为直观。

参考文献

[1] 孙元杰，邹惠静，赵明. 医学影像学[M]. 长春：吉林大学出版社，2015.

[2] 郎志谨. MRI 新技术及在中枢神经系统肿瘤的应用[M]. 上海：上海科学技术出版社，2015.

[3] 王铁. 核医学影像医师[M]. 北京：人民卫生出版社，2016.

[4] 全冠民，李彩英，袁涛. 全身 X 线诊断必读[M]. 北京：人民军医出版社，2016.

[5] 柳治. 医学影像诊断学[M]. 北京：科学技术文献出版社，2015.

[6] 李荣聪，王淑亚. 医学影像检查技术[M]. 南京：江苏大学出版社，2016.

[7] 冯仕庭，李子平. 肝胆特异性 MR 对比剂临床应用[M]. 北京：人民卫生出版社，2015.

[8] 仇俊华. 医学影像学临床见习指导[M]. 北京：科学出版社，2016.

[9] 郑晓林. 盆腔疾病 CT、MRI 鉴别诊断学[M]. 西安：世界图书出版西安公司，2015.

[10] 陆云升. 医学影像诊断基础[M]. 北京：人民卫生出版社，2016.

[11] 周纯武，赵心明. 肿瘤能谱 CT 诊断学[M]. 北京：人民卫生出版社，2016.

[12] 朱建民，许永华，杨利霞. 医学影像设备临床试验实践[M]. 上海：上海科学技术出版社，2016.

[13] 邓世勇，薛敏娜. MRI 检查与诊断技术[M]. 北京：人民卫生出版社，2015.

[14] 吕国义，彭俊红，王翔. 临床影像诊断必备丛书X线读片指南[M]. 北京：北京大学医学出版社，2016.

[15] 赵云，任伯绪. 医学影像解剖学[M]. 北京：科学出版社，2015.

[16] 李联忠. 颅脑 MRI 诊断与鉴别诊断[M]. 北京：人民卫生出版社，2014.

[17] 孟悛非. 医学影像学[M]. 北京：高等教育出版社，2016.

[18] 黄道中，邓又斌. 超声诊断指南[M]. 北京；北京大学医学出版社，2016.

[19] 魏书恒，吕文静. 现代医学影像学[M]. 北京：科学技术文献出版社，2015.

[20] 黄霞. 医学影像技术[M]. 北京：人民卫生出版社，2016.